Paraninfo

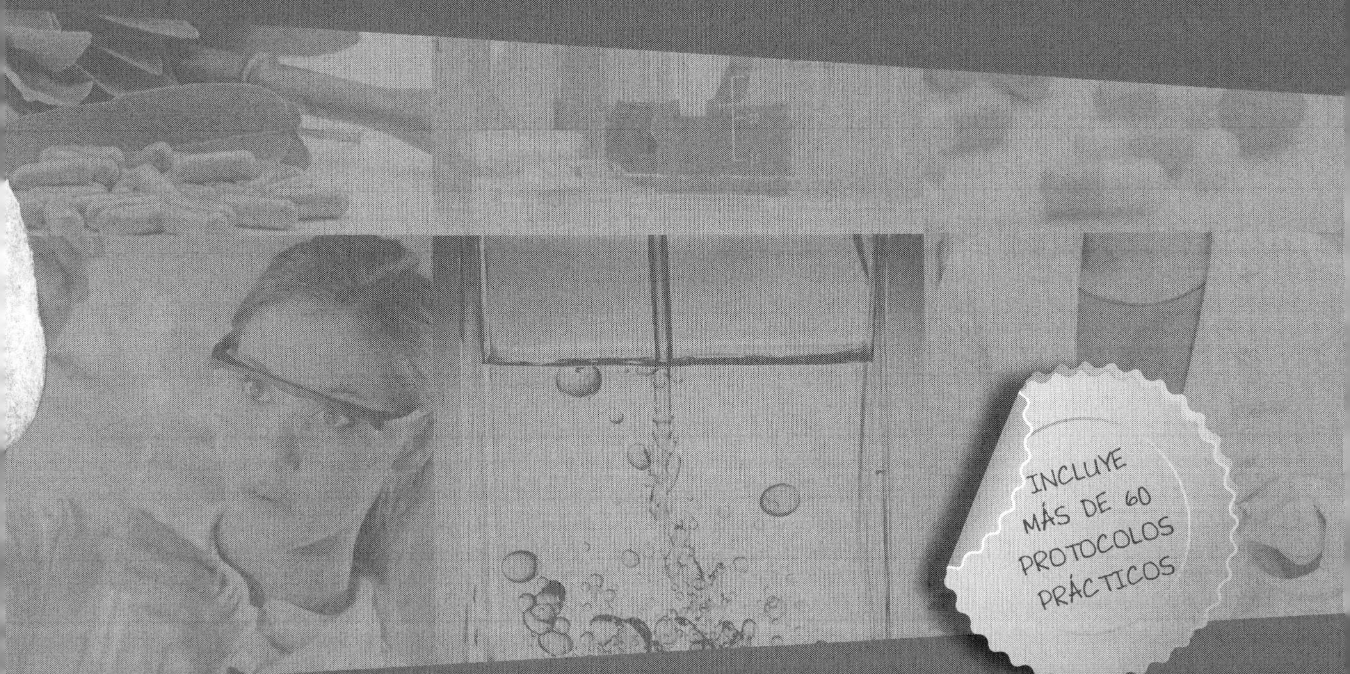

Formulación magistral

Prácticas de laboratorio

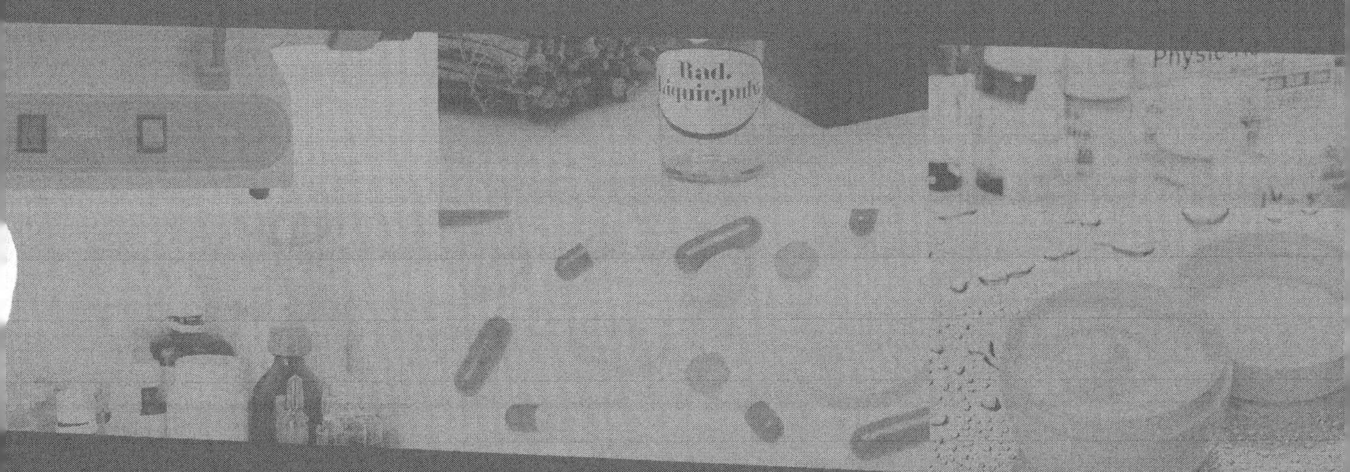

María Jesús Molinero Leyva y Mari Luz García Gámiz

Paraninfo

Formulación magistral. Prácticas de laboratorio

Gerente Editorial
María José López Raso

Equipo Técnico Editorial
Alicia Cerviño González
Paola Paz Otero

Editora de Adquisiciones
Carmen Lara Carmona

Producción
Nacho Cabal Ramos

Preimpresión
Montytexto

Diseño de cubierta
Ediciones Nobel

1.ª edición, 2014

C/ Velázquez, 31, 3.° D / 28001 Madrid, ESPAÑA
Teléfono: 902 995 240 / Fax: 914 456 218
clientes@paraninfo.es / www.paraninfo.es

ISBN: 978-84-283-9941-8
Depósito legal: M-1825-2014

(28083)

Impreso en España / *Printed in Spain*

Cimapress

A Juanjo, por esperar...
siempre.

María Jesús

A mis hermanos por apoyarme
en los momentos difíciles y
por su comprensión y cariño.

Mari Luz

Las autoras agradecen la colaboración de Vanesa Murcia Cobos, farmacéutica de oficina de farmacia y Salvador Ruiz Fuentes, farmacéutico del Servicio de Farmacia del Hospital Universitario San Cecilio.

Contenido

Presentación

Esta obra es el complemento al libro de texto *Formulación magistral* destinado al alumnado y profesorado tanto del Ciclo Formativo de Grado Medio de Técnico en Farmacia y Parafarmacia como del Grado de Farmacia.

Se trata de un libro de prácticas estructurado en 10 bloques de protocolos prácticos, cada uno de los cuales incluye prácticas referidas a las unidades tratadas en el libro de texto.

Cada una de las prácticas descritas en los apartados de *Sistemas dispersos y Operaciones básicas* incluye la fórmula, el protocolo, los materiales y equipos, el entorno, las características del producto terminado y los procedimientos normalizados de trabajo (PNT) relacionados.

Se incluyen, asimismo, ilustraciones paso a paso de los distintos protocolos.

Por su parte, en las prácticas relativas a las distintas formas farmacéuticas y parafarmacéuticas, se detalla la forma farmacéutica, la vía de administración, las indicaciones, la fórmula estándar (nombre de los componentes según la Real Farmacopea Española en Internet, sinónimos y finalidad), el protocolo de elaboración, los materiales y equipos, el entorno, el envasado, la caducidad, características del producto terminado, las condiciones de conservación, los procedimientos normalizados de trabajo (PNT) relacionados y los controles del producto terminado.

En la última parte se describen los procedimientos del control de calidad del producto terminado organizados en función del tipo de control a realizar. Esto va a permitir poder seleccionar y organizar los exámenes que se realizan a las formas galénicas elaboradas previamente.

En los Anexos se pueden consultar diferentes tablas que son necesarias para el desarrollo de los procedimientos prácticos. Asimismo, se recoge un modelo de ficha de elaboración, control y registro.

Con todo, hemos querido elaborar un libro de prácticas de laboratorio adaptado a las necesidades de los centros educativos, tanto a sus recursos materiales y económicos como a la temporalización del curso escolar, duración de la realización de los protocolos, etcétera. Por ello se puede comprobar que en las diferentes prácticas se utilizan, en ocasiones, productos elaborados en otras anteriores, que se aprovechan para minimizar costes. También se proponen prácticas suficientes para que el profesorado pueda elegir cuál se adapta más a los medios de que dispone en el centro, recursos, material, etcétera.

Esperamos que les sea de gran utilidad.

Las autoras

PROTOCOLOS PRÁCTICOS 1

INTRODUCCIÓN

Además de usar correctamente el utillaje general y específico existente en el laboratorio de formulación magistral, debemos efectuar operaciones sencillas de puesta a punto y mantenimiento. Si no logramos un perfecto estado y limpieza de los materiales y equipos, no se lograrán preparados farmacéuticos y parafarmacéuticos de calidad.

Estos protocolos prácticos corresponden a la Unidad 2 del libro *Formulación magistal.*

Laboratorio de formulación magistral: local, material y equipos utilizados

ÍNDICE DE PRÁCTICAS

PRÁCTICA 1 Procedimiento general de pesada

MATERIALES Y EQUIPOS GENERALES

- ☐ Balanza de precisión, (mínimo, 1 mg).
- ☐ Vidrio de reloj.
- ☐ Cápsula de pesada.
- ☐ Papel de pesada.
- ☐ Brocha.

CONDICIONES DEL ENTORNO Y REQUISITOS PREVIOS

La balanza debe situarse sobre una base fija y estable, evitando la exposición directa al sol.

Diariamente se debe comprobar el estado de limpieza y la nivelación de la balanza; si esta dispone de una burbuja de aire, girar las patas de ajuste de forma que la burbuja quede en el centro del círculo dibujado en el nivel.

Durante la pesada, evitar los cambios bruscos de temperatura y las corrientes de aire.

FUNCIONAMIENTO DE LA BALANZA

Antes de utilizar la balanza, consultar el manual de instrucciones. Las balanzas pueden realizar una calibración interna automática o una calibración externa. La periodicidad de la calibración variará según el modelo.

Encender la balanza y esperar de 15 a 30 minutos, según el modelo, a que se produzca el calentamiento previo, alcance su régimen de trabajo y pueda facilitar pesadas precisas.

Tras encender la balanza el autochequeo debe finalizar con la indicación cero.

MÉTODO DE PESADA PATRÓN

1. Buscar los productos necesarios en el almacén de materias primas y verificar su fecha de caducidad.
2. Colocar los productos a pesar junto a la balanza.
3. Comprobar que el estado de limpieza de la balanza es el adecuado.
4. Confirmar que en posición de reposo la balanza indica el punto cero.
5. Registrar en la guía de elaboración y control el lote o número de registro del producto.
6. Sobre el plato de la balanza situar un recipiente de pesada adecuado: vidrio de reloj, cápsula de pesada o papel de pesada.
7. Tarar y esperar la estabilización del punto cero.
8. Abrir el envase del producto a pesar.
9. Con ayuda de una espátula cuchara, pesar la masa de producto necesaria. El producto debe estar siempre identificado.
10. Si durante la pesada se produce un vertido accidental sobre la balanza, proceder inmediatamente a su limpieza con ayuda de una brocha.
11. Anotar en la guía de elaboración y control la cantidad de producto pesada.

12. Cerrar el envase del producto y colocarlo al otro lado de la balanza.
13. Anotar en la guía de elaboración y control, la fecha y el nombre de la persona que ha realizado la operación de pesada y firmar.
14. Una vez pesado/s el/los producto/s y cumplimentados los datos de la guía de elaboración y control colocar en el almacén el/los envase/s.
15. Limpiar la balanza y los utensilios de pesada.

PRÁCTICA 1.1 Pesada de una materia prima

MATERIA PRIMA

Componente	Cantidad	Sinónimos	Finalidad	Monografía RFE
Sacarosa	1 g	*Saccharum*, azúcar, azúcar refinado, sucrosa	Endulzante, conservante, viscosizante	0204

PROTOCOLO

MATERIALES Y EQUIPOS
* Balanza de precisión
* Vidrio de reloj
* Espátula cuchara
* Brocha

ENTORNO
* Indicado en cada formulación

1. Buscar la sacarosa en el almacén de materias primas y verificar su fecha de caducidad.
2. Colocar la sacarosa junto a la balanza.
3. Comprobar el estado de limpieza de la balanza y que en estado de reposo, esta marca el punto 0.
4. Situar sobre el plato de la balanza un vidrio de reloj y tarar.
5. Abrir el envase y pesar 1 g de sacarosa con ayuda de una espátula cuchara.
6. Limpiar la balanza y los utensilios de pesada.

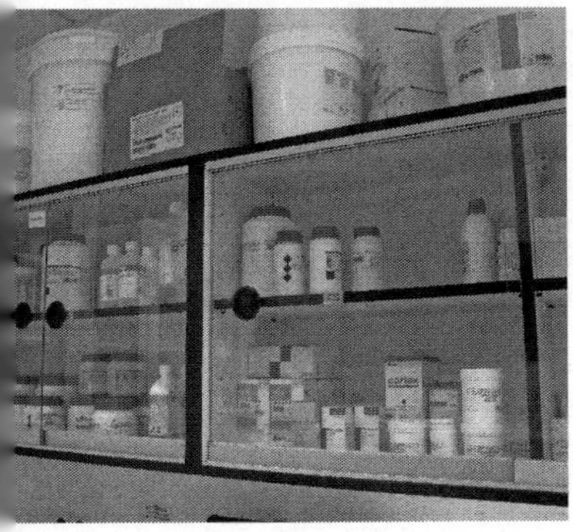

uscar la sacarosa en el almacén.

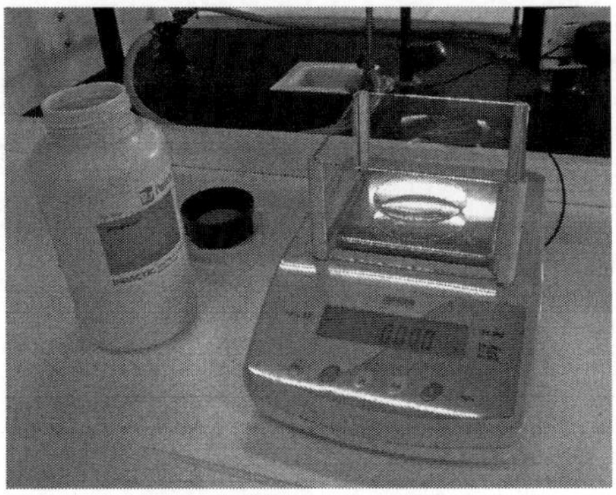

Colocar junto a la balanza.
Abrir el envase.
Tarar el vidrio de reloj.

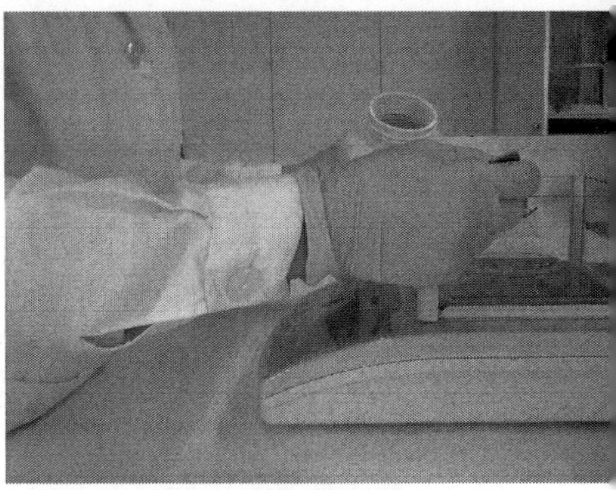

Pesar la sacarosa.

PRÁCTICA 2 Repetibilidad de la balanza electrónica

PROTOCOLO

1. Seleccionar una pesa calibrada cercana a la carga máxima de la balanza.
2. Pesar diez veces y anotar las diferentes pesadas (serie 1).
3. Seleccionar una pesa calibrada cercana a la mitad de la carga máxima de la balanza.
4. Pesar diez veces y anotar las diferentes pesadas (serie 2).
5. Calcular la masa media y la desviación estándar de cada serie.
6. Calcular el coeficiente de variación de cada serie.

MATERIALES Y EQUIPOS
* Balanza de precisión (resolución: 1 mg)
* Pesas calibradas

ENTORNO
* Humedad relativa: 35-85 %
* Temperatura: 15-30 °C

CÁLCULOS

Con la repetibilidad vamos a caracterizar la aptitud de la balanza para facilitar valores idénticos de una misma carga que se pesa varias veces. La repetibilidad depende de la balanza y de las condiciones ambientales (humedad, vibraciones, oscilaciones térmicas, corrientes de aire, etcétera).

1. Anotar los valores de las pesadas de las dos series:

Serie 1		Serie 2	
N.° de pesada	Masa (g)	N.° de pesada	Masa (g)
1		1	
2		2	
3		3	
4		4	
5		5	
6		6	
7		7	
8		8	
9		9	
10		10	

2. Calcular la masa media y la desviación estándar de cada serie:

$$\text{Masa media } (\overline{X}) = \frac{X_1 + X_2 + X_3 + ... + X_n}{n}$$

$$\text{Desviación estándar } (\sigma) = \sqrt{\frac{1}{n}\sum (X_1 - \overline{X})^2 + (X_2 - \overline{X})^2 + ... + (X_n - \overline{X})^2}$$

Donde:

n = número de pesadas; en este caso, 10.
X_i = valor de cada pesada.

La desviación estándar va a informarnos de la distancia de los distintos datos obtenidos respecto a la media aritmética.
La desviación de los resultados obtenidos para una serie debe ser inferior al error máximo tolerado (en valor absoluto) de la balanza para la carga utilizada.

3. Calcular el coeficiente de variación, dividiendo el valor de la desviación estándar por la masa media de cada serie:

$$\text{Coeficiente de variación } (cv) = \frac{\sigma}{\overline{X}}$$

Comparar los datos obtenidos con la repetibilidad especificada para la balanza.

PNT RELACIONADOS

PN/OF de pesada.

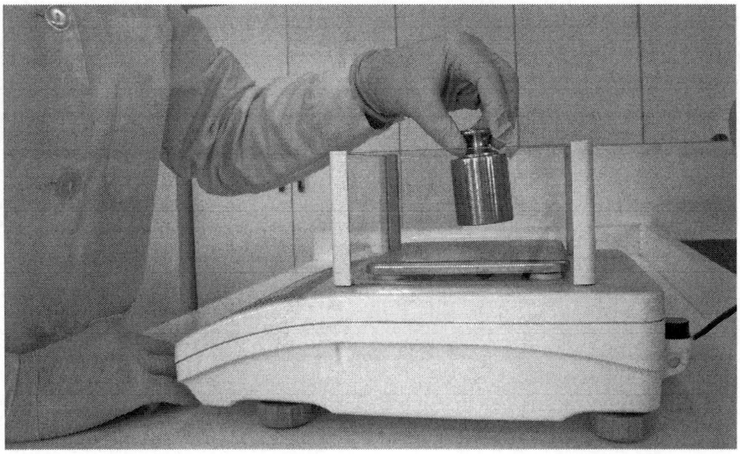

Determinación de la masa de una pesa calibrada.

PRÁCTICA 3 Determinación del error de medición de un matraz aforado

LÍQUIDO DE REFERENCIA

Componente	Cantidad	Sinónimos	Finalidad	Monografía RFE
Agua purificada	50 ml	*Aqua*	Líquido de calibración	0008

PROTOCOLO

1. Comprobar que el matraz aforado de 50 ml está perfectamente limpio y seco, y que la superficie del cristal está libre de daños visibles.
2. Antes de realizar la práctica, el matraz aforado debe permanecer en el laboratorio el tiempo suficiente (de 1 a 2 horas) para que alcance el equilibrio con las condiciones ambientales de trabajo.
3. Pesar el matraz aforado.
4. Anotar la masa (m_1).
5. Con ayuda de un tubo de plástico o una pipeta Pasteur, llenar el matraz con agua purificada de forma que las paredes del matraz que están por encima de la marca de enrase no se humedezcan. Enrasar.
6. Comprobar que el exterior del matraz está completamente seco.
7. Pesar el matraz lleno con el agua purificada.
8. Anotar la masa (m_2).

MATERIALES Y EQUIPOS
* Balanza de precisión (resolución: 1 mg)
* Matraz aforado
* Vaso de precipitado
* Pipeta Pasteur o tubo de plástico
* Termómetro calibrado

ENTORNO
* Humedad relativa: 35-85 %
* Temperatura: 15-30 °C

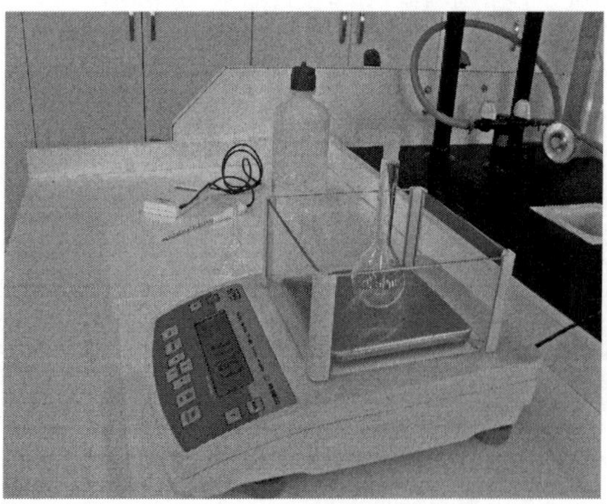

Pesar el matraz aforado vacío.

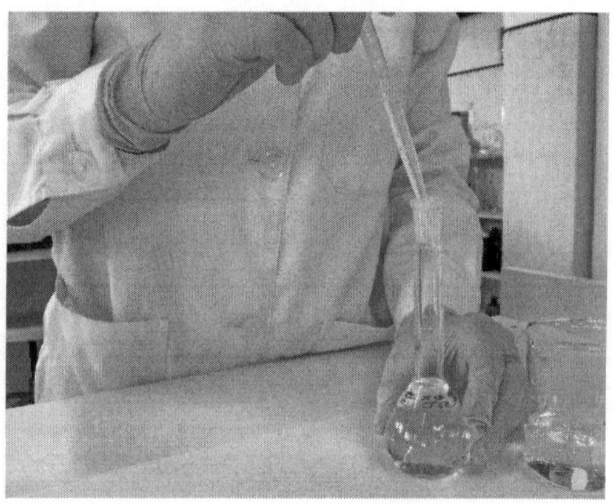

Enrasar con agua purificada.

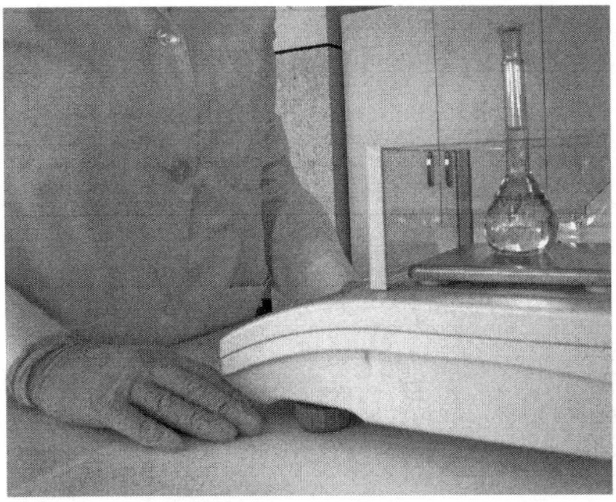

Pesar el matraz aforado lleno.

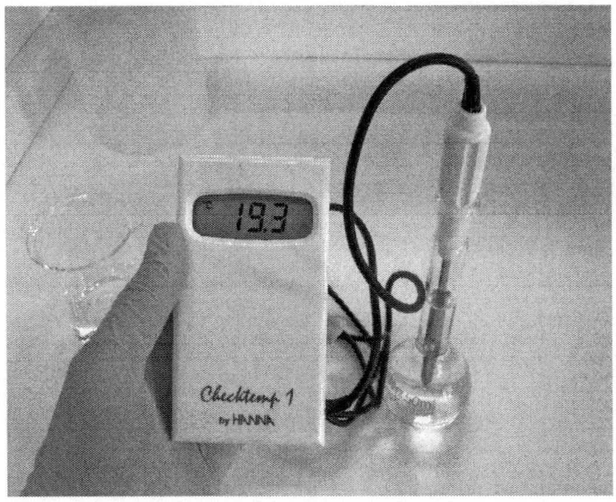

Medir la temperatura del agua purificada.

9. Con un termómetro calibrado con precisión de ± 0,1 °C, medir la temperatura del agua purificada.
10. Determinar la densidad del agua usando la tabla que relaciona la temperatura con la densidad del agua (*ver* Anexo I).
11. Calcular la masa del agua, (diferencia de masa entre m_1 y m_2), el error absoluto y el error relativo.
12. Comparar el error absoluto obtenido con el límite de error especificado para el matraz (*ver* Anexo II).

CÁLCULOS

1. Calcular la diferencia de masa entre el matraz lleno y el matraz vacío, correspondiente a la masa del agua purificada.

$$m_{\text{agua}} = m_2 - m_1$$

2. Teniendo en cuenta las tablas de densidad del agua libre de aire, determinar la densidad del agua purificada en función de su temperatura.
3. Calcular el volumen de agua purificada correspondiente:

$$\text{Densidad del agua } (\rho) = \frac{\text{masa del agua}}{\text{volumen del agua}} \Rightarrow \text{Volumen del agua} = \frac{\text{masa del agua}}{\text{densidad del agua}}$$

4. Calcular el error absoluto:

$$\text{Error absoluto} = |\text{ valor teórico} - \text{valor determinado }|$$

En este caso, el valor teórico es 50 ml, el volumen del matraz.

El error máximo permitido en un instrumento de medida es el valor límite superior o inferior permitido para la desviación del volumen medido.

En la noma UNE-EN ISO 1042:1998 encontramos el límite de error permisible para matraces de la clase A y B; además, la tolerancia es especificada por el fabricante. Así, por ejemplo, para un matraz de 50 ml de la clase A, la tolerancia puede ser de ± 0,05 ml o ± 0,06 ml, en función del material del que está fabricado y de las características del mismo.

5. Calcular el porcentaje de error relativo:

$$\text{Error relativo} = \frac{\text{error absoluto}}{\text{valor teórico}}$$

$$\%\ \text{Error relativo} = \left(\frac{\text{error absoluto}}{\text{valor teórico}}\right) \times 100$$

De forma general, podemos decir que el porcentaje de error relativo no debe ser superior al 0,1 %.

PNT RELACIONADOS

PN/OF de pesada.

PRÁCTICA 4 Control de calidad de una pipeta de clase A

LÍQUIDO DE REFERENCIA

Componente	Cantidad	Sinónimos	Finalidad	Monografía RFE
Agua purificada	10 ml	*Aqua*	Líquido de calibración	0008

PROTOCOLO

Calibración del volumen vertido

1. Pesar un vaso de precipitado limpio y seco.
2. Anotar la masa (m_1).
3. Comprobar la limpieza de la pipeta a calibrar (pipeta graduada de 10 ml).
4. Pipetear cuidadosamente el volumen de agua purificada correspondiente al valor nominal de la pipeta: llevar el agua purificada hasta unos milímetros por encima de la línea de graduación, enrasar y eliminar el posible líquido existente en la parte exterior de la punta de vertido, poniendo la punta en contacto con el interior de un vaso de precipitado inclinado.

5. Verter el agua purificada medida con la pipeta en el vaso de precipitado pesado previamente.
6. Pesar el vaso de precipitado con el agua purificada.
7. Anotar la masa (m_2).
8. Con un termómetro calibrado, medir la temperatura del agua purificada con precisión de ± 0,1 °C.
9. Calcular la masa del agua purificada medida (m_2 - m_1).
10. Determinar la densidad del agua usando la tabla que relaciona la temperatura con la densidad del agua (*ver* Anexo I).
11. Calcular el volumen del agua vertida por la pipeta.
12. Calcular el error absoluto y comparar con el límite de error máximo permitido para la pipeta (*ver* Anexo II).

MATERIALES Y EQUIPOS
* Balanza de precisión (resolución: 1 mg)
* Vasos de precipitado
* Pipeta graduada
* Prepipeta
* Termómetro calibrado

ENTORNO
* Humedad relativa: 35-85 %
* Temperatura: 15-30 °C

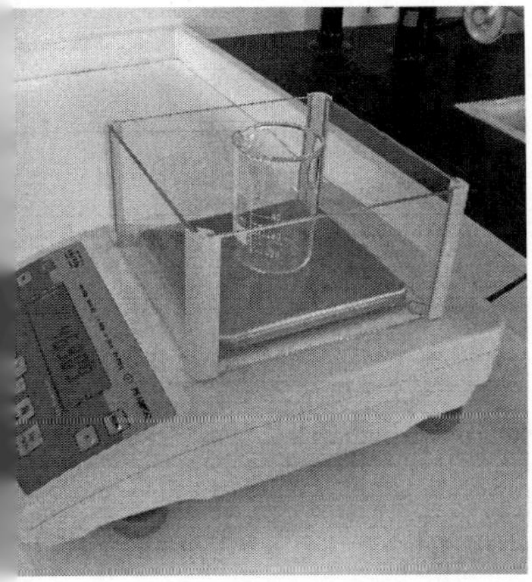

sar el vaso de precipitado vacío.

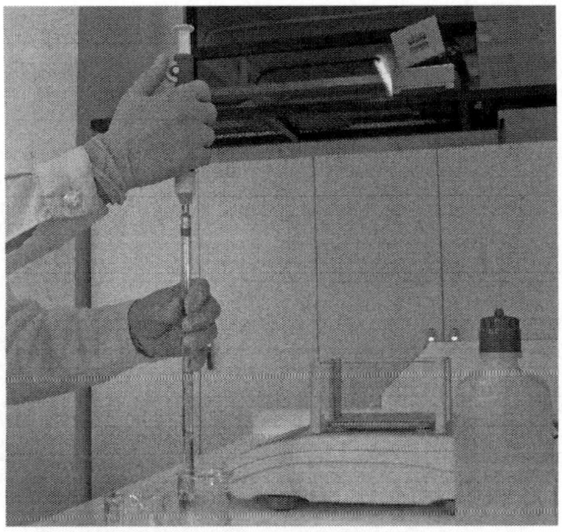

Pipetear 10 ml de agua.

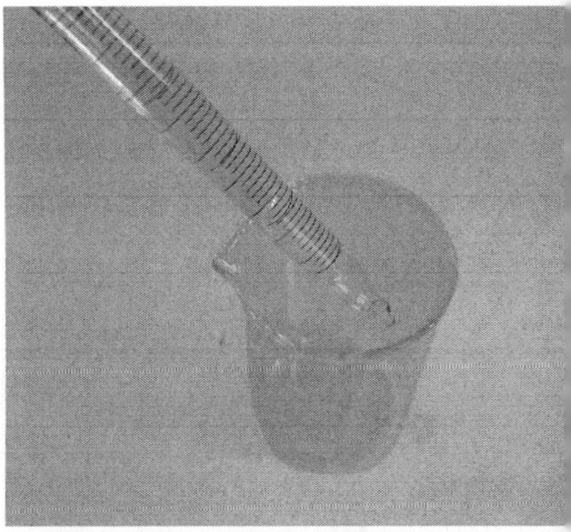

Verter en el vaso de precipitado.

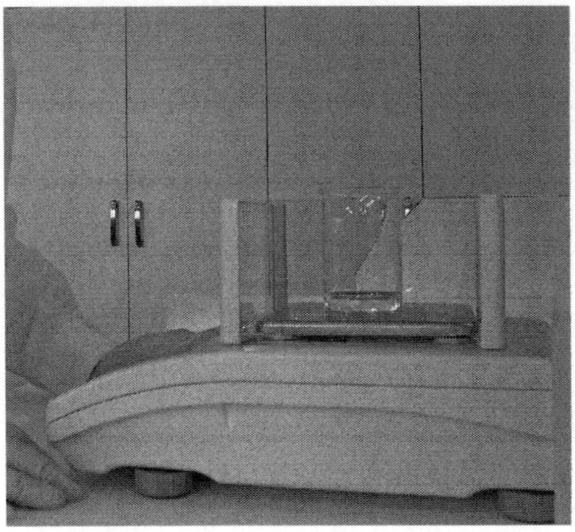

Pesar el vaso de precipitado con el agua.

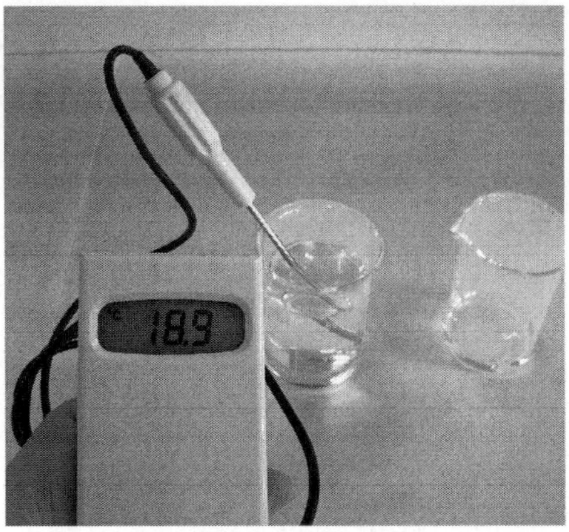

Medir la temperatura del agua purificada.

Calibración del tiempo de vertido

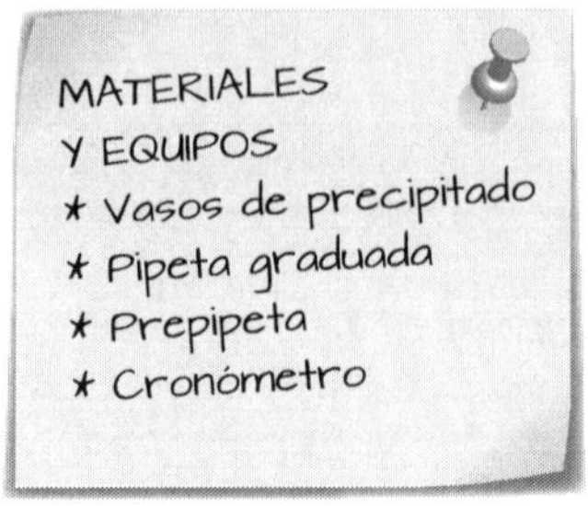

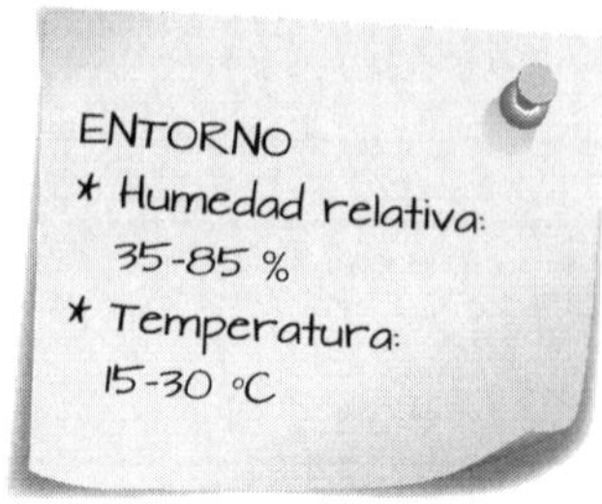

1. Comprobar la limpieza de la pipeta a calibrar.
2. Pipetear cuidadosamente el volumen de agua purificada correspondiente al valor nominal de la pipeta (10 ml): llevar el agua purificada hasta unos milímetros por encima de la línea de graduación y dejar bajar el menisco formado hasta la línea de enrase. Si queda alguna gota adherida a la punta de vertido, eliminar poniendo la punta en contacto con el interior de un vaso de precipitado inclinado.
3. Realizar el vertido en un recipiente de vidrio como un vaso de precipitado: el extremo de la punta de vertido debe contactar con la pared interior del vaso y estar por encima del líquido vertido. Evitar el deslizamiento del uno contra el otro.
4. Cronometrar el tiempo de vertido de la pipeta.
5. Comparar con el tiempo de vertido especificado para la pipeta (*ver* Anexo III).

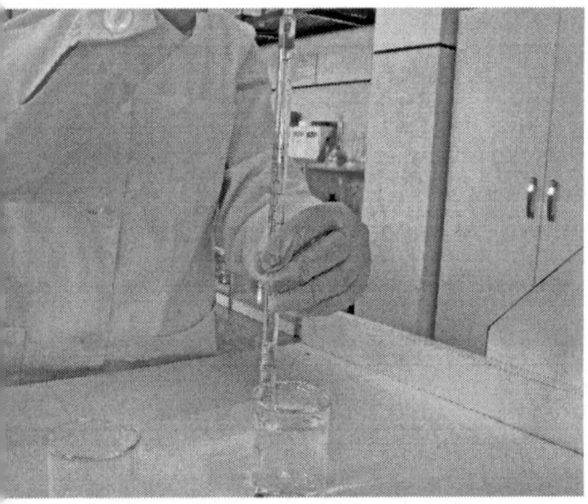
Pipetear el agua purificada.

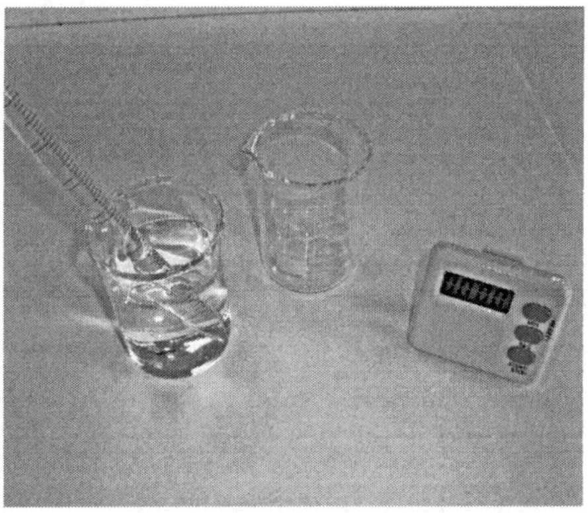
Verter el agua en un vaso de precipitado.

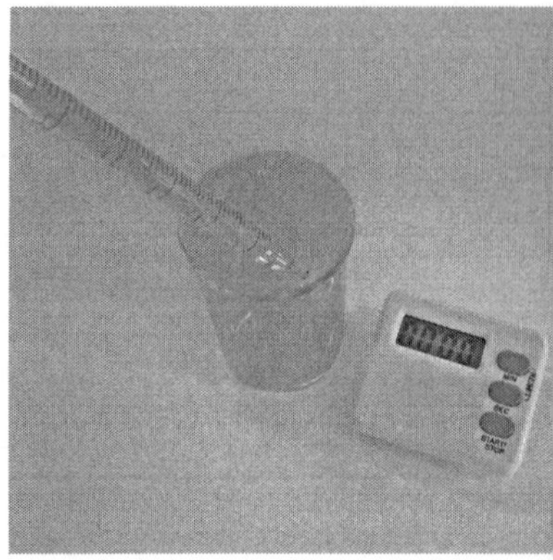
Cronometrar el tiempo de vertido

CÁLCULOS

Calibración del volumen vertido

1. Calcular la masa del agua purificada medida:

$$m_{\text{agua}} = m_2 - m_1$$

2. Teniendo en cuenta las tablas de densidad del agua libre de aire, determinar la densidad del agua purificada en función de su temperatura.

3. Calcular el volumen de agua purificada correspondiente:

$$\text{Densidad del agua } (\rho) = \frac{\text{masa del agua}}{\text{volumen del agua}} \Rightarrow \text{Volumen del agua} = \frac{\text{masa del agua}}{\text{densidad del agua}}$$

4. Calcular el error absoluto:

$$|\text{ Error absoluto} = \text{valor teórico} - \text{valor determinado }|$$

En este caso, el valor teórico es 10 ml.

La pipetas clase A deben ser fabricadas de acuerdo con la noma UNE-EN ISO 835:2007.

Para una pipeta de 10 ml de la clase A, el límite de error máximo permitido es de ± 0,05 ml, que puede variar en función de la calidad del material utilizado.

Calibración del tiempo de vertido

1. Anotar el tiempo de vertido de la pipeta en segundos. El tiempo de vaciado coincide con el tiempo necesario para el descenso libre del agua purificada, desde la línea de aforo más alta hasta el vaciado total del volumen nominal de la pipeta.
2. Comparar el dato obtenido con el tiempo de vertido especificado para la pipeta.
   Ejemplo de tiempo de vaciado de una pipeta de 10 ml clase A: 7-13 segundos. Ver las especificaciones del fabricante.

PNT RELACIONADOS

PN/OF de pesada.

PRÁCTICA 5 Solución de limpieza

FÓRMULA

Componentes		Cantidad	Sinónimos	Finalidad	Monografía RFE
Solución de permanganato potásico	Permanganato de potasio	3 g	*Kalii permanganas*, permanganato potásico, camaleón violeta	Oxidante, desinfectante, desodorizante	0121
	Agua purificada	100 ml	Aqua	Disolvente	0008
Solución de hidróxido sódico	Hidróxido de sodio	4 g	*Natrii hydroxidum*, sosa cáustica, hidrato sódico, óxido hidrato de sodio	Cáustico potente, fuertemente corrosivo	0677
	Agua purificada	100 ml	*Aqua*	Disolvente	0008

PROTOCOLO

1. Pesar el permanganato potásico.
2. Medir 100 ml de agua purificada con una probeta.
3. Verter, aproximadamente, 2/3 del agua purificada en un vaso de precipitado.
4. Añadir el permanganato potásico.
5. Agitar con varilla de vidrio.
6. Añadir el resto del agua purificada y agitar con varilla de vidrio hasta su completa disolución.
7. Pesar el hidróxido de sodio.
8. Medir 100 ml de agua purificada con una probeta.
9. Verter, aproximadamente, 2/3 del agua purificada en un vaso de precipitado.
10. Añadir el hidróxido sódico.
11. Agitar con varilla de vidrio.
12. Añadir el resto del agua purificada y agitar con varilla de vidrio hasta su completa disolución.
13. Mezclar en un vaso de precipitado la solución de permanganato potásico y la solución de hidróxido sódico. Agitar.

MATERIALES Y EQUIPOS
* Balanza de precisión
* Vidrios de reloj
* Espátulas cuchara
* Probetas
* Pipetas Pasteur
* Vasos de precipitado
* Varillas de vidrio

ENTORNO
* Humedad relativa: ≤ 60 %
* Temperatura: 25 ± 5 °C

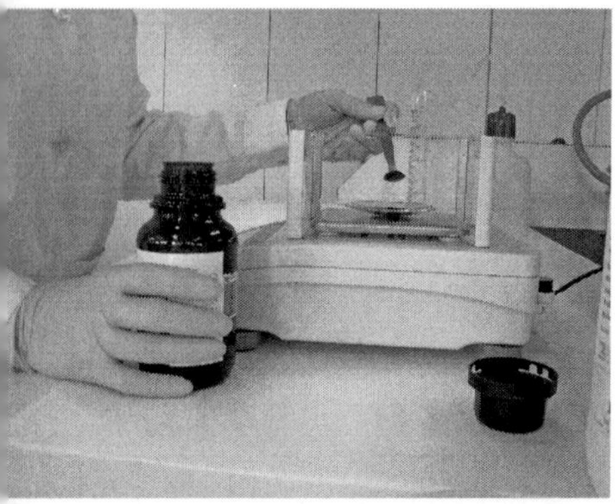

Pesar el permanganato potásico.

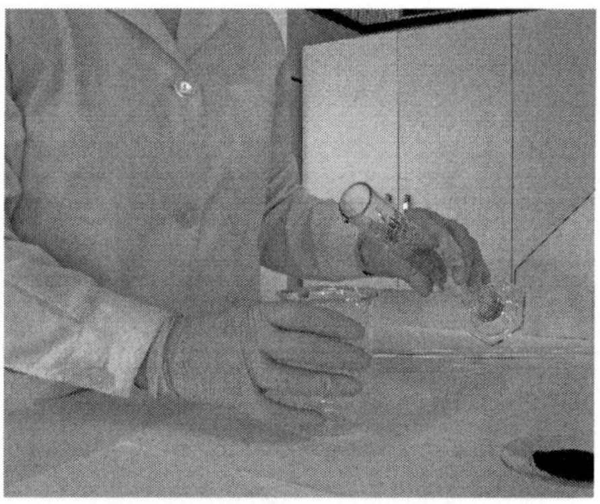

Verter 2/3 del agua en un vaso de precipitado.

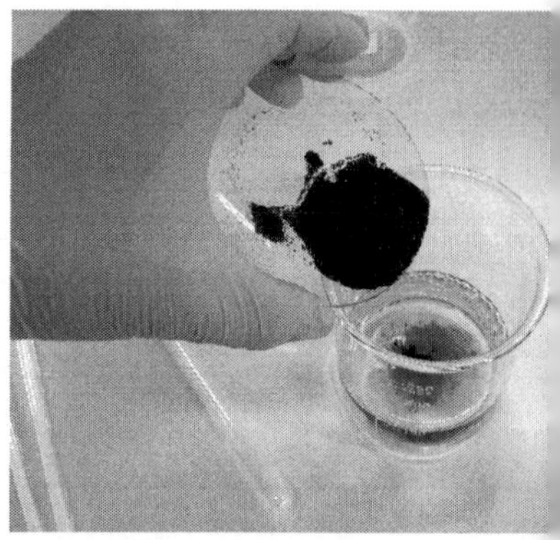

Añadir el permanganato potásic

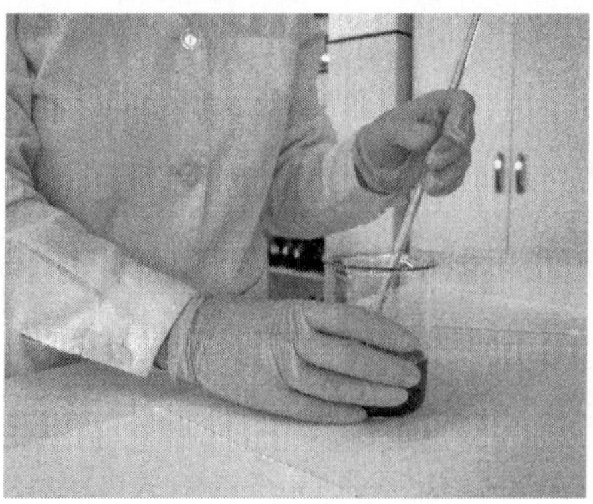

Agitar con varilla de vidrio.

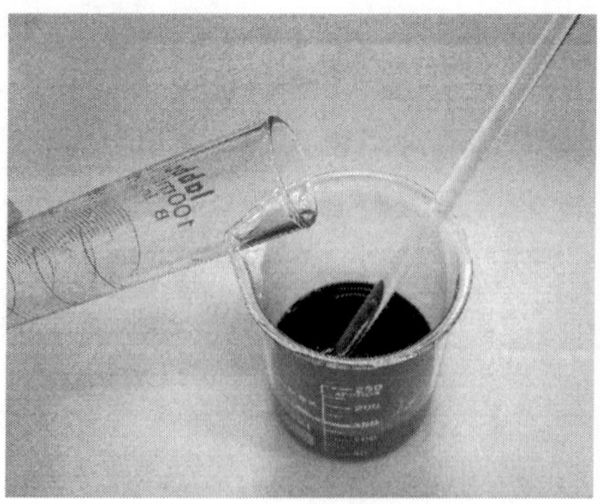

Añadir el resto del agua purificada y agitar.

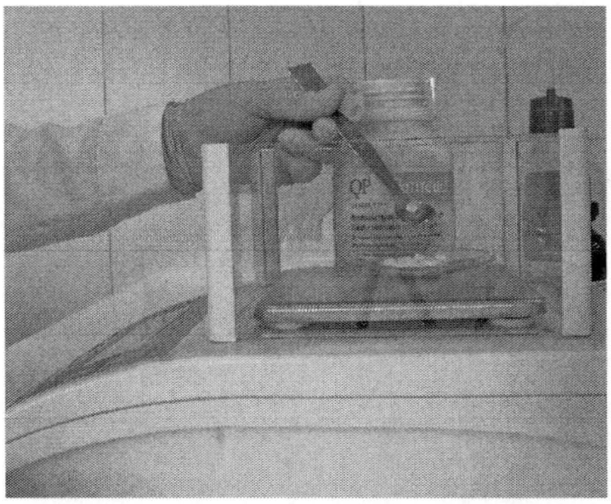

Pesar el hidróxido sódico.

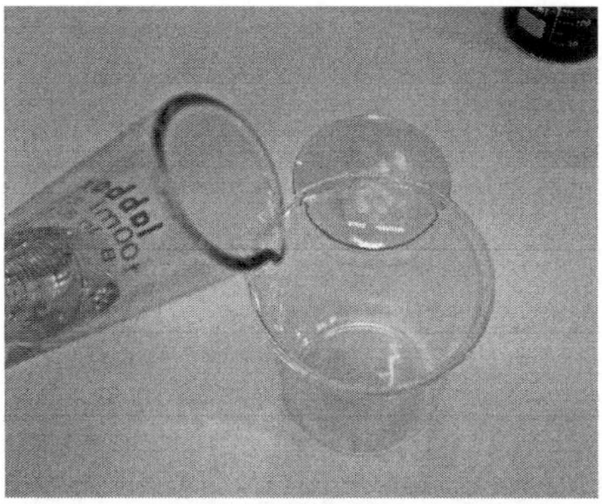

Verter 2/3 del agua en un vaso de precipitado.

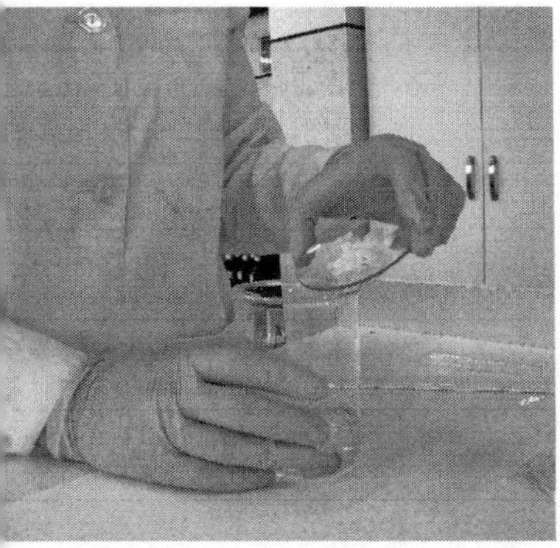

Añadir el hidróxido sódico.

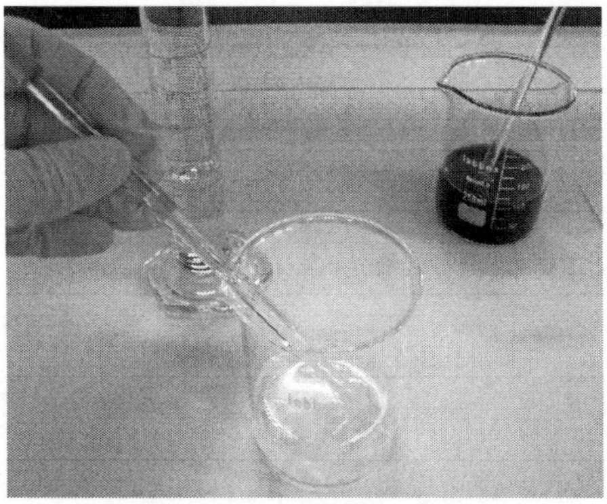

Agitar con varilla de vidrio.

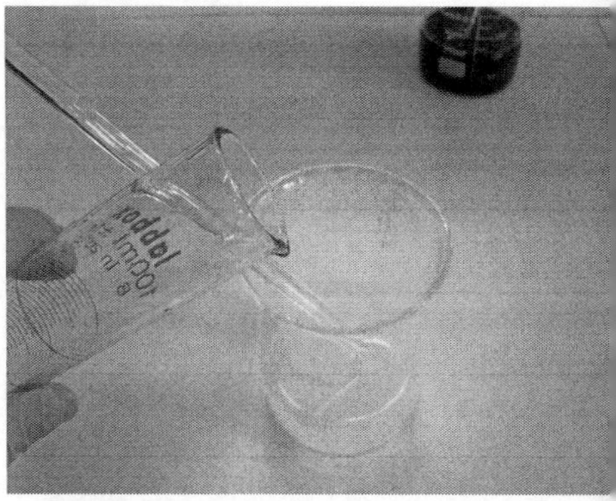

Añadir el resto del agua y agitar.

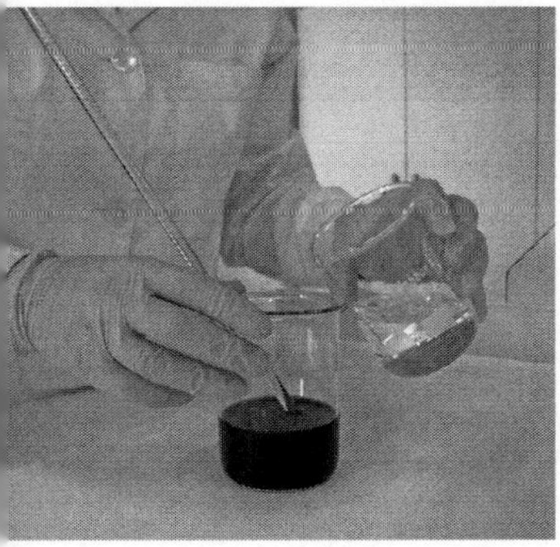

Mezclar ambas soluciones.

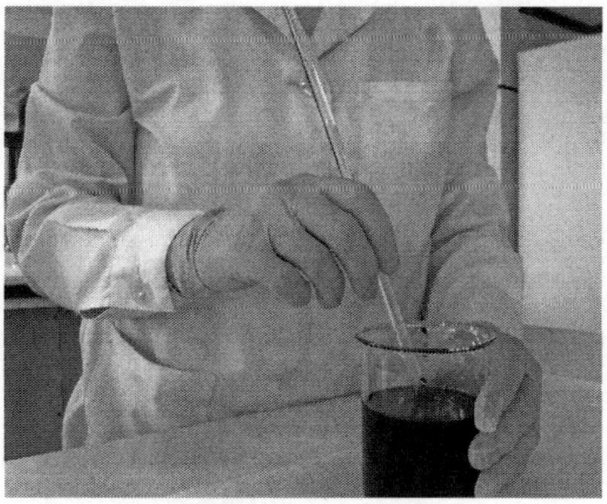

Agitar hasta obtener una solución homogénea.

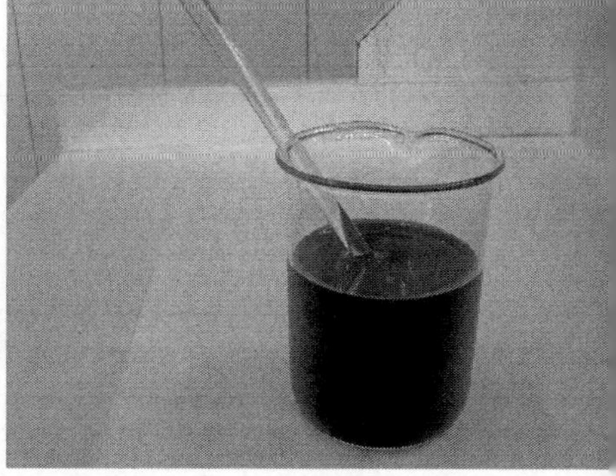

Solución de limpieza.

PNT RELACIONADOS

PN/OF de pesada.

NOTA: cuando los procedimientos de limpieza habituales no son efectivos, rellenar el instrumental con la solución de permanganato potásico e hidróxido sódico. Transcurridas 2 horas, vaciar el contenido y enjuagar con una solución de ácido clorhídrico diluido. Por último, aclarar el instrumental con agua purificada.

PROTOCOLOS PRÁCTICOS 2

INTRODUCCIÓN

Para obtener un sistema disperso interponemos una o varias sustancias, denominadas *fases*, en el seno de otra sustancia que la envuelve. En este bloque se desarrollan procedimientos generales para la elaboración de sistemas dispersos homogéneos (soluciones) y heterogéneos (emulsiones y suspensiones), así como prácticas que van a servir de base en la preparación posterior de formas farmacéuticas.

Estos protocolos prácticos corresponden a la Unidad 5 del libro *Formulación magistral*.

Sistemas dispersos

ÍNDICE DE PRÁCTICAS

PRÁCTICA 6 Procedimiento general para la elaboración de soluciones

FÓRMULA ESTÁNDAR

La fórmula estándar de las soluciones responde a la composición siguiente:

- ☐ Principio activo C %.
- ☐ Disolvente c.s.

Además, se pueden añadir excipientes como conservantes, correctores del olor, antioxidantes, cosolventes, viscosizantes, etcétera.

CONDICIONES DEL ENTORNO PARA LA ELABORACIÓN

Salvo en los casos en los que los componentes de la fórmula exijan unas condiciones específicas, las condiciones del entorno serán:

- ☐ Temperatura ambiente 25 ± 5 °C.
- ☐ Humedad relativa ≤ 60 %.

MATERIALES Y EQUIPOS GENERALES

Los materiales y equipos generales que se necesitan para elaborar una solución son:

- ☐ Sistema de agitación mecánico o manual.
- ☐ Sistema de producción de calor.
- ☐ Balanza de precisión.
- ☐ Recipientes para contener volúmenes, como vasos de precipitado.
- ☐ Sistema de filtración.
- ☐ Filtros apropiados.

MÉTODO DE ELABORACIÓN PATRÓN

1. Pesar o medir todos los elementos que componen la fórmula.
2. Añadir el principio activo sobre el 75 % del disolvente (volumen aproximado). Agitar hasta su completa disolución.
   Si el principio activo no es termolábil, se puede aplicar calor a la mezcla para acelerar el proceso de disolución.
   En el caso de que el principio activo no sea soluble en el disolvente, disolver previamente en un cosolvente apropiado y a continuación, añadir el disolvente.
3. Si la fórmula contiene otros excipientes, agregarlos lentamente. Añadir, en último lugar, los viscosizantes.
4. Agitar hasta obtener una solución de aspecto homogéneo.
5. Si la composición de la fórmula así lo exige, filtrar con un filtro adecuado.
6. Completar la fórmula con el resto del disolvente y agitar.

PRÁCTICA 6.1 Agua conservante

FÓRMULA

Componentes	Cantidad	Sinónimos	Finalidad	Monografía RFE
Parahidroxibenzoato de propilo	0,02 g	*Propylis parahydroxybenzoas, propylparaben,* propilparabén, nipasol	Antimicrobiano de amplio espectro, conservante	0431*
Parahidroxibenzoato de metilo	0,08 g	*Methylis parahydroxybenzoas, methylparaben,* metilparabén, nipagín	Antimicrobiano de amplio espectro, conservante	0409*
Propilenglicol	1 g	*Propylenglycolum, propylene glycol,* 1,2-propanodiol, 1,2-dihidroxipropano	Humectante, disolvente	0430
Agua purificada	c.s.p. 100 ml	*Aqua*	Disolvente	0008

* Datos referidos a la 3.ª edición.

PROTOCOLO

1. Pesar el parahidroxibenzoato de propilo y el parahidroxibenzoato de metilo.
2. Pesar el propilenglicol en un vaso de precipilado.
3. Disolver el parahidroxibenzoato de propilo y el parahidroxibenzoato de metilo en el propilenglicol con ayuda de una varilla de vidrio.
4. Calentar la mezcla anterior en el baño maría a 50 °C.
5. Calentar, aproximadamente el 75 % del agua purificada de la fórmula, en el baño maría hasta alcanzar 50 °C.
6. Disolver en el agua purificada la mezcla de propilenglicol con los conservantes.
7. Agitar con varilla de vidrio. Dejar enfriar.
8. Con ayuda de un embudo llevar a un matraz aforado de 100 ml. Lavar el vaso de precipitado con una pequeña cantidad de agua purificada. Verter el agua de lavado en el matraz aforado.
9. Enrasar con agua purificada.
10. Tapar el matraz y agitar.

MATERIALES Y EQUIPOS
* Balanza de precisión
* Vidrios de reloj
* Espátulas cuchara
* Vasos de precipitado
* Embudo
* Termómetro
* Baño maría
* Varilla de vidrio
* Pipeta Pasteur
* Matraz aforado
* Tapón

ENTORNO
* Humedad relativa: ≤ 60 %
* Temperatura: 25 ± 5 °C

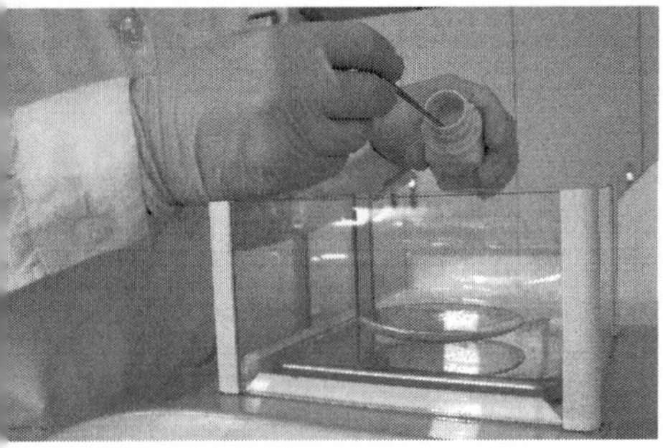

Pesar los distintos componentes.

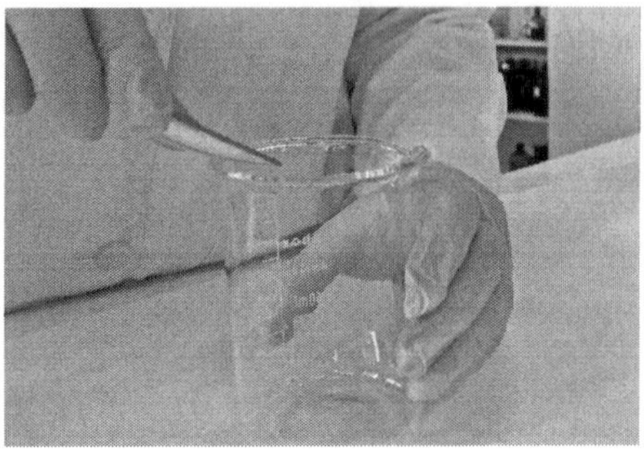

Disolver los conservantes en el propilenglicol.

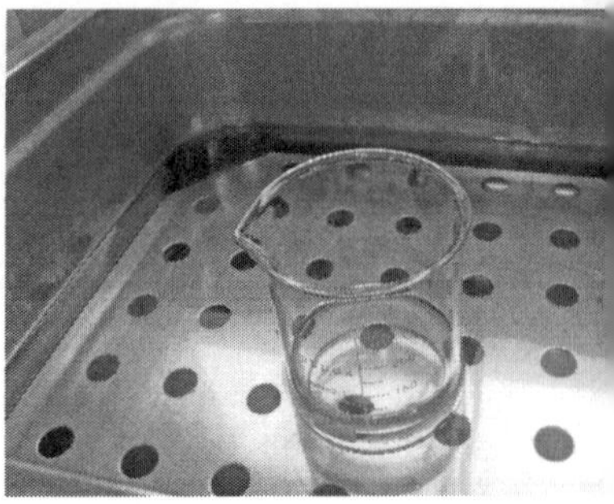

Calentar en el baño maría el 75 del agua purificada y la mezcla an

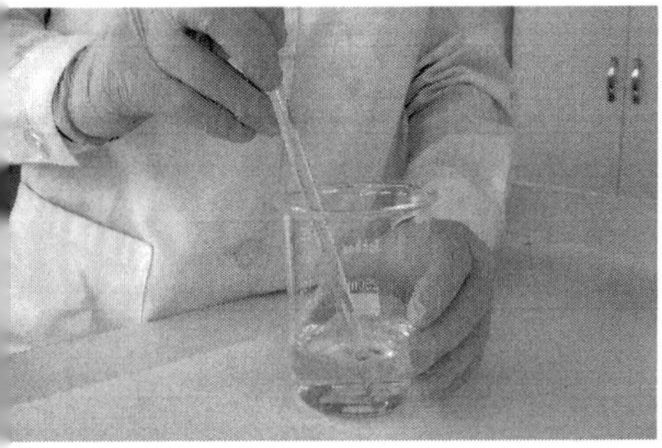

Mezclar, agitar y dejar enfriar.

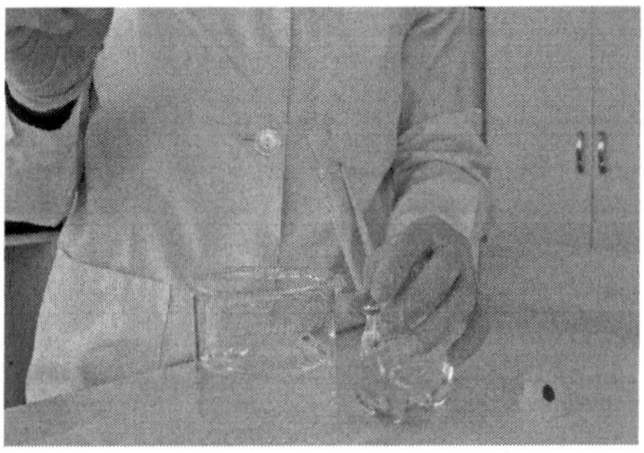

Llevar a un matraz aforado y enrasar con agua purificada.

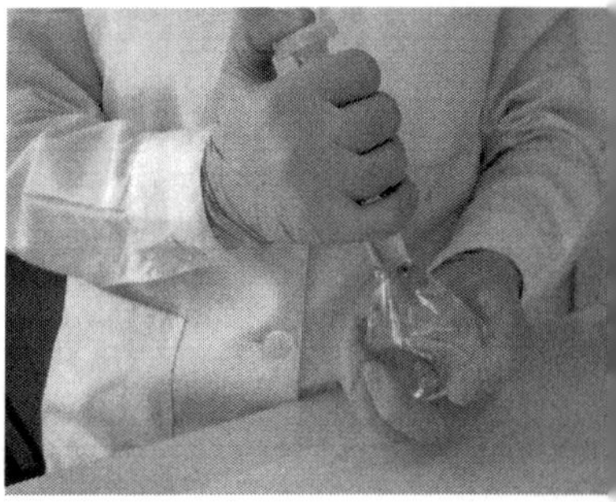

Tapar el matraz y agitar.

CARACTERÍSTICAS DEL PRODUCTO TERMINADO

Solución incolora y transparente.

PNT RELACIONADOS

- ☐ PN/OF de pesada.
- ☐ PN/FF de elaboración de soluciones.

PRÁCTICA 6.2 Agua oxigenada de 10 volúmenes

FÓRMULA

Componentes	Cantidad	Sinónimos	Finalidad	Monografía RFE
Peróxido de hidrógeno, disolución concentrada	9,09 ml	*Hydrogenii peroxidum 30 per centum*, agua oxigenada concentrada, agua oxigenada 110 volúmenes, solución de peróxido de hidrógeno al 30 o 33 % (*m*/*m*).	Oxidante, preparación de soluciones más diluidas	0396
Agua purificada	c.s.p. 100 ml	*Aqua*	Disolvente	0008

PROTOCOLO

1. Verter aproximadamente el 75 % del volumen del agua purificada de la fórmula en un matraz aforado.
2. Medir el agua oxigenada de 110 volúmenes y llevarla al matraz aforado.
3. Enrasar con agua purificada.
4. Tapar y agitar.

MATERIALES Y EQUIPOS
* Pipeta graduada
* Prepipeta
* Pipeta automática
* Embudo
* Pipeta Pasteur
* Matraz aforado
* Tapón

ENTORNO
* Humedad relativa: ≤ 60 %
* Temperatura: 25 ± 5 °C

NOTA: si no se dispone de un matraz aforado del volumen de la disolución a preparar, proceder según el protocolo general de elaboración de soluciones. Medir los elementos que componen la fórmula, mezclar en un vaso de precipitado y agitar con varilla de vidrio hasta su completa homogeneización.

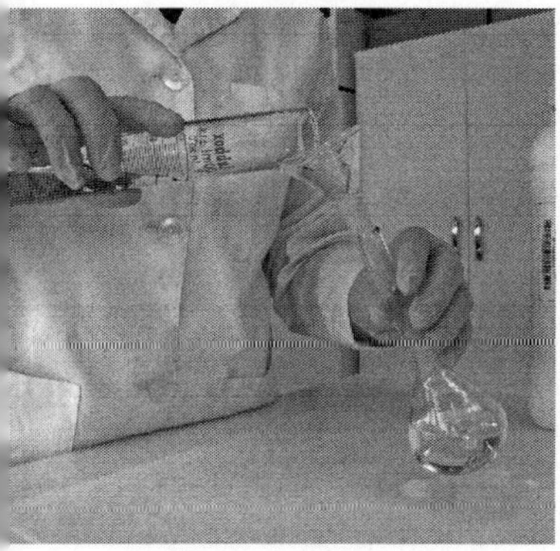

Verter en un matraz el 75 % del agua purificada.

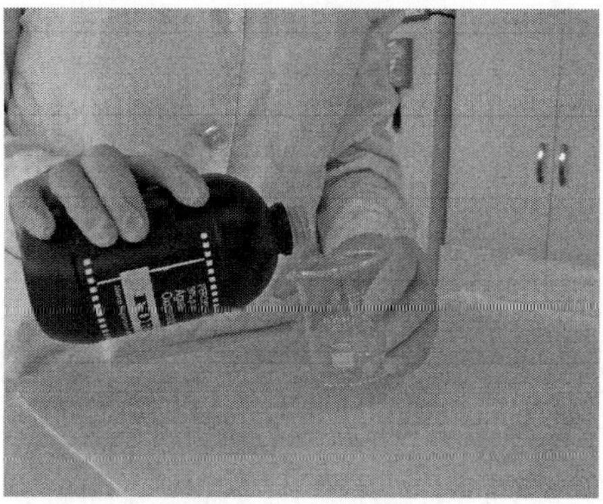

Verter agua oxigenada de 110 volúmenes en un vaso de precipitado.

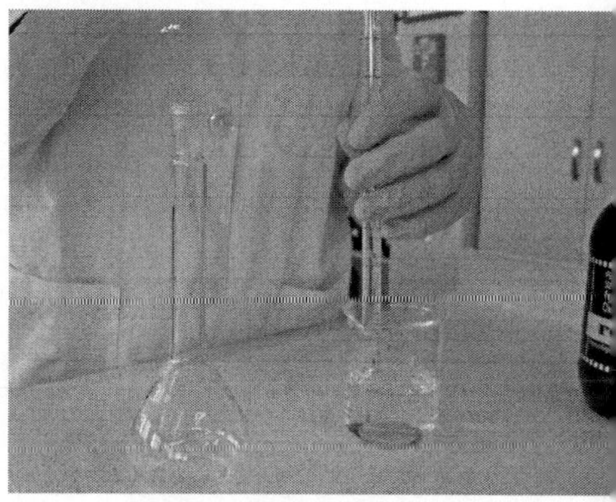

Medir el agua oxigenada correspondiente con pipeta de vidrio.

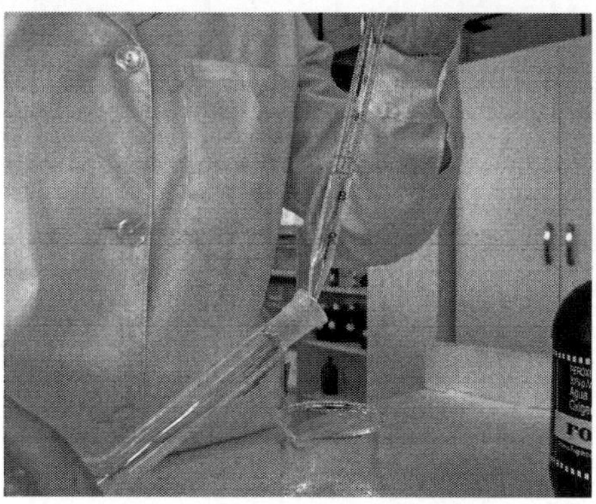

Llevarla a un matraz aforado.

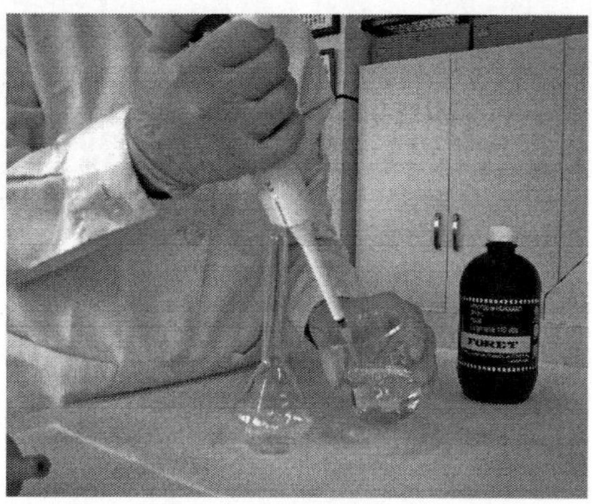

Medir el agua oxigenada correspondiente con pipeta automática y verter en el matraz aforado.

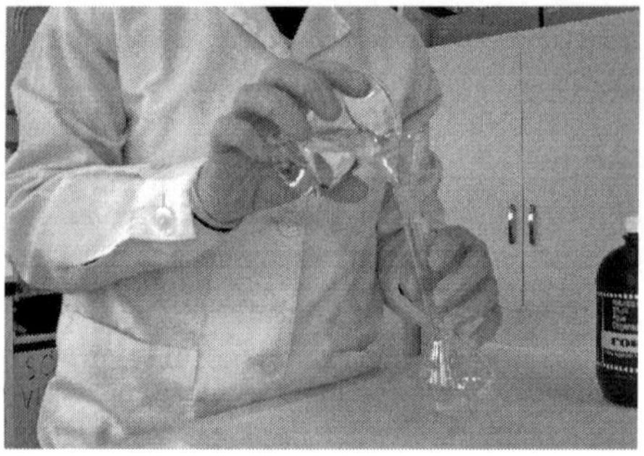

Enrasar con agua purificada.

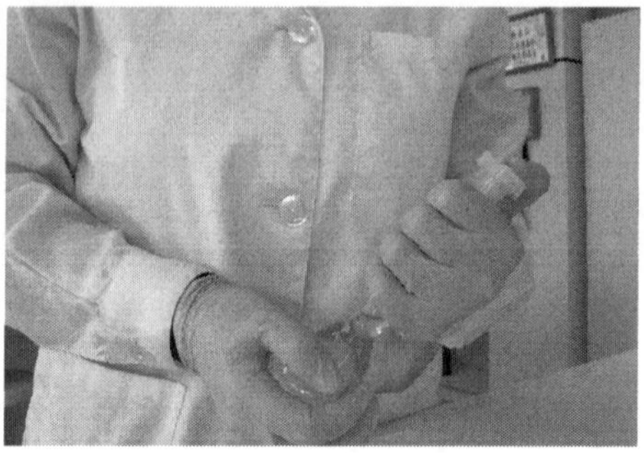

Agitar.

CÁLCULOS

Los volúmenes nos indican los litros de oxígeno que se desprenden en la descomposición de 1 litro de agua oxigenada.

Podemos realizar los cálculos considerando los volúmenes o considerando la concentración del agua oxigenada. Para transformar la concentración en volúmenes se utiliza el factor de conversión 3,29 (se redondea por exceso en los volúmenes):

$$\text{Vol} = 3{,}29 \times \%\ m/m$$

$$\text{Vol}_1 \times C_1 + \text{Vol}_2 \times C_2 = \text{Vol}_F \times C_F$$

Donde:

Vol: volúmenes del agua oxigenada.
C: cantidad de agua oxigenada.

Además de usar la fórmula para mezclas de agua oxigenada de distintas concentraciones, esta fórmula puede utilizarse para diluir agua oxigenada con agua purificada; en este caso, Vol_2 es igual a 0.

Ejemplo:

Componente 1:	Componente 2:	Componente final:
agua oxigenada existente en el laboratorio. Agua oxigenada de 110 volúmenes	disolvente. Agua purificada	agua oxigenada a preparar. Agua oxigenada de 10 volúmenes
Vol_1 = 110 volúmenes	Vol_2 = 0	Vol_T = 10 volúmenes
C_1 = ?	C_2 = ?	C_F = 100 ml

$$110\ \text{volúmenes} \times C_1 + 0 \times C_2 = 10\ \text{volúmenes} \times 100\ \text{ml}$$

C_1 = 9,09 ml de agua oxigenada de 110 volúmenes y agua purificada c.s.p. 100 ml

CARACTERÍSTICAS DEL PRODUCTO TERMINADO

Solución transparente e incolora.

PNT RELACIONADOS

PN/FF de elaboración de soluciones.

PRÁCTICA 6.3 Alcohol de 50°

FÓRMULA

Componentes	Cantidad	Sinónimos	Finalidad	Monografía RFE
Etanol al 96 por ciento	50,45 ml	*Ethanolum (96 per centum)*, alcohol etílico 96°	Antiséptico con acción bactericida y desinfectante	1317
Agua purificada	c.s.p. 100 ml	*Aqua*	Disolvente	0008

PROTOCOLO

1. Medir el volumen necesario de etanol al 96 por ciento.
2. Verter el etanol en un matraz aforado.
3. Enrasar con agua purificada.
4. Tapar el matraz y agitar.

MATERIALES Y EQUIPOS
* Pipeta graduada
* Prepipeta
* Pipeta automática
* Embudo
* Pipeta Pasteur
* Matraz aforado
* Tapón

ENTORNO
* Humedad relativa: ≤ 60 %
* Temperatura: 25 ± 5 °C

NOTA: si no se dispone de un matraz aforado del volumen de la disolución a preparar, proceder según el protocolo general de elaboración de soluciones. Medir los elementos que componen la fórmula, mezclar en un vaso de precipitado y agitar con varilla de vidrio hasta su completa homogeneización.

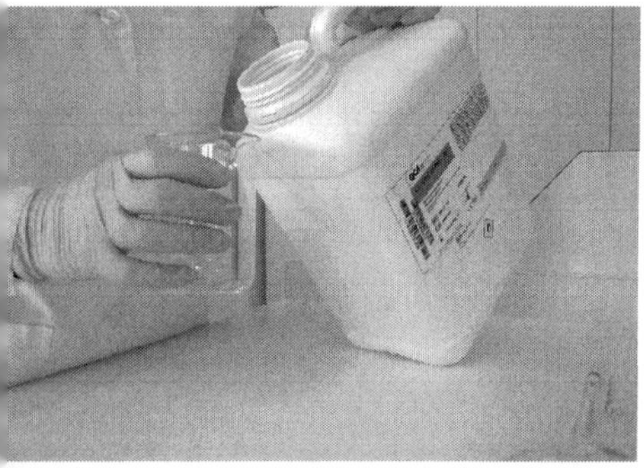
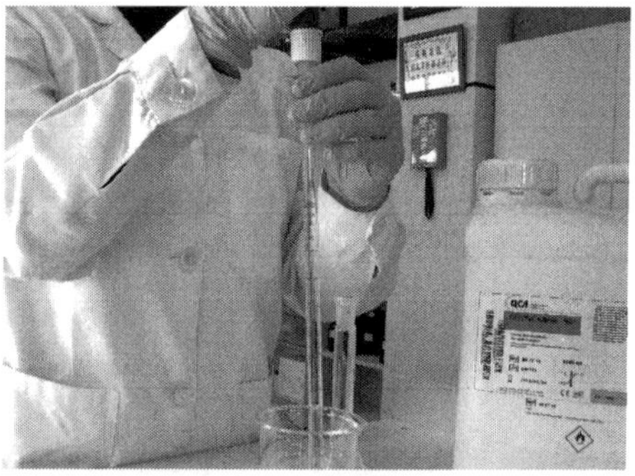

Medir el volumen necesario de etanol al 96 por ciento.

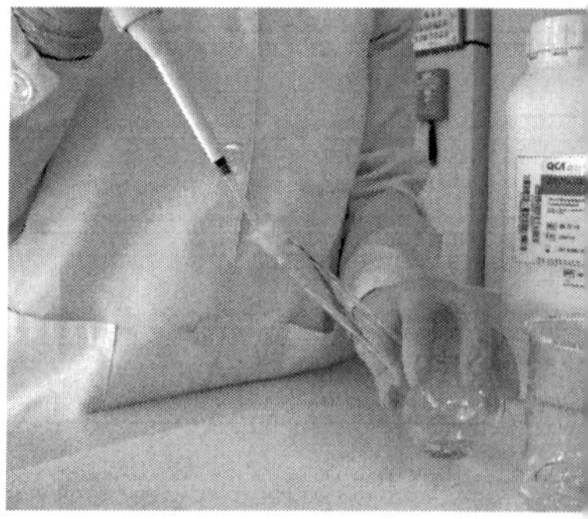

Verter en un matraz aforado.

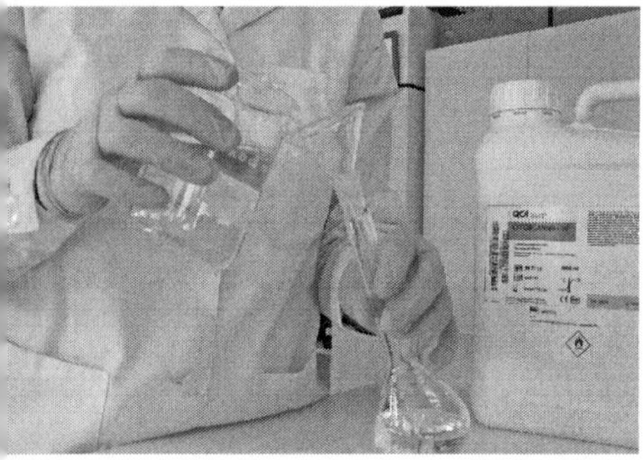
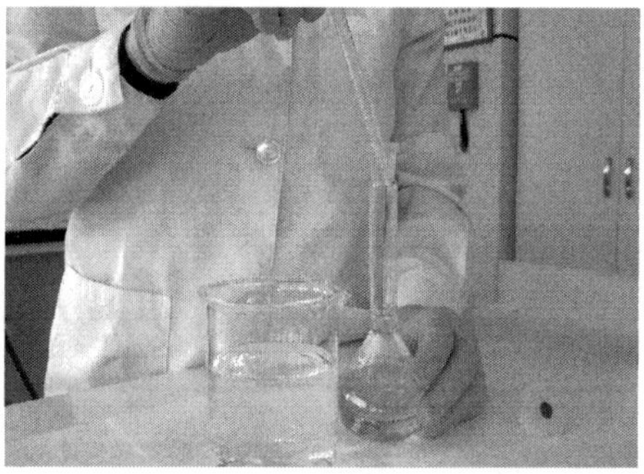

Enrasar con agua purificada.

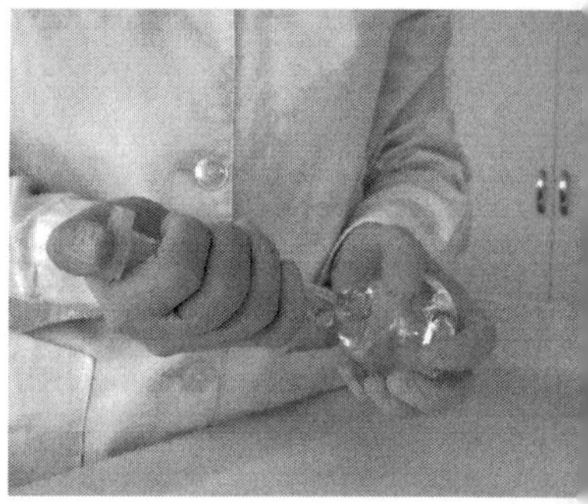

Agitar.

CÁLCULOS

El grado alcohólico «°» expresa la riqueza en etanol puro de un alcohol.

En el caso del etanol no se puede aplicar la regla de las mezclas, ya que al preparar soluciones hidroalcohólicas a partir de un alcohol de grado superior, se produce una contracción de volumen:

$$V_F \neq V_1 + V_2$$

Se utilizan tablas alcoholimétricas (*ver* Anexo IV). Los cálculos para realizar diluciones de alcoholes pueden realizarse en masa o en volumen; lo más frecuente es usar el % *V*/*V*.

Dilución de alcoholes en masa % *m/m*

En las tablas alcoholimétricas para diluciones de alcohol en masa encontramos, en la primera fila, la concentración del alcohol que se desea obtener; en la primera columna, la concentración del alcohol existente; y en las columnas siguientes, los gramos de agua purificada y los gramos del alcohol existente en el laboratorio que hay que mezclar para obtener 1.000 g de alcohol diluido.

1. Localizar, en la tabla, la fila correspondiente a la concentración del alcohol existente en el laboratorio. En este caso, 96°.
2. Localizar, en la tabla, la columna correspondiente a la concentración del alcohol que se va a preparar. En este caso, 50°.
3. Localizar la intersección de la fila de la concentración existente con la columna de la concentración deseada y anotar:

   a. Gramos de alcohol de 96°: 453 g.
   b. Gramos de agua purificada: 547 g.

4. Calcular los gramos de alcohol de 96° necesarios:

Si en 1.000 g de alcohol de 50° ———— hay 453 g de alcohol de 96°
en 100 g de alcohol de 50° ———— hay *x* g de alcohol de 96°

$$x = 45{,}3 \text{ g de alcohol de } 96^{\circ}$$

5. Calcular los gramos de agua purificada necesarios. Hay dos opciones para realizar los cálculos:

   a. Restar a la masa final de alcohol de 50° los gramos de alcohol de 96° necesarios:

$$100 \text{ de alcohol de } 50^{\circ} - 45{,}3 \text{ g de alcohol de } 96^{\circ} = 54{,}7 \text{ g de agua purificada}$$

   b. Calcular los gramos de agua purificada a partir de los datos obtenidos en la tabla:

Si en 1.000 g de alcohol de 50° ———— hay 547 g de agua purificada
en 100 g de alcohol de 50° ———— hay *x* g de agua purificada

$$x = 54{,}7 \text{ g de agua purificada}$$

Dilución de alcoholes en volumen % *V/V*

En las tablas alcoholimétricas encontramos, en la primera fila, la concentración del alcohol existente; en la primera columna, la concentración del alcohol que se desea obtener; y en las columnas siguientes, los mililitros de agua purificada que hay que añadir a 100 ml del alcohol existente en el laboratorio.

1. Localizar, en la tabla, la columna correspondiente a la concentración del alcohol existente en el laboratorio. En este caso, 96°.
2. Localizar, en la tabla, la fila correspondiente a la concentración del alcohol que se va a preparar. En este caso, 50°.
3. Anotar los ml correspondientes a la intersección de la columna de la concentración de alcohol existente con la fila de la concentración deseada: 98,2 ml de agua purificada.
4. Calcular los mililitros de alcohol de 96° necesarios:

100 ml de alcohol de 96° + 98,2 ml de agua purificada → 198,2 ml de alcohol de 50°

Si en 198,2 ml de alcohol de 50° ———— hay 100 ml de alcohol de 96°
en 100 ml de alcohol de 50° ———— hay x ml de alcohol de 96 °C

x = 50,45 ml de alcohol de 96°

5. Calcular los mililitros de agua purificada necesarios. Restar al volumen final de alcohol de 50° los mililitros de alcohol de 96° necesarios:

100 ml de alcohol de 50° – 50,45 ml de alcohol de 96° = 49,55 ml de agua purificada

NOTA: también se pueden realizar los cálculos para rebajar la concentración de una solución hidroalcohólica con agua purificada o mezclar dos soluciones hidroalcohólicas, teniendo en cuenta las densidades a 20 °C recogidas en la RFE en las tablas alcoholimétricas, ρ_{20} (kg/m^3) (*ver* Anexo V).

CARACTERÍSTICAS DEL PRODUCTO TERMINADO

Solución incolora, límpida, móvil, volátil, de olor característico.

PNT RELACIONADOS

- ☐ PN/OF de pesada.
- ☐ PN/FF de elaboración de soluciones.

PRÁCTICA 7 Procedimiento general para la elaboración de emulsiones

FÓRMULA ESTÁNDAR

Excepto en los casos en los que se utiliza una base autoemulsionable, en los que se deben seguir las indicaciones del fabricante, la fórmula de las emulsiones debe ajustarse de forma general a lo siguiente:

	Fase acuosa	Fase oleosa	Emulgente
Emulsión O/A	60-85 %	10-30 %	≤ 10 %
Emulsión A/O	60-85 %	10-50 %	≤ 10 %

A esta base se le añadirá el porcentaje de principio activo necesario.

CONDICIONES DEL ENTORNO PARA LA ELABORACIÓN

Hay principios activos y excipientes que requieren unas condiciones específicas para su manipulación. Para el resto, las condiciones del entorno son:

- ☐ Temperatura ambiente 25 ± 5 °C.
- ☐ Humedad relativa ≤ 60 %.

MATERIALES Y EQUIPOS GENERALES

El material mínimo necesario para elaborar una emulsión es:

- ☐ Sistema de agitación mecánico o manual.
- ☐ Sistema de producción de calor.
- ☐ Balanza de precisión.
- ☐ Recipientes para contener volúmenes, como vasos de precipitado.

MÉTODO DE ELABORACIÓN PATRÓN

1. Pesar todos los elementos que componen la fase oleosa, incluidos los emulgentes.
2. Pesar todos los elementos que componen la fase acuosa.

3. Pesar el principio activo.
4. Si todos los componentes son fluidos en las condiciones del entorno de elaboración, realizar una emulsificación a temperatura ambiente:
    a. Disponer, en un vaso de precipitado, los componentes de la fase oleosa y homogeneizar. En otro vaso de precipitado, mezclar los componentes de la fase acuosa y homogeneizar.
    b. Incorporar el principio activo a la fase acuosa o a la fase oleosa, según sea hidrosoluble o liposoluble.
    c. Añadir la fase acuosa sobre la oleosa. Las características de la agitación van a variar en función de las propiedades de cada fórmula.
    d. Si el principio activo no es soluble en la fase externa, disolverlo o dispersarlo en un disolvente en el que sea soluble, e incorporarlo a la emulsión. Utilizar el mínimo volumen posible de solvente.
5. Si hay componentes no fluidos a temperatura ambiente:
    a. Unir todos los componentes de la fase oleosa en un vaso de precipitado, a excepción de las sustancias termolábiles. Proceder de igual forma con la fase acuosa.
    b. Incorporar el principio activo a la fase en la cual sea soluble.
    c. Calentar, bajo agitación moderada, la fase oleosa hasta alcanzar la temperatura del punto de fusión más elevado de los diferentes componentes.
    d. Calentar, bajo agitación moderada, la fase acuosa hasta llevarla a la misma temperatura que la fase oleosa.
    e. Formar la emulsión por adición de la fase acuosa sobre la oleosa. La velocidad de agitación va a variar en función de las propiedades de cada fórmula.
    f. Agitar moderadamente durante toda la fase de enfriamiento para estabilizar el sistema.
    g. Al final del proceso de enfriamiento, cuando la temperatura de la emulsión llegue a 30-35 °C, añadir, bajo agitación, las sustancias termolábiles. Al igual que en el caso de emulsificación a temperatura ambiente, si el principio activo no es soluble en la fase externa, disolverlo en una pequeña cantidad de un disolvente de polaridad adecuada antes de incorporarlo.

NOTA: La agitación puede aplicarse mediante un medio mecánico o manual.

Si utilizamos un agitador magnético para elaborar la emulsión, hay que regular adecuadamente la velocidad de agitación, ya que si esta es elevada, pueden formarse turbulencias que incorporan burbujas de aire a la emulsión. También hay que tener en cuenta que el agitador magnético no puede utilizarse en emulsiones con consistencia alta, ya que en la fase de enfriamiento, el aparato es incapaz de agitar la emulsión.

NOTA: Para calentar las dos fases de la emulsión podemos usar un baño maría, para que la distribución del calor sea más homogénea.

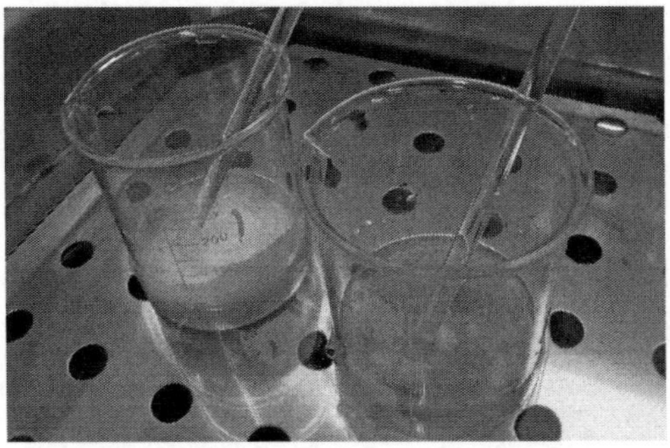

Calentamiento de las fases de una emulsión.

PRÁCTICA 7.1 Emulsión O/A (crema base de Beeler)

FÓRMULA

Componentes		Cantidad	Sinónimos	Finalidad	Monografía RFE
Fase oleosa	Cetílico, alcohol	15 g	*Alcohol cetylicus, cetyl alcohol,* 1-hexadecanol, cetanol	Emoliente, emulgente estabilizador, opacificante	0540
	Cera blanca de abeja	1 g	Cera alba, *beeswax,* cera de abejas virgen	Emoliente, emulgente, estabilizador, controlador de la viscosidad	0069
Fase acuosa	Propilenglicol	10 g	*Propylenglycolum, propylene glicol,* 1,2-propanodiol, 1,2-dihidroxipropano	Humectante, hidratante, disolvente	0430
	Laurilsulfato de sodio	2 g	*Natrii laurilsulfas, sodium lauryl sulfate*	Emulsificante, tensioactivo aniónico	0098
	Agua conservante	c.s.p. 100 g	*Agua conservans*	Disolvente, conservador	—

PROTOCOLO

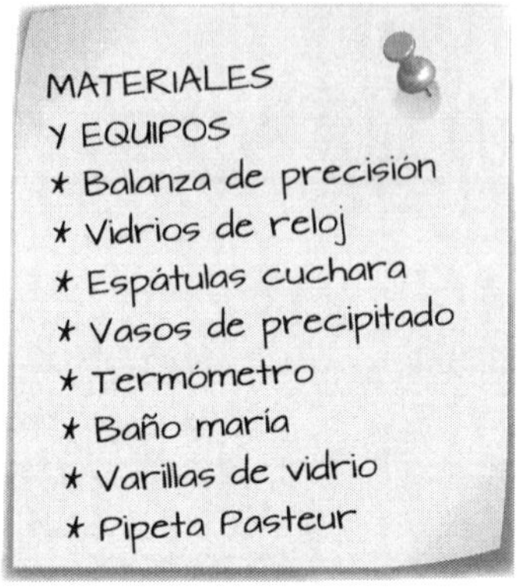

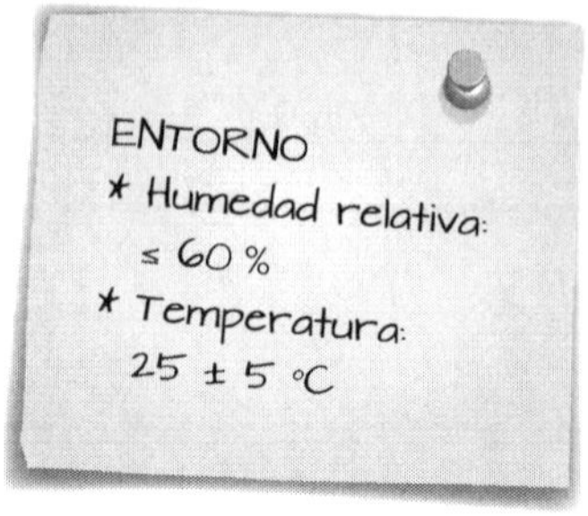

1. Pesar los componentes de la fase oleosa y unirlos en un vaso de precipitado.
2. Pesar los componentes de la fase acuosa y unirlos en un vaso de precipitado.
3. Calentar la fase oleosa hasta 70-70 °C en el baño maría. Aplicar, con ayuda de una varilla de vidrio, una agitación moderada para garantizar la homogeneidad de la mezcla.
4. Llevar la fase acuosa a la misma temperatura que la fase oleosa. Agitar con varilla de vidrio, de forma moderada, para garantizar su homogeneidad.
5. Formar la emulsión añadiendo la fase acuosa sobre la oleosa. Agitar de forma moderada.
6. Agitar continuamente durante el enfriamiento de la mezcla para estabilizar el sistema.

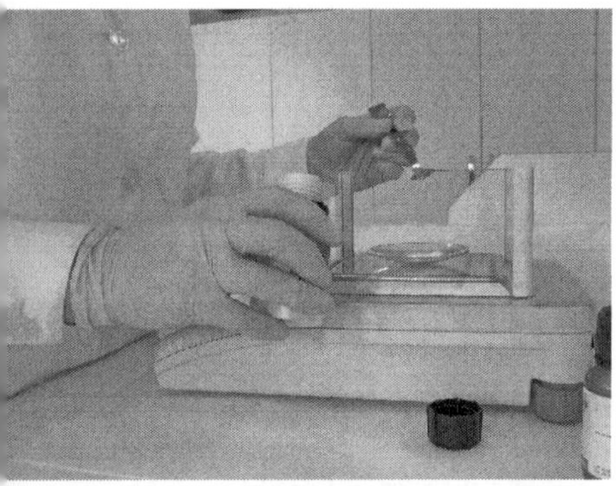

Pesar los distintos componentes.

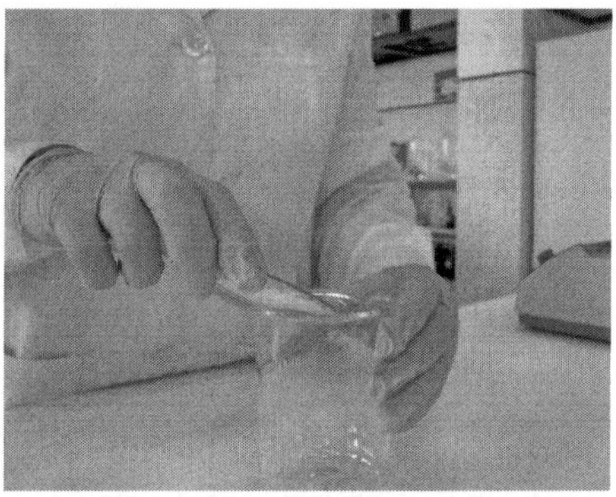

Unir la fase oleosa en un vaso de precipitado. Proceder de igual forma con la fase acuosa.

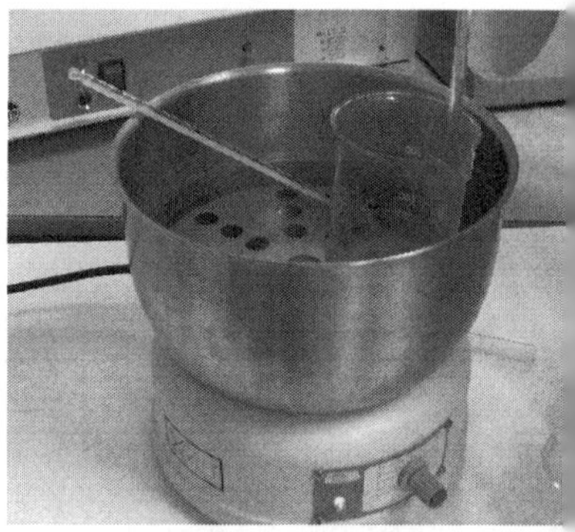

Calentar la fase oleosa. Agitar con una varilla de vidrio.

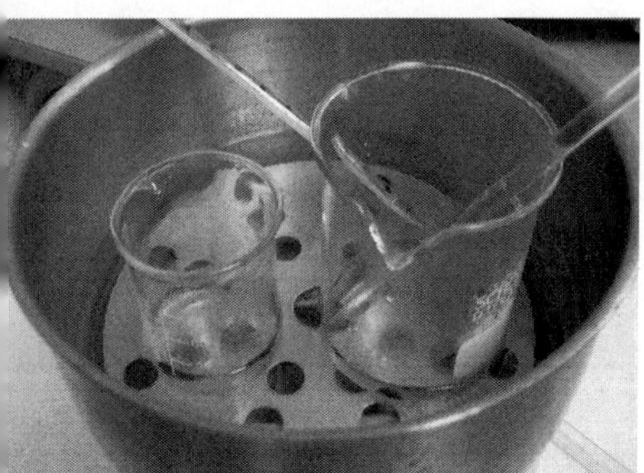

Llevar la fase acuosa a la misma temperatura.

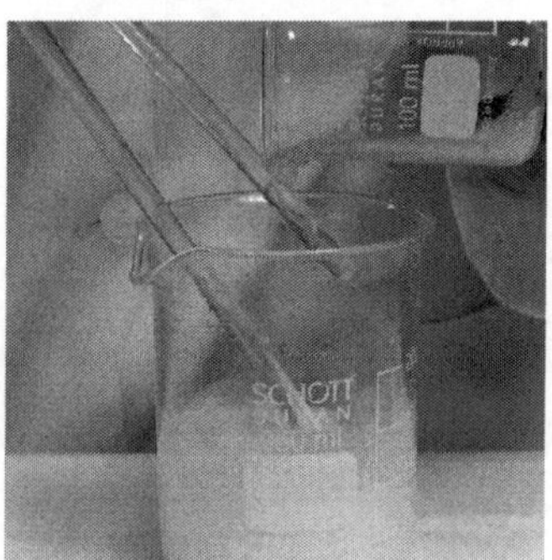

Adicionar la fase acuosa sobre la oleosa.

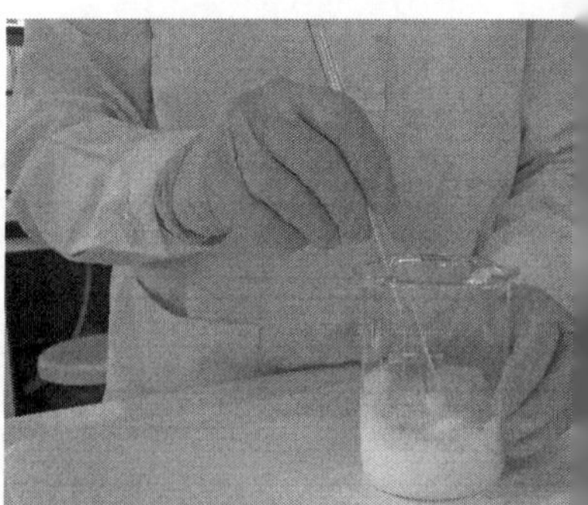

Agitar continuamente durante el enfriamiento.

CARACTERÍSTICAS DEL PRODUCTO TERMINADO

Emulsión consistente de color blanco.

PNT RELACIONADOS

- ☐ PN/OF de pesada.
- ☐ PN/FF de elaboración de emulsiones.

PRÁCTICA 7.2 Emulsión A/O (*cold cream*)

FÓRMULA

Componentes		Cantidad	Sinónimos	Finalidad	Monografía RFE
Fase oleosa	Aceite de almendras dulces	56 g	*Prunus amygdalus dulcis oil, sweet almond oil, amygdalae oleum raffinatum*	Agente nutritivo, emoliente	1579
	Palmitato de cetilo	12 g	*Cetylis palmitas, cetyl palmitate*	Emoliente, emulgente, estabilizador	1906
	Cera blanca de abeja	12 g	*Cera alba, beeswax*, cera de abejas virgen	Emoliente, emulgente, estabilizador, controlador de la viscosidad	0069
Fase acuosa	Bórax	0,5 g	*Borax, sodium borate*, borato sódico, sodio tetraborato	Regulador del pH, leve acción antiséptica y fungicida	0013
	Agua de rosas	c.s.p. 100 g	Agua destilada de rosas	Disolvente, fragancia	—

PROTOCOLO

1. Pesar los componentes de la fase oleosa y de la fase acuosa.
2. Echar el palmitato de cetilo y la cera blanca de abeja en un vaso de precipitado. Fundir en el baño maría sin sobrepasar la temperatura de 70 °C.
3. Calentar el aceite de almendras dulces a la misma temperatura y añadir a la mezcla anterior.
4. Disolver el bórax en el agua de rosas. Calentar en el baño maría hasta alcanzar la temperatura de 50 °C.

5. Llevar la fase acuosa a la misma temperatura que la fase oleosa (50 °C) y agitar de forma moderada para garantizar su homogeneidad.
6. Cuando la fase oleosa se haya fundido, sacar ambos vasos del baño maría y situar la fase oleosa en el agitador magnético con una cápsula de agitación. Ajustar la velocidad del agitador para que no se formen turbulencias.
7. Formar la emulsión añadiendo la fase acuosa sobre la oleosa en pequeñas cantidades.
8. Mantener una agitación moderada de la mezcla durante el enfriamiento para estabilizar el sistema.
9. Por último, agitar de forma manual con una varilla de vidrio durante 30 segundos.

MATERIALES Y EQUIPOS

* Balanza de precisión
* Vidrios de reloj
* Espátulas cuchara
* Vasos de precipitado
* Termómetro
* Baño maría
* Varilla de vidrio
* Pipeta Pasteur
* Agitador magnético
* Cápsula de agitación
* Varilla recogeimanes

ENTORNO

* Humedad relativa: ≤ 60 %
* Temperatura: 25 ± 5 °C

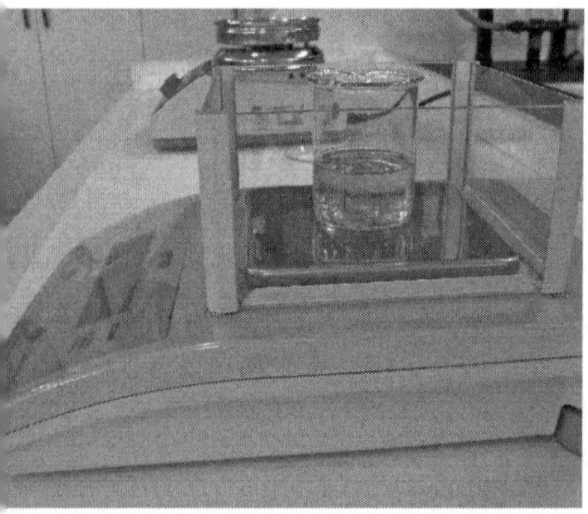

Pesar los distintos componentes.

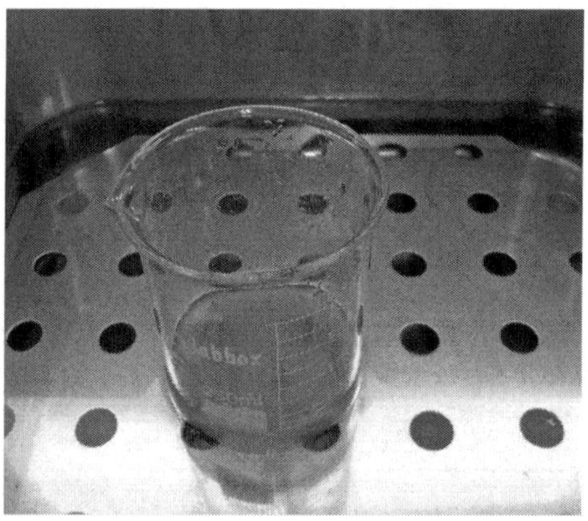

Fundir en el baño maría el palmitato de cetilo y la cera blanca de abeja.

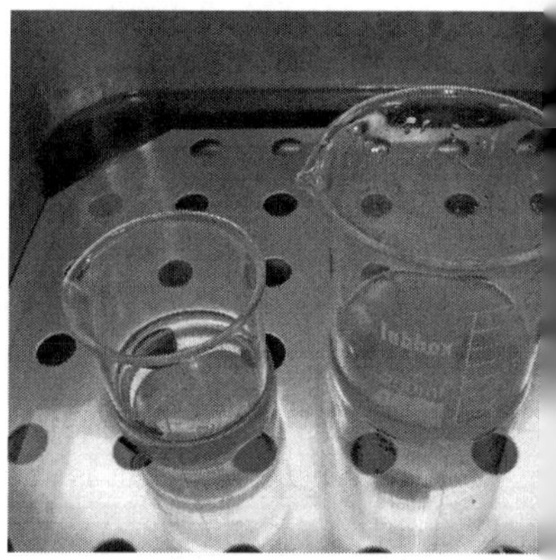

Calentar el aceite de almendras dulces.

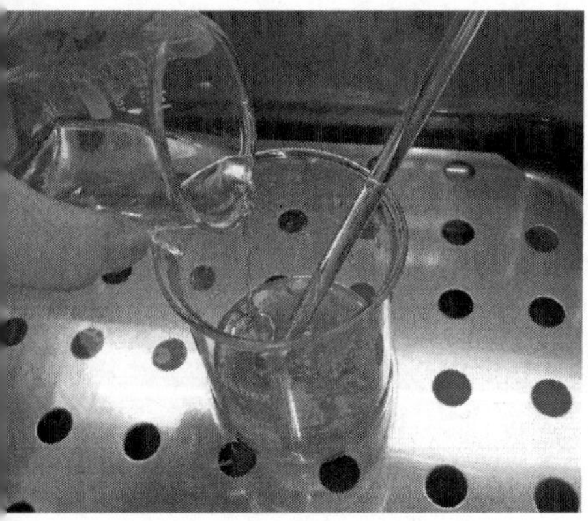

Añadir el aceite de almendras dulces a la mezcla anterior.

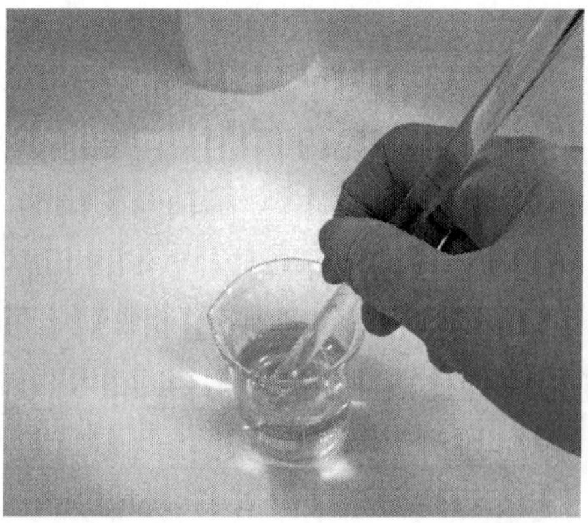

Disolver el bórax en el agua de rosas.

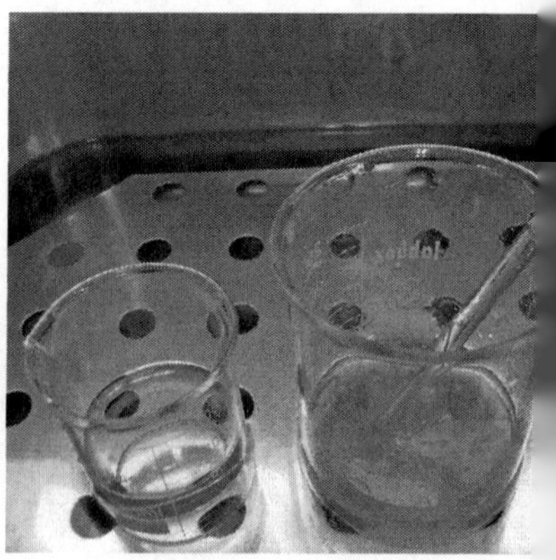

Calentar la fase acuosa en el baño maría.

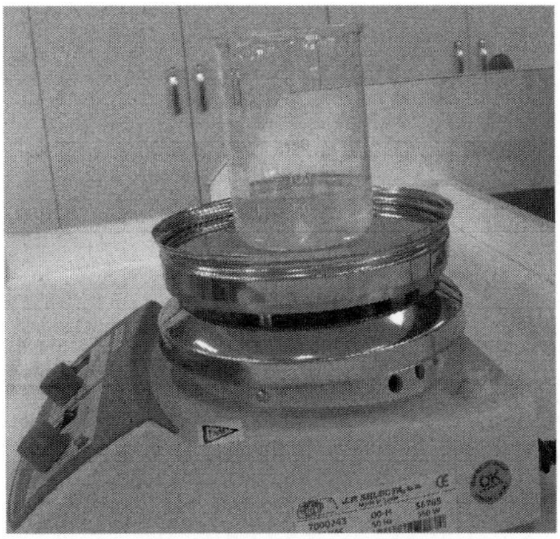

Situar la fase oleosa fundida en el agitador magnético.

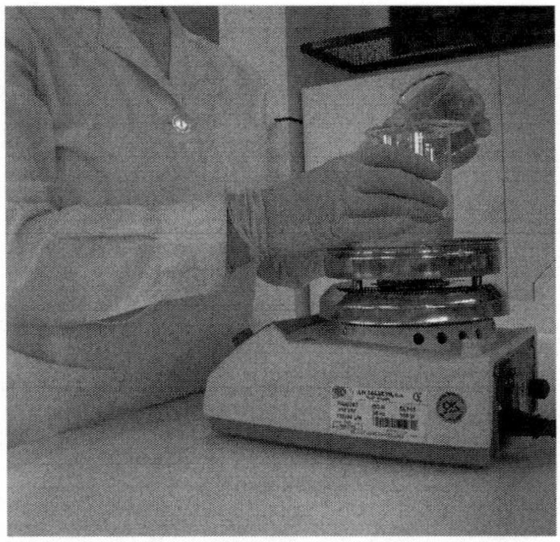

Añadir la fase acuosa sobre la fase oleosa.

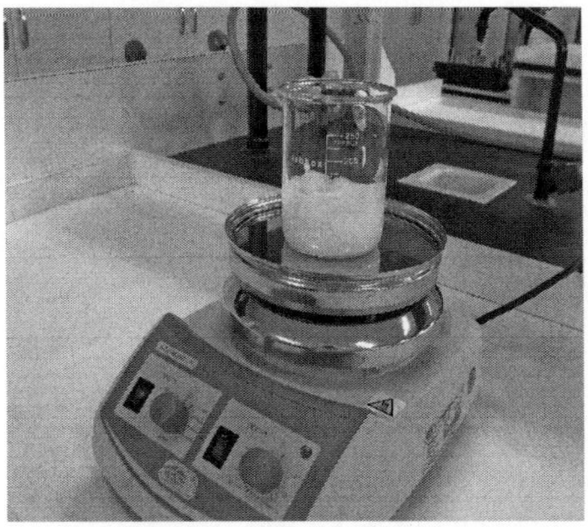

Mantener una agitación moderada durante el enfriamiento.

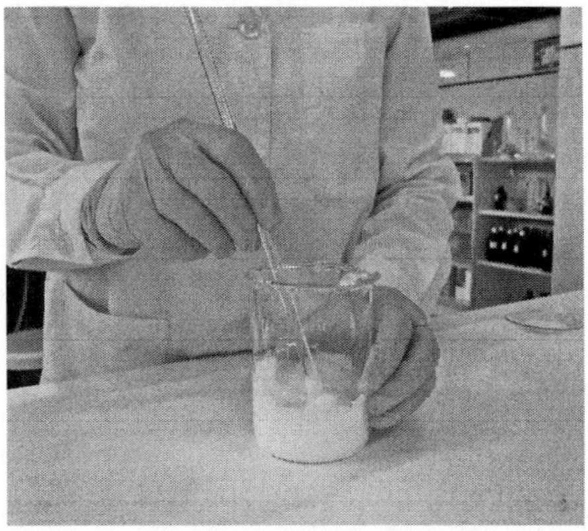

Agitar con varilla de vidrio durante 30 segundos.

CARACTERÍSTICAS DEL PRODUCTO TERMINADO

Emulsión consistente de color blanco, emoliente, extensible.

PNT RELACIONADOS

- ☐ PN/OF de pesada.
- ☐ PN/FF de elaboración de emulsiones.

NOTA: también podemos elaborar la emulsión empleando un agitador eléctrico de varilla. Este agitador consta de un cabezal en el que se introduce una varilla que se hace girar; la varilla se introduce en el recipiente que contiene la emulsión.

PRÁCTICA 8 Procedimiento general para la elaboración de suspensiones

FÓRMULA ESTÁNDAR

Se puede ajustar de forma general a:

Fórmula patrón	Cantidad
Principio activo	C %
Humectante	c.s.
Viscosizante	c.s.
Floculante	c.s.
Medio dispersante	c.s.

El medio dispersante más usual es el agua purificada.

Además, se pueden añadir los siguientes excipientes:

Otros componentes	Cantidad
Aroma	c.s.
Corrector del sabor	c.s.
Antioxidante	c.s.
Conservante	c.s.
Floculante	c.s.
Redispersante	c.s.
Regulador del pH	c.s.

CONDICIONES DEL ENTORNO PARA LA ELABORACIÓN

La humedad relativa debe ser igual o inferior al 60 % y la temperatura ambiente debe estar comprendida entre 20 y 30 °C. Estas condiciones pueden variar en función de las exigencias de la fórmula.

MATERIALES Y EQUIPOS GENERALES

Para elaborar una solución se precisa el siguiente material:

- ☐ Sistema de agitación mecánico o manual.
- ☐ Sistema de producción de calor.
- ☐ Balanza de precisión.
- ☐ Recipientes para contener volúmenes, como vasos de precipitado.

MÉTODO DE ELABORACIÓN PATRÓN

1. Pesar todos los elementos que componen la fórmula.
2. Pesar o medir el medio dispersante (agua purificada).
3. Si es necesario, calentar el medio dispersante.
4. Añadir poco a poco y bajo agitación, los conservantes. Disolver completamente.
5. Llevar la mezcla anterior a 25-30 °C y añadir lentamente y bajo agitación, el humectante y el principio activo. Agitar.
6. Si la formula lo requiere, añadir lentamente y bajo agitación, el resto de los componentes respetando el siguiente orden: floculante, viscosizante, y el resto de excipientes.
7. Agitar hasta lograr un producto homogéneo.

PRÁCTICA 8.1 Base para la elaboración de suspensiones

FÓRMULA

Componentes	Cantidad	Sinónimos	Finalidad	Monografía RFE
Principio activo	8,25 g			
Glicerol	10 g	*Glycerolum*, *glycerin*, glicerina, 1,2,3-propanotriol	Humectante, disolvente	0496
Carmelosa sódica	1 g	*Carmellosum natricum*, carboximetilcelulosa sódica, goma de celulosa, glicolato de celulosa sódica	Agente suspensor, espesante	0472
p-hidroxibenzoato de metilo, sal de sodio	0,1 g	*Methylis parahydroxybenzoas natricus*, metilparabén de sodio	Antimibrobiano de amplio espectro	1262*
Sacarina sódica	0,1 g	*Saccharinum natricum*, sacarina soluble, sodio benzosulfimida	Edulcorante	0787
Menta piperita, aceite esencial de	0,2 ml	*Menthae piperitae aetheroleum*, esencia de menta, aceite de menta, aceite volátil de menta	Aromatizante, antiséptico, antipruriginoso, analgésico	0405
Agua purificada	c.s.p. 100 ml	*Aqua*	Disolvente	0008

* Datos referidos a la 3.ª edición.

PROTOCOLO

1. Pesar o medir los componentes de la fórmula.
2. En un vaso de precipitado verter el agua purificada de la fórmula y calentar a 50 °C en el baño maría.
3. Colocar el vaso de precipitado con una cápsula de agitación en el agitador magnético. Añadir la carmelosa sódica y el glicerol bajo agitación.
4. Añadir sobre la mezcla anterior el *p*-hidroxibenzoato de metilo, sal de sodio.
5. Suspender el principio activo con ayuda del agitador magnético.
6. Añadir la sacarina sódica y el aceite esencial de menta piperita.
7. Mantener en agitación hasta que el producto sea homogéneo.

MATERIALES Y EQUIPOS

* Balanza de precisión
* Vidrios de reloj
* Espátulas cuchara
* Vasos de precipitado
* Termómetro
* Baño maría
* Varilla de vidrio
* Probeta
* Pipeta Pasteur
* Pipeta automática
* Agitador magnético
* Cápsula de agitación
* Varilla recogeimanes

ENTORNO

* Humedad relativa: ≤ 60 %
* Temperatura: 25 ± 5 °C

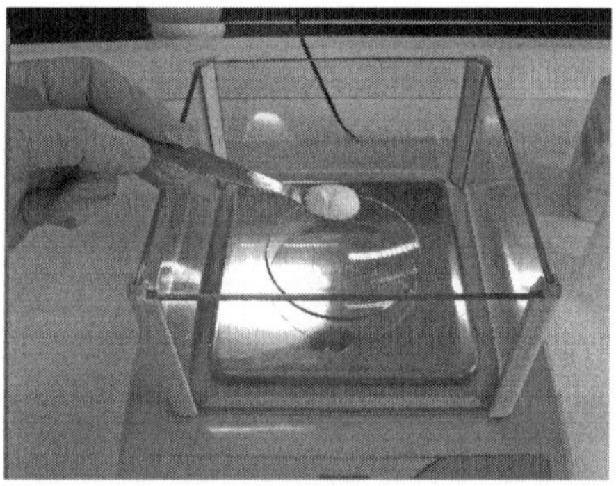

Pesar los componentes de la fórmula.

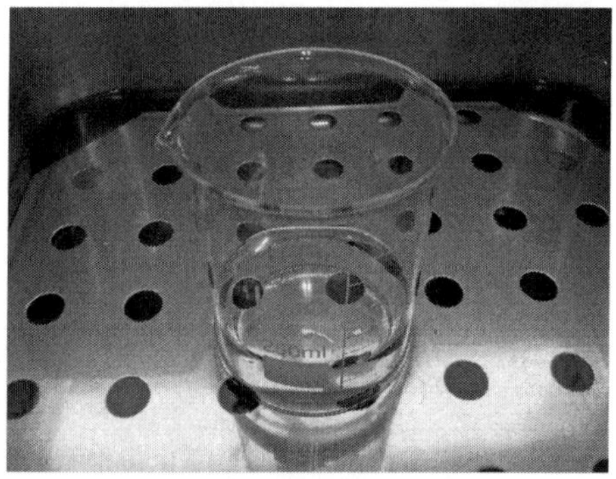

Calentar el agua purificada en el baño maría.

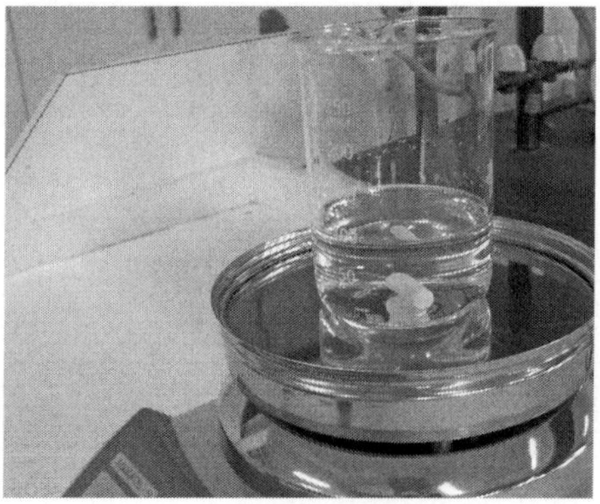

Llevar el agua purificada al agitador magnético.

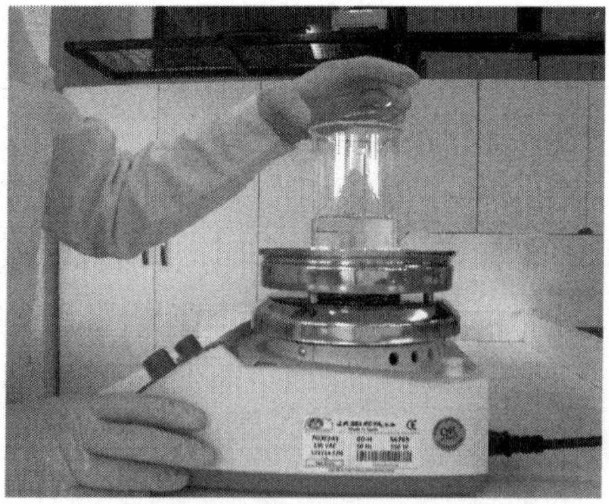

Añadir la carmelosa sódica y el glicerol bajo agitación. Añadir el p-hidroxibenzoato de metilo y la sacarina sódica.

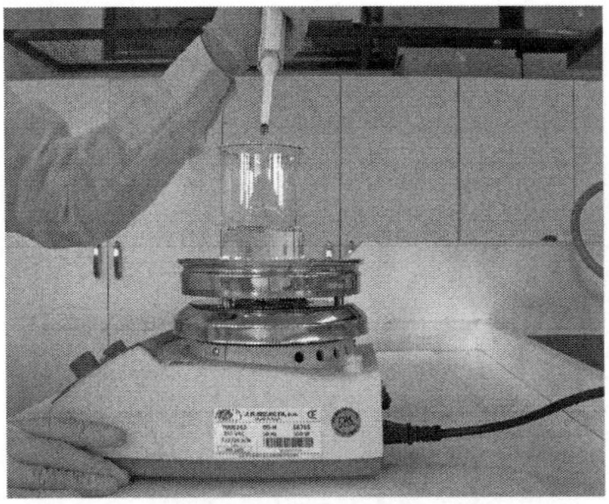

Añadir el aceite esencial de menta piperita.

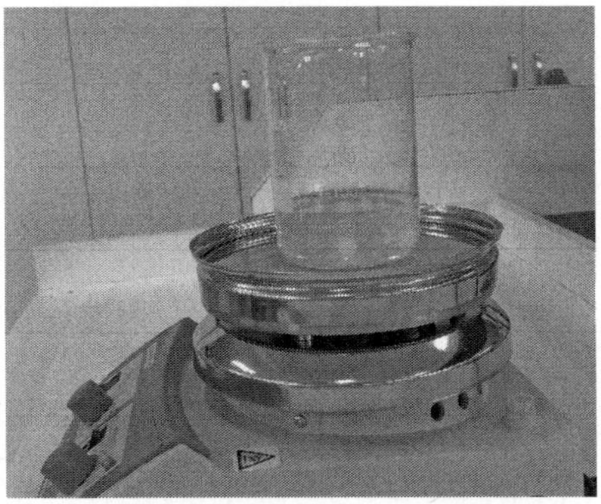

Mantener en agitación hasta obtener un producto homogéneo.

CARACTERÍSTICAS DEL PRODUCTO TERMINADO

Suspensión blanquecina.

PNT RELACIONADOS

- ☐ PN/OF de pesada.
- ☐ PN/FF de elaboración de suspensiones.

NOTA: la suspensión elaborada ha de ser homogénea en su aspecto. No deben existir aglomerados ni grumos. La viscosidad de la misma ha de ser la adecuada para evitar la sedimentación rápida de las partículas. La redispersión será fácil.

PROTOCOLOS PRÁCTICOS 3

INTRODUCCIÓN

El dominio de las operaciones farmacéuticas básicas es imprescindible para la correcta elaboración de fórmulas magistrales y preparados oficinales. En este bloque se describen procedimientos habituales en el laboratorio de formulación magistral: pulverización, tamización, homogeneización, filtración, extracción, granulación y decantación.

Estos protocolos prácticos corresponden a la Unidad 6 del libro *Formulación magistral.*

Operaciones básicas I

ÍNDICE DE PRÁCTICAS

PRÁCTICA 9 Procedimiento general para la pulverización de productos

CONDICIONES DEL ENTORNO

Durante el desarrollo de esta operación existe un alto riesgo de contaminación cruzada, por lo que deben tomarse las medidas técnicas necesarias para evitar dicha contaminación.

Excepto en las formulaciones en las que se requieran condiciones específicas, las condiciones del entorno serán:

- Temperatura ambiente 25 ± 5 °C.
- Humedad relativa ≤ 60 %.

MATERIALES Y EQUIPOS GENERALES

En el caso de la pulverización manual, los materiales y equipos generales necesarios son los siguientes:

- Mortero y pistilo.
- Espátula de acero inoxidable.

Los morteros manuales se utilizan cuando la cantidad de producto a pulverizar es pequeña.

MÉTODO DE PULVERIZACIÓN PATRÓN

1. Pesar todos los elementos que componen la fórmula.
2. Comprobar que la limpieza del material que se va a utilizar es correcta; en caso contrario, proceder a su limpieza.
3. Cargar el mortero con el producto o los productos a pulverizar.
4. Colocar el mortero sobre una superficie plana, como la mesa de trabajo, para poder ejercer una mayor presión durante la pulverización.
5. Pulverizar el producto mediante presión. Tomar con una mano el pistilo y con la otra mano, sujetar fuertemente la base del mortero. Realizar un movimiento en espiral presionando sobre las paredes y el fondo de la base. Si parte del producto queda adherido al pistilo o a al vaso del mortero, retirar con una espátula.
6. Proceder a la limpieza del mortero y del pistilo.

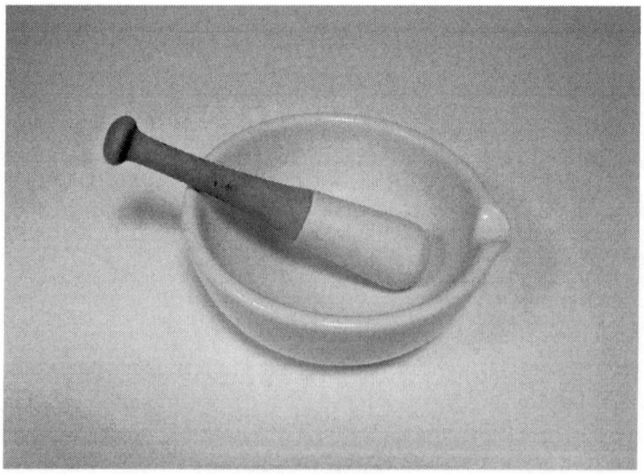

Mortero y pistilo.

PRÁCTICA 9.1 Pulverización de sacarosa

FÓRMULA

Componentes	Cantidad	Sinónimos	Finalidad	Monografía RFE
Sacarosa	100 g	*Saccharum*, azúcar, azúcar refinado, sucrosa	Endulzante, conservante, viscosizante	0204

PROTOCOLO

1. Pesar la sacarosa.
2. Cargar el mortero con la sacarosa.
3. Colocar el mortero sobre la mesa de trabajo.
4. Pulverizar finamente la sacarosa hasta que adquiera un aspecto homogéneo. Retirar el producto adherido al mortero y al pistilo con la espátula.

MATERIALES Y EQUIPOS
* Balanza de precisión
* Vidrio de reloj
* Espátula cuchara
* Mortero y pistilo
* Espátula de acero inoxidable

ENTORNO
* Humedad relativa: ≤ 60 %
* Temperatura: 25 ± 5 °C

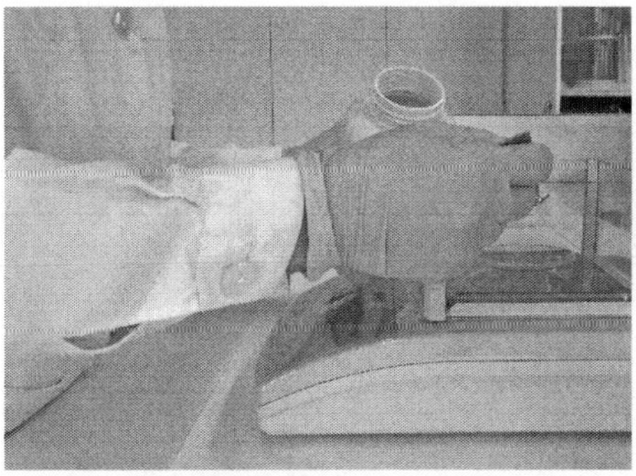

Pesar la sacarosa.

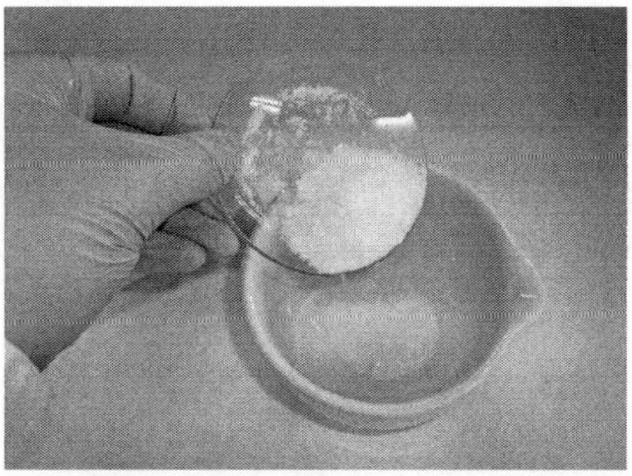

Cargar el mortero con la sacarosa.

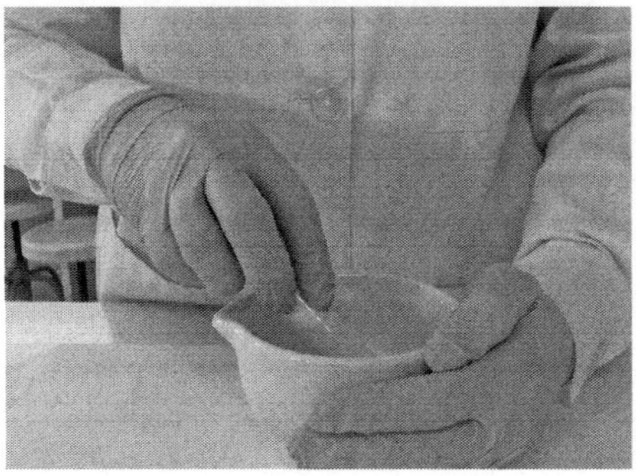

Pulverizar finamente.

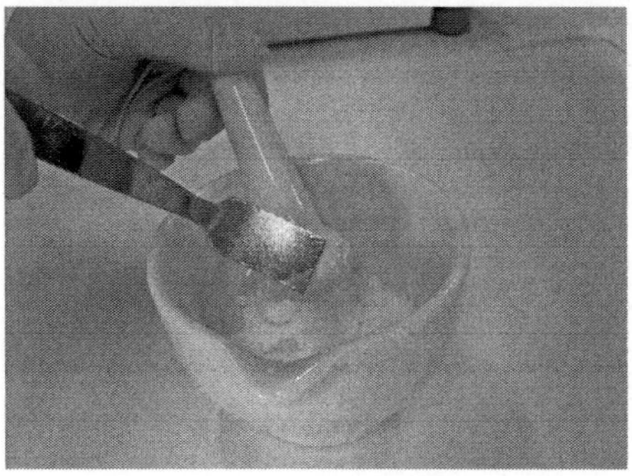

Retirar el producto adherido con la espátula.

CARACTERÍSTICAS DEL PRODUCTO TERMINADO

Polvo cristalino, inodoro, blanco o casi blanco, cristales algo apelmazados.

PNT RELACIONADOS

- PN/OF de pesada.
- PN/OF de pulverización.

PRÁCTICA 10 Procedimiento general para la tamización de productos

CONDICIONES DEL ENTORNO

Evitar la contaminación cruzada durante la tamización de productos.

Las condiciones del entorno de trabajo son las siguientes:

- Temperatura ambiente 25 ± 5 °C.
- Humedad relativa ≤ 60 %.

MATERIALES Y EQUIPOS GENERALES

Para realizar la tamización los materiales y equipos generales necesarios son los siguientes:

- Tamices de acero inoxidable de luz de malla adecuada.
- Bandeja de acero inoxidable o papel que no libere fibras.
- Tapa para tamices.

La Real Farmacopea Española clasifica los tamices en función del tamaño de luz de malla, recogiendo los siguientes números de tamices en micrómetros, µm, dimensiones nominales de las aperturas:

11.200	1.400	180
8.000	1.000	125
5.600	710	90
4.000	500	63
2.800	355	45
2.000	250	38

MÉTODO DE TAMIZACIÓN PATRÓN

1. Seleccionar un tamiz con luz de malla adecuada.
2. Comprobar que el estado de limpieza del tamiz es el correcto; en caso contrario, proceder a su limpieza.

3. Colocar el tamiz sobre la bandeja de acero inoxidable o sobre un papel que no libere fibras.
4. Colocar parte del producto en el segmento central del tamiz.
5. Proceder a la tamización del producto, sometiendo al tamiz a una serie de movimientos laterales bruscos, de forma que el producto pase por la malla. Evitar que el producto quede adherido al aro del tamiz.
6. Repetir el paso anterior con el resto del producto a tamizar.
7. Recoger el tamizado o fracción de finos y, en el caso de que existan, el rechazo o la fracción de gruesos.
8. Proceder a la limpieza del tamiz.

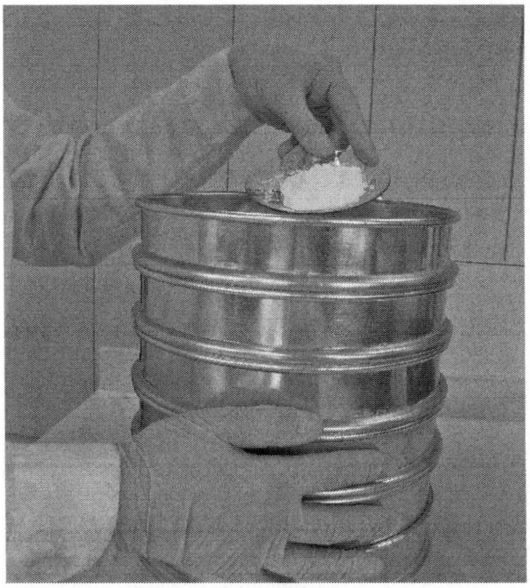

Tamización.

PRÁCTICA 10.1 Determinación del tamaño de partículas por tamizado. Tamización en cascada

FÓRMULA

Componentes	Cantidad	Sinónimos	Finalidad	Monografía RFE
Sacarosa	100 g	*Saccharum*, azúcar, azúcar refinado, sucrosa	Endulzante, conservante, viscosizante	0204

PROTOCOLO

1. Pesar la sacarosa pulverizada previamente.
2. Ensamblar los tamices ordenados de mayor a menor luz de malla, formando una asociación en torre o en cascada.
3. Disponer la torre de tamices sobre el fondo para tamices.
4. Situar sobre el tejido tamizante del primer tamiz la sacarosa a tamizar.

MATERIALES Y EQUIPOS
* Balanza de precisión
* Vidrios de reloj
* Espátula cuchara
* Tamices del número: 1400, 355, 180, 125, 90
* Tapa para tamices
* Fondo para tamices

ENTORNO
* Humedad relativa: ≤ 60 %
* Temperatura: 25 ± 5 °C

5. Colocar la tapa para tamices sobre la torre.
6. Someter la torre de tamices a una serie de movimientos laterales bruscos hasta que el tamizado sea completo.
7. Recoger y pesar cada una de las fracciones separadas del polvo (rechazos y cernido obtenidos).
8. Realizar los cálculos necesarios para determinar el porcentaje de rechazo y el porcentaje de rechazo acumulado.
9. Representar gráficamente los resultados mediante análisis secuencial o diferencial y análisis acumulativo.
10. Clasificar el polvo tamizado.

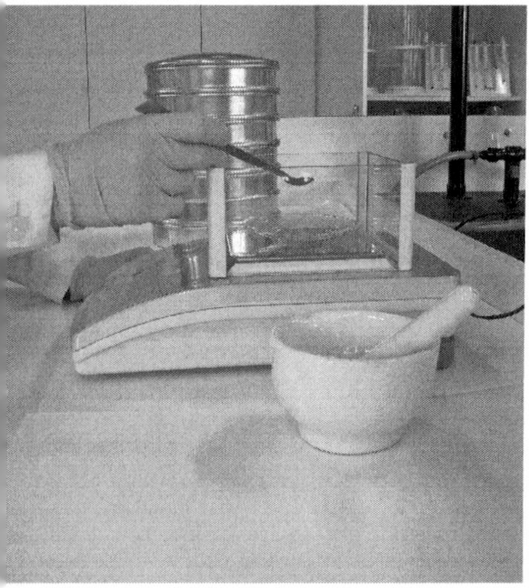

Pesar la sacarosa pulverizada.

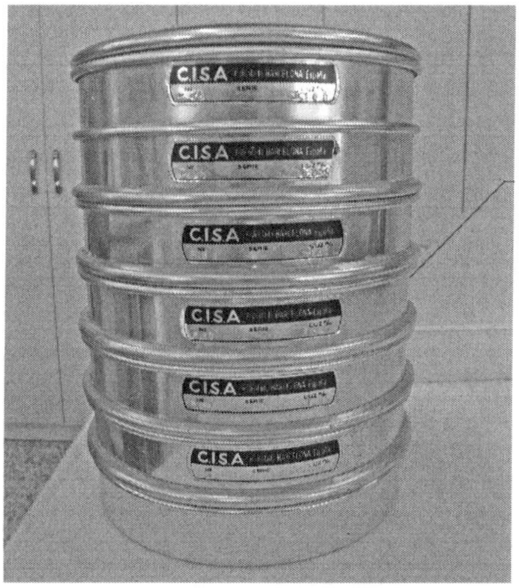

Ensamblar los tamices.

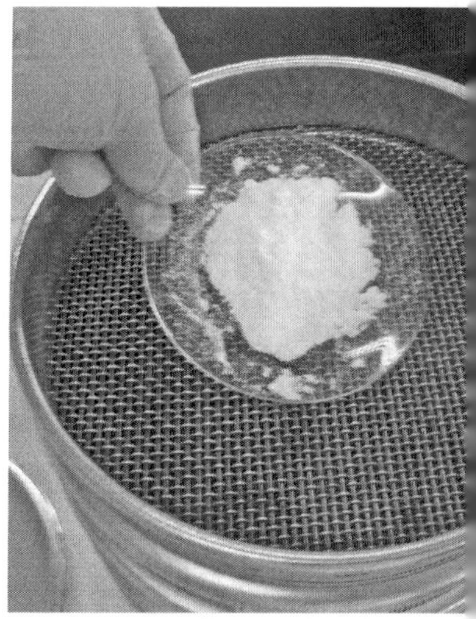

Echar la sacarosa en el primer tamiz.

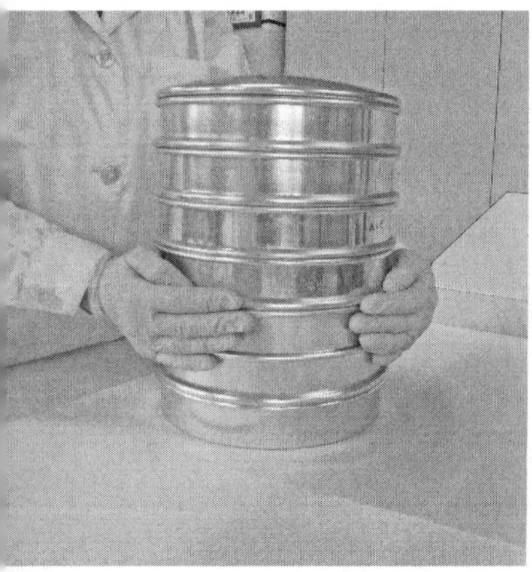

Tamizar.

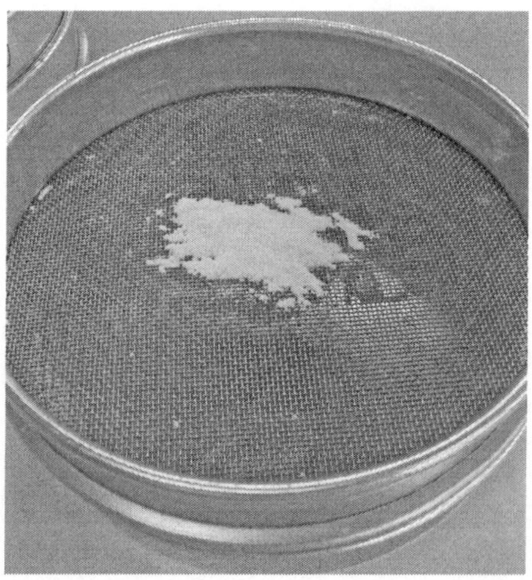

Recoger cada fracción.

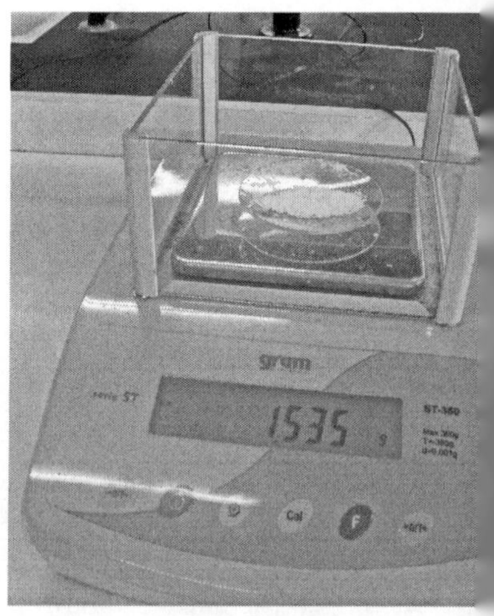

Pesar cada fracción.

Cálculos y resultados

1. Completar la siguiente tabla realizando los cálculos necesarios:

Número de tamiz	Tamaño partículas	$\bar{D}$	Peso rechazo (g)	Índice de rechazo (*IR*) (%)	Rechazo acumulado (%)	Cernido acumulado (%)
1.400	> 1.400	> 1.400				
355	> 355	877,5				
180	> 180	267,5				
125	> 125	152,5				
90	> 90	107,5				

Fondo	< 90	**Cernido (g) =**
Peso total (g)		

$\bar{D}$: diámetro medio de las partículas retenidas entres dos tamices consecutivos; se expresa como la media aritmética de la luz de malla de los mismos.

Teóricamente se debe cumplir:

$$T = R + C$$

Donde:

T = peso total del producto.
R = peso del rechazo.
C = peso del cernido.

Índice de rechazo (*IR*) o fracción de gruesos: porcentaje de polvo retenido por el tamiz respecto al total del producto:

$$IR\,(\%) = \frac{R}{T} \times 100$$

Índice de cernido (*IC*) o fracción de finos: porcentaje de polvo tamizado respecto al total del producto:

$$IC\,(\%) = \frac{C}{T} \times 100$$

$$100\ \% = IR + IC$$

2. Representar gráficamente los resultados mediante curva granulométrica:

a. Análisis secuencial o diferencial: representar en ordenadas el índice de rechazo (% de rechazo), frente al diámetro medio de las partículas retenidas entre dos tamices consecutivos $\overline{D}$ en abscisas.

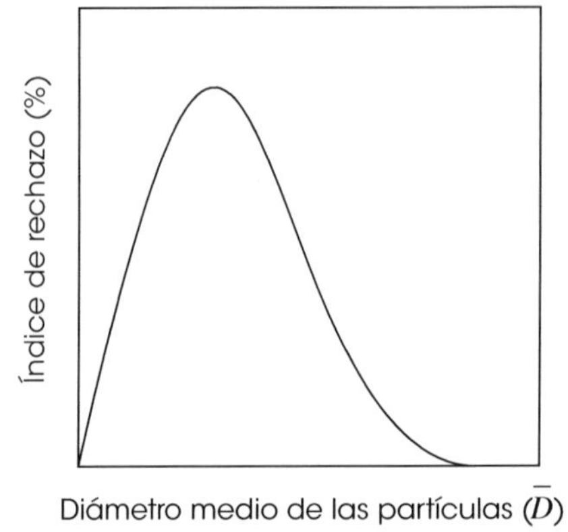

Ejemplo curva granulométrica análisis secuencial.

b. Análisis acumulativo: representar en ordenadas el porcentaje acumulado de rechazo de frente al diámetro medio de las partículas, $\overline{D}$, en abscisas. También pueden referirse a cernidos y se obtienen representando los porcentajes acumulados de cernido frente al diámetro medio de las partículas, $\overline{D}$.

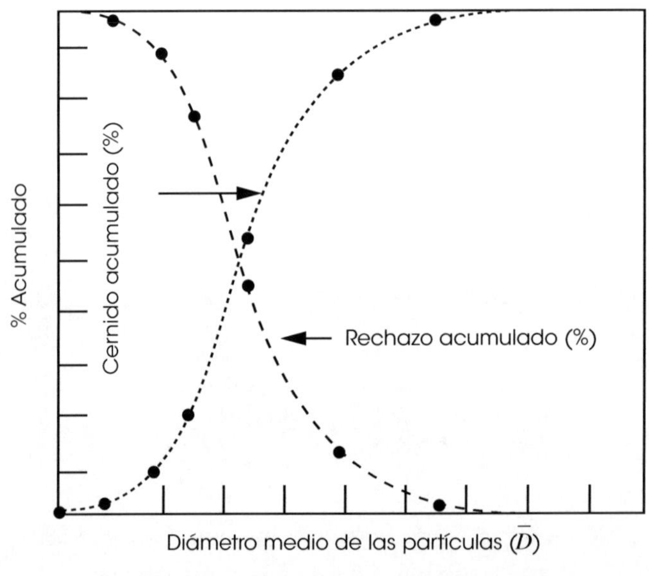

Ejemplo curva granulométrica análisis acumulativo.

3. Clasificar el polvo tamizado. Para ello, utilizar la clasificación que indica el grado de finura de los polvos recogida en la Real Farmacopea Española (*ver* Anexo VI).

PNT RELACIONADOS

- PN/OF de pesada.
- PN/OF de pulverización.
- PN/OF de tamización.

PRÁCTICA 11 Procedimiento general para la homogeneización de productos pulverulentos

CONDICIONES DEL ENTORNO

Las condiciones del entorno, excepto en las formulaciones en las que se requieran condiciones específicas, serán:

- Temperatura ambiente 25 ± 5 °C.
- Humedad relativa ≤ 60 %.

Existe un alto riesgo de contaminación cruzada durante el desarrollo de esta operación, por lo que deben tomarse las medidas técnicas necesarias para impedir dicha contaminación.

MATERIALES Y EQUIPOS GENERALES

- Mortero y pistilo.
- Tamiz.
- Bandeja de acero inoxidable o papel que no libere fibras.

MÉTODO DE HOMOGENEIZACIÓN PATRÓN

1. Pesar los distintos componentes que van a formar la mezcla.
2. Si es necesario que todos los componentes de la mezcla tengan igual tamaño de partícula, tamizar previamente.
3. Comprobar que la limpieza del mortero es la adecuada.
4. Cargar el mortero y realizar la mezcla de los distintos componentes. La metodología de trabajo va a cambiar en función de la proporción de los distintos componentes.

a. Los polvos están en igual cantidad, al 50 %

Mezcla directa

— Mezclar directamente los distintos componentes:

polvo A + polvo B → polvo AB

o bien, realizar divisiones de ambos polvos en fracciones iguales y posteriormente unir todas las pequeñas mezclas obtenidas.

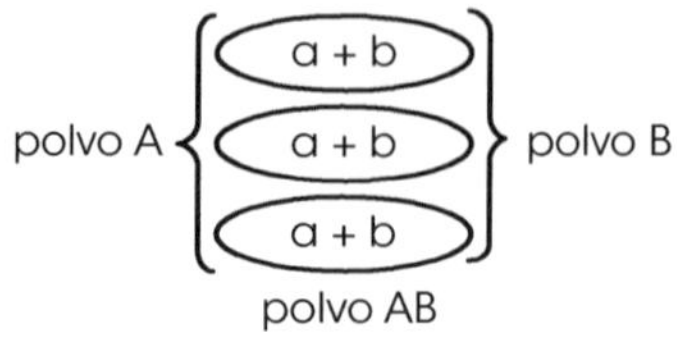

— Mover el pistilo en espiral sin ejercer presión sobre las paredes del fondo de la base del mortero.
— Si en la formulación existen lubricantes, añadir al final del proceso.
— Mezclar durante el tiempo y en las condiciones que especifique cada formulación.

b. Los polvos están en distinta cantidad

Mezcla según la técnica de las diluciones seriadas o diluciones geométricas

— Situar en el mortero el total de la cantidad del producto que está menor proporción: 1 parte polvo A.
— Si se considera necesario, añadir un marcador (colorante autorizado) para facilitar la visualización de la homogeneización.
— Añadir igual cantidad del polvo que está en mayor proporción.

1 parte de A + 1 parte de B → 2 partes de AB

— Mezclar moviendo el pistilo en espiral sin ejercer presión sobre las paredes del fondo de la base.
— Tomar del polvo que estaba en mayor proporción, igual cantidad que la existente en el mortero. Agregar a la premezcla existente en el mortero.

2 partes de AB + 2 partes de B → 4 partes de AB

— Mezclar moviendo el pistilo en espiral sin ejercer presión sobre las paredes del fondo de la base.
— Repetir los dos pasos anteriores hasta que se haya añadido la totalidad del producto que estaba en mayor proporción.

4 partes de AB + 4 partes de B → 8 partes de AB...

— Mezclar durante el tiempo y en las condiciones que especifique cada formulación.

Mezcla por diluciones. Concentración de principio activo baja

— Cargar el vaso del mortero con un tercio del componente mayoritario. Añadir en su totalidad el principio activo.
— Si es necesario, añadir al principio activo un marcador (colorante autorizado) para facilitar la visualización de la homogeneización.

$$\text{polvo A} + 1/3 \text{ polvo B} \rightarrow \text{polvo AB}_1$$

— Mezclar moviendo el pistilo en espiral sin ejercer presión sobre las paredes del fondo de la base.
— Añadir a la premezcla anterior un segundo tercio del componente mayoritario.

$$\text{polvo AB}_1 + 1/3 \text{ polvo B} \rightarrow \text{polvo AB}_2$$

— Mezclar según el procedimiento indicado.
— Añadir a la premezcla obtenida el último tercio del componente mayoritario.

$$\text{polvo AB}_2 + 1/3 \text{ polvo B} \rightarrow \text{polvo AB}_3$$

— Mezclar durante el tiempo y en las condiciones especificadas en la formulación correspondiente.
— Añadir a la premezcla obtenida el resto de los componentes de la formulación, con excepción de los lubricantes.
— Mezclar durante el tiempo y en las condiciones especificadas en la formulación correspondiente.
— Si es necesario, agregar en último lugar el o los lubricantes. Mezclar durante el tiempo y en las condiciones especificadas en la formulación correspondiente.

5. Proceder a la limpieza del material utilizado.

NOTA: en los casos en los que el principio activo está en pequeña cantidad se puede realizar una dilución de polvos, las más frecuentes son:

- **Polvo al décimo** (10 % *m*/*m*) → 1 parte de polvo A en 10 partes de mezcla final.
- **Polvo al centésimo** (1 % *m*/*m*) → 1 parte de polvo A en 100 partes de mezcla final.

PRÁCTICA 11.1 Preparación de un polvo al décimo (10 % *m/m*)

FÓRMULA

Componentes	Cantidad	Sinónimos	Finalidad	Monografía RFE
Polvo A: carbonato de calcio	2,5 g	*Calcii carbonas*, carbonato cálcico, carbonato de cal	Diluyente no higroscópico de polvos, quelante, abrasivo suave	0014
Polvo B: sacarosa	c.s.p. 25 g	*Saccharum*, azúcar, azúcar refinado, sucrosa	Endulzante, conservante, viscosizante	0204
Riboflavina	c.s.	*Riboflavinum*, lactoflavina, vitamina B_2	Colorante, marcador	0292

PROTOCOLO

MATERIALES Y EQUIPOS
* Balanza de precisión
* Vidrios de reloj
* Espátulas cuchara
* Mortero y pistilo

ENTORNO
* Humedad relativa: ≤ 60 %
* Temperatura: 25 ± 5 °C

1. Realizar los cálculos necesarios para realizar la mezcla según la técnica de las diluciones seriadas.
2. Pesar el carbonato cálcico y la sacarosa previamente pulverizada.
3. Cargar el mortero con el carbonato cálcico.
4. Añadir colorante sobre carbonato cálcico (c.s.) hasta que adquiera una ligera coloración amarillenta.
5. Mezclar realizando movimientos en espiral con el pistilo sin ejercer presión sobre las paredes del fondo de la base.
6. Agregar al mortero 2,5 g de sacarosa.
7. Homogeneizar moviendo el pistilo en espiral sin ejercer presión sobre las paredes del fondo de la base.
8. Repetir los pasos 6 y 7 agregando 5 g, 10 g y 5 g de sacarosa, sucesivamente.
9. Homogeneizar.

CÁLCULOS

Un polvo al décimo 10 % *m/m* indica que va a existir 1 parte de A en 10 partes de mezcla final o, lo que es lo mismo, 1 parte de A y 9 partes de B.

10 partes de mezcla final equivalen a 25 g; por tanto,
1 parte equivale a 2,5 g

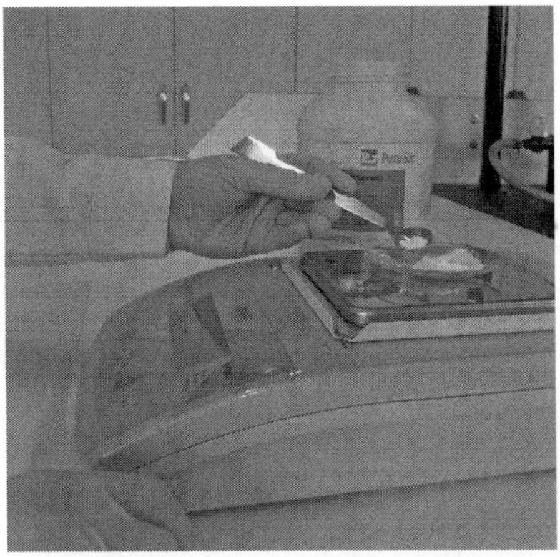

Pesar todos los componentes.

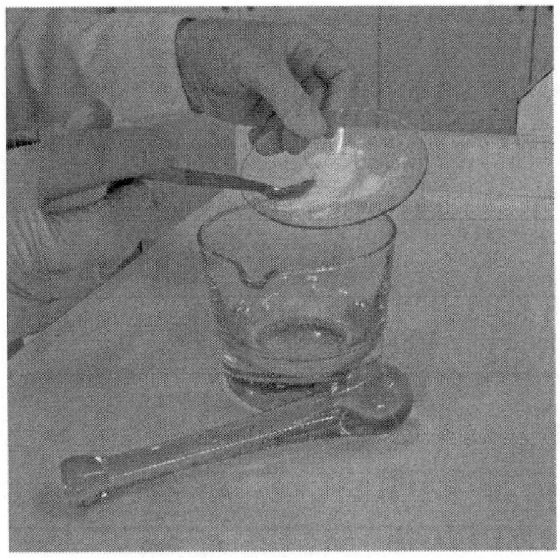

Cargar el mortero con el carbonato cálcico.

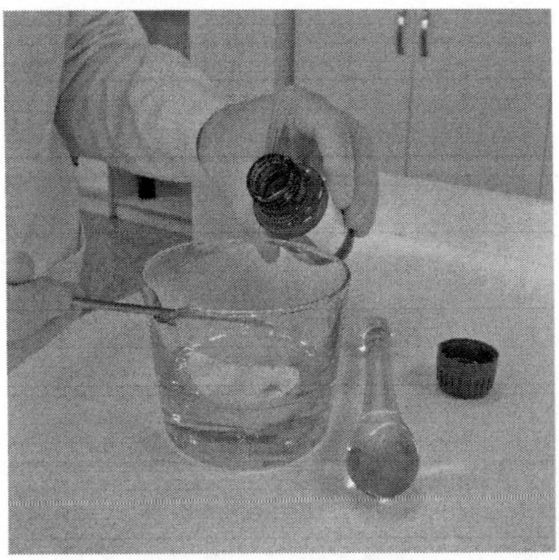

Añadir el colorante en c.s.

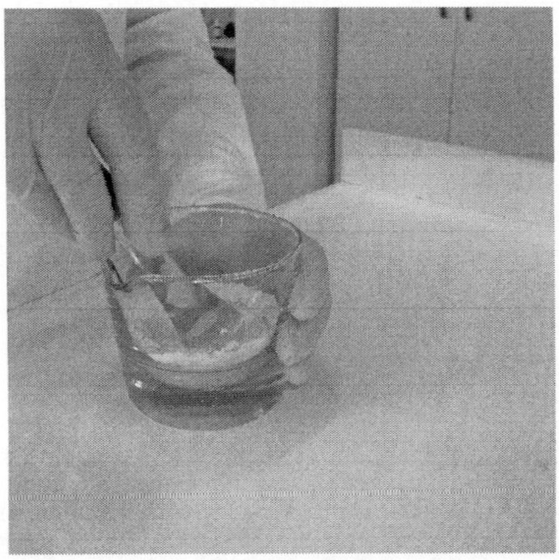

Homogeneizar.

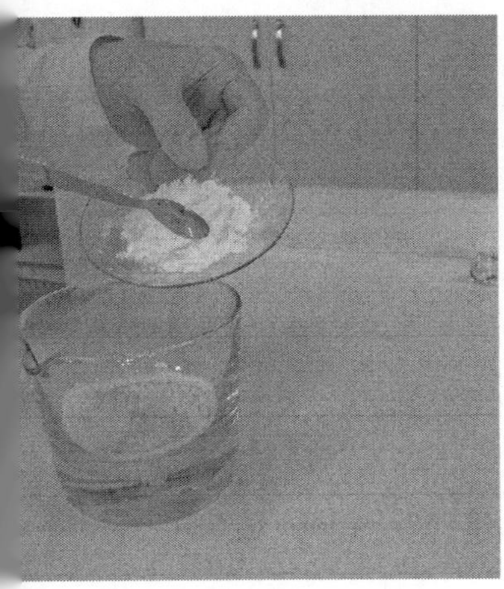

Agregar la sacarosa.

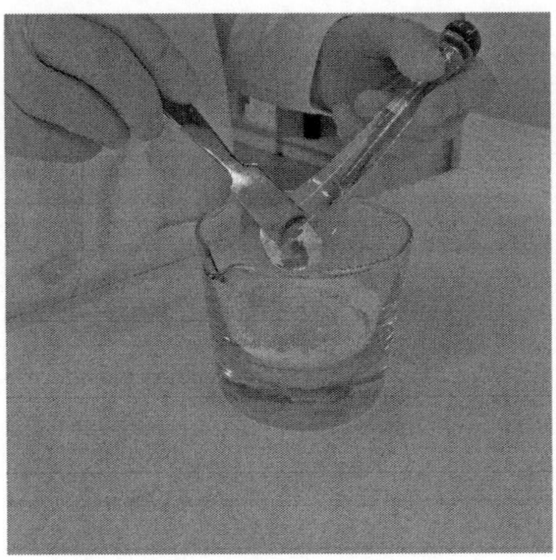

Retirar el producto adherido con una espátula.

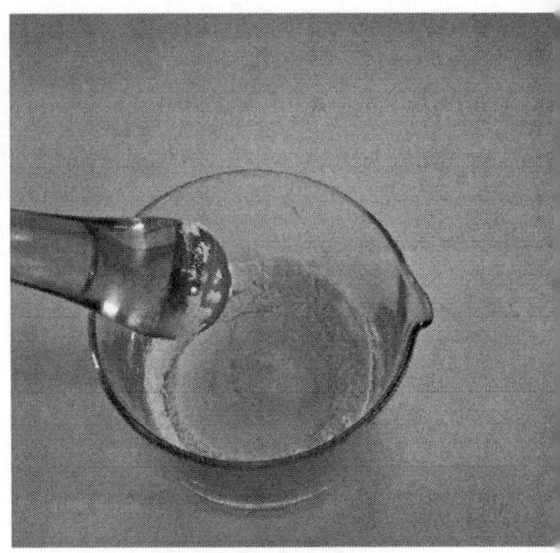

Homogeneizar.

1 parte de A: 2,5 g de carbonato cálcico
1 parte de B: 2,5 g de sacarosa } 2 partes de AB

2 partes AB: 5 g
2 partes de B: 5 g de sacarosa } 4 partes de AB

4 partes AB: 10 g
4 partes de B: 10 g de sacarosa } 8 partes de AB

8 partes AB: 20 g
2 partes de B: 5 g de sacarosa } 10 partes de AB

1 p A	2 p AB	4 p AB	8 p AB
1p B	2 p B	4 p B	2 p B

CARACTERÍSTICAS DEL PRODUCTO TERMINADO

Polvo cristalino, amarillento, inodoro, con presencia de cristales algo apelmazados.

PNT RELACIONADOS

- ☐ PN/OF de pesada.
- ☐ PN/OF de pulverización.
- ☐ PN/OF de homogeneización.

PRÁCTICA 12 Determinación del tamaño de partículas por tamizado. Tamización en serie

FÓRMULA

Componentes	Cantidad	Sinónimos	Finalidad	Monografía RFE
Polvo A: carbonato de calcio	2,5 g	*Calcii carbonas*, carbonato cálcico, carbonato de cal	Diluyente no higroscópico de polvos, quelante, abrasivo suave	0014
Polvo B: sacarosa	c.s.p. 25 g	*Saccharum*, azúcar, azúcar refinado, sucrosa	Endulzante, conservante, viscosizante	0204
Riboflavina	c.s.	*Riboflavinum*, lactoflavina, vitamina B_2	Colorante, marcador	0292

PROTOCOLO

1. Preparar el polvo al décimo (10 % *m*/*m*).
2. Ordenar los tamices de menor a mayor luz de malla.
3. Colocar el primer tamiz, con menor luz de malla, sobre un fondo para tamices o sobre un papel que no libere fibras.
4. Situar sobre el tejido tamizante del primer tamiz, el polvo al décimo.
5. Proceder a la tamización del producto, sometiendo al tamiz a una serie de movimientos laterales bruscos.
6. Recoger el tamizado, cernido o fracción de finos.
7. Recoger el rechazo o fracción de gruesos y colocar sobre el tejido tamizante del tamiz siguiente. Repetir los pasos del 3 al 6 con el resto de los tamices ordenados en serie.
8. Pesar cada una de las fracciones separadas del polvo (rechazo y cernidos obtenidos).
9. Realizar los cálculos necesarios para determinar el porcentaje de cernido y el porcentaje de cernido acumulado.
10. Representar gráficamente los resultados mediante análisis acumulativo.
11. Clasificar el polvo tamizado.

MATERIALES Y EQUIPOS

* Balanza de precisión
* Vidrios de reloj
* Espátulas cuchara
* Mortero y pistilo
* Tamices del número: 90, 125, 180, 355, 1400
* Tapa para tamices
* Fondo para tamices
* Papel que no libere fibras

ENTORNO

* Humedad relativa: ≤ 60 %
* Temperatura: 25 ± 5 °C

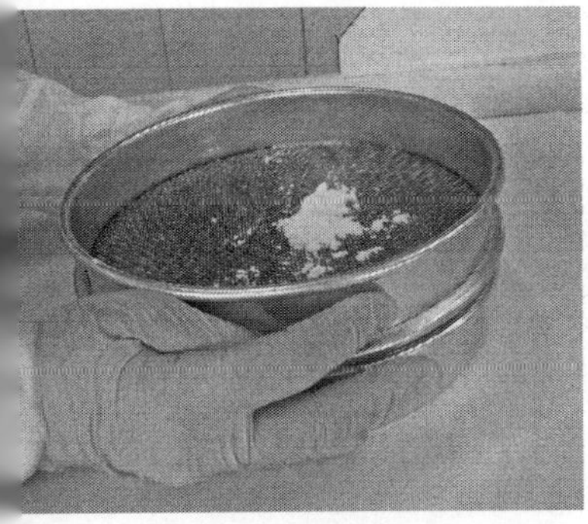

ar la mezcla, comenzar con el tamiz de menor luz de malla.

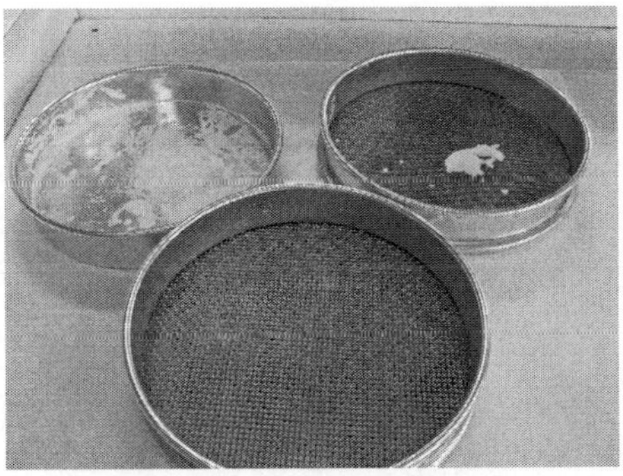

Recoger el rechazo y tamizar con el siguiente tamiz.

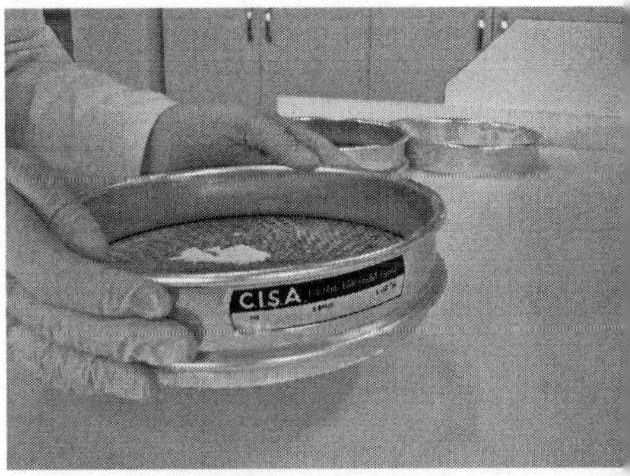

Repetir con el resto de los tamices.

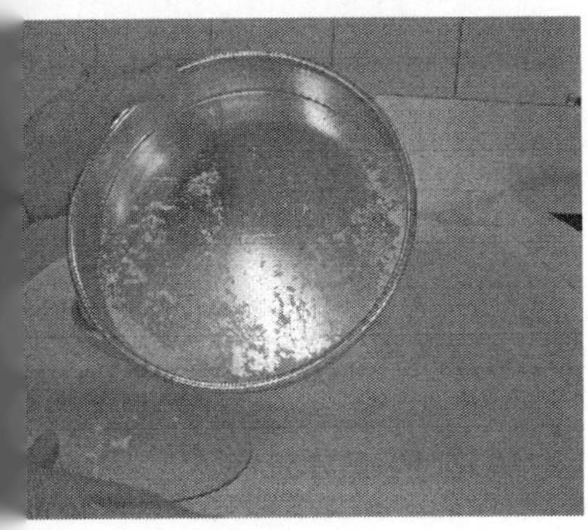

ecoger las diferentes fracciones.

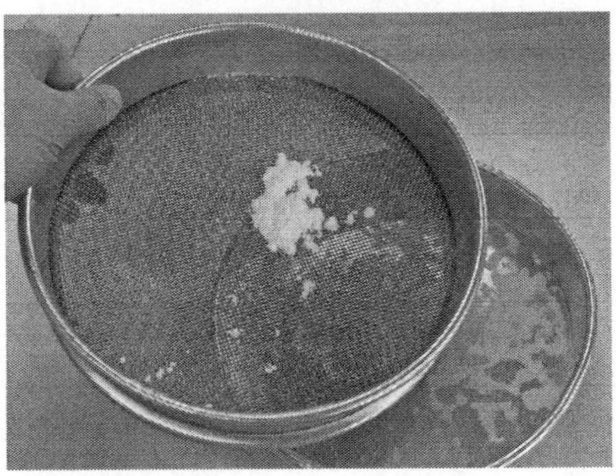

Recoger el rechazo final.

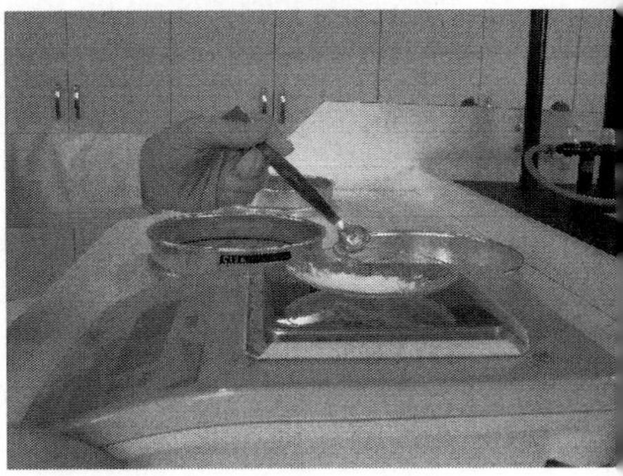

Pesar las diferentes fracciones.

CÁLCULOS Y RESULTADOS

1. Completar la siguiente tabla realizando los cálculos necesarios.

Número de tamiz	Tamaño partículas	$\bar{D}$	Peso Cernido (g)	Índice de cernido (IC) (%)	Cernido acumulado (%)
90	< 90	< 90			
125	< 125	107,5			
180	< 180	152,5			
355	< 355	267,5			
1.400	< 1.400	877,5			
Rechazo	> 1.400	**Rechazo (g) =**			
Peso total (g)					

$\bar{D}$: diámetro medio de las partículas retenidas entres dos tamices consecutivos, se expresa como la media aritmética de la luz de malla de los mismos.

Índice de cernido (*IC*) o fracción de finos: porcentaje de polvo tamizado respecto al total del producto:

$$IC\,(\%) = \frac{C}{T} \times 100$$

2. Representar gráficamente los resultados mediante una curva granulométrica.

Análisis acumulativo: representar en ordenadas el porcentaje acumulado de cernido de frente al diámetro medio de las partículas, $\bar{D}$, en abscisas.

3. Clasificar el polvo tamizado.

PNT RELACIONADOS

- ☐ PN/OF de pesada.
- ☐ PN/OF de pulverización.
- ☐ PN/OF de homogeneización.
- ☐ PN/OF de tamización.

PRÁCTICA 13 Procedimiento general para la filtración de productos

CONDICIONES DEL ENTORNO

Al igual que en las demás operaciones farmacéuticas descritas anteriormente, excepto en las formulaciones en las que se requieran condiciones específicas, las condiciones del entorno serán:

- ☐ Temperatura ambiente 25 ± 5 °C.
- ☐ Humedad relativa ≤ 60 %.

MATERIALES Y EQUIPOS GENERALES

- ☐ Papel de filtro.
- ☐ Sistema de filtración: embudo de vidrio, soporte, aro y nuez.
- ☐ Vasos de precipitado o recipientes adecuados.

MÉTODO DE FILTRACIÓN PATRÓN

1. Comprobar la correcta limpieza del material; si es necesario, proceder a su limpieza.
2. Con el papel de filtro, elaborar un filtro de pliegues o un filtro liso, según el procedimiento indicado. En ambos casos, el filtro debe tener el tamaño adecuado. No debe sobresalir del embudo.
3. Situar el filtro sobre el embudo. Humedecer el filtro con agua purificada o con el disolvente empleado para fijarlo al embudo. El borde del filtro debe estar, aproximadamente, un centímetro por debajo del borde del embudo.
4. Colocar el embudo con el filtro sobre el aro unido al soporte vertical. Ajustar el aro a una altura adecuada sobre el recipiente que va a recoger el líquido filtrado.
5. Verter lentamente el líquido a filtrar sobre las paredes del filtro, y no sobre el centro. Se puede conducir el líquido hacia las paredes del filtro con ayuda de una varilla de vidrio. Evitar que el líquido llegue hasta el borde del filtro; como máximo, se debe llenar hasta las tres cuartas partes.
6. Esperar hasta que la filtración sea completa.
7. Recoger la fracción indicada, el filtrado y/o la torta.
8. Limpiar el material utilizado.

NOTA: cuando se quiere recoger el filtrado se debe utilizar un filtro de pliegues, ya que la filtración es más rápida.

ELABORACIÓN DE FILTROS

En el mercado podemos encontrar papel de filtro en hojas, papel de filtro en discos y papel de filtro plegado de diferentes tamaños.

Filtro liso

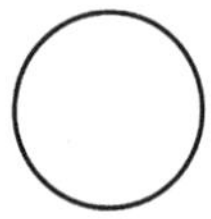 1. Recortar un círculo de papel de filtro de tamaño adecuado al embudo	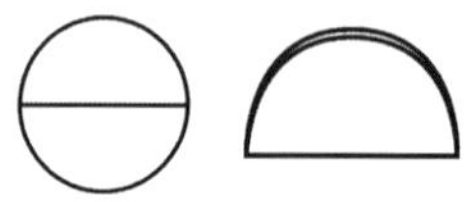 2. Doblar el círculo por la mitad
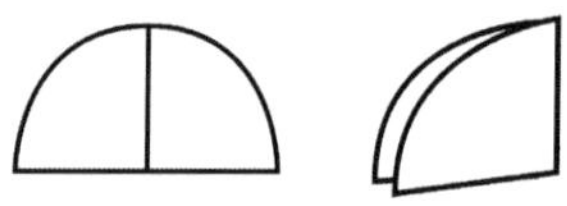 3. Doblar el semicírculo formado por la mitad	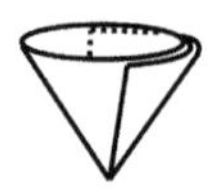 4. Formando un ángulo recto, abrir de forma que queden tres hojas de papel a un lado y una al otro

Filtro de pliegues

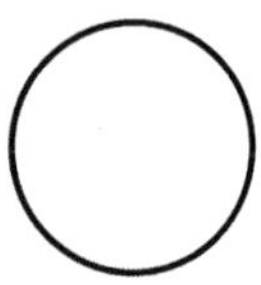 1. Recortar un círculo de papel de filtro de tamaño adecuado al embudo	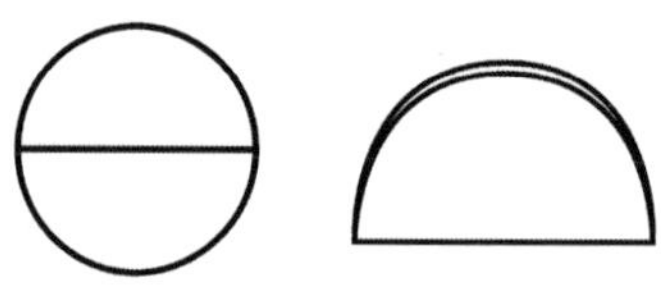 2. Doblar el círculo por la mitad	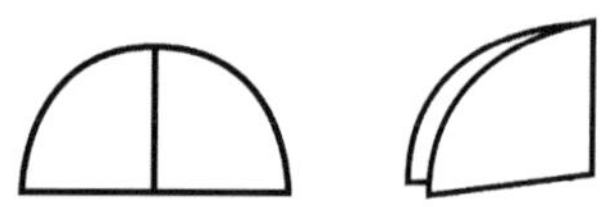 3. Doblar el semicírculo formado por la mitad
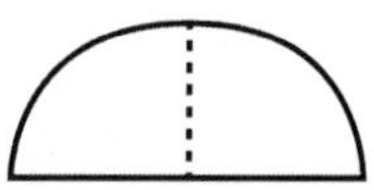 4. Abrir el último doblez hecho al papel	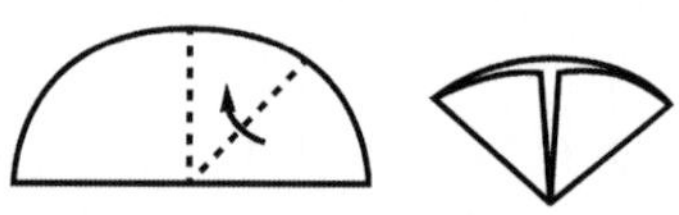 5. Doblar cada mitad del semicírculo por el centro	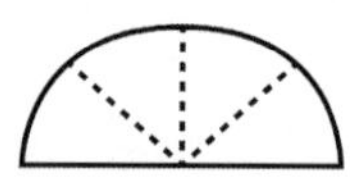 6. Volver a abrir el papel al semicírculo
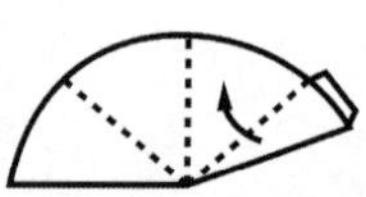 7. Doblar formando pliegues en zigzag un cuarto de semicírculo hacia el centro	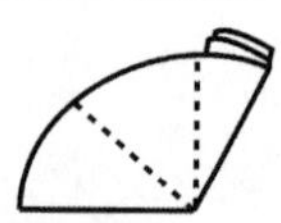 8. Repetir el paso anterior con la otra mitad del semicírculo	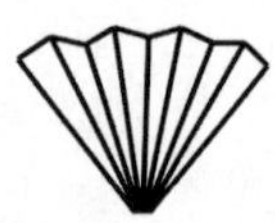 9. Abrir el filtro

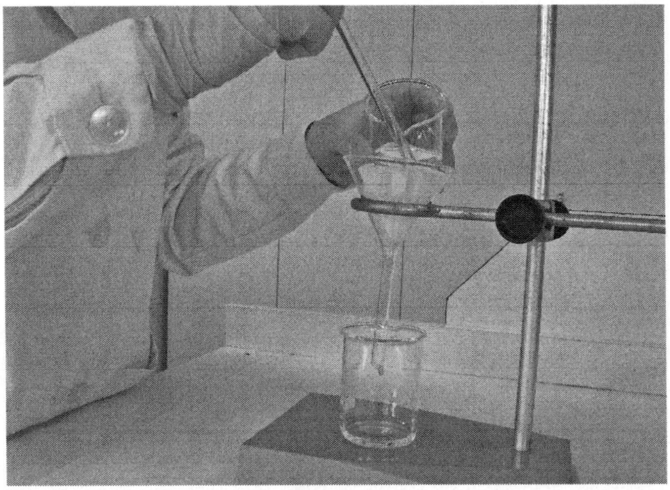

Filtración.

PRÁCTICA 13.1 Filtración clarificante

FÓRMULA

Componentes	Cantidad	Sinónimos	Finalidad	Monografía RFE
Sacarosa	10 g	*Saccharum*, azúcar, azúcar refinado, sucrosa	Endulzante, conservante, viscosizante	0204
Agua purificada	50 ml	*Aqua*	Disolvente	0008

PROTOCOLO

1. Pesar la sacarosa.
2. Medir con probeta el agua purificada y verter en un vaso de precipitado.
3. Incorporar poco a poco la sacarosa sobre agua purificada.
4. Agitar con varilla de vidrio hasta su completa disolución.
5. Montar el sistema de filtración.
6. Elaborar un filtro de pliegues y disponerlo sobre el embudo.

MATERIALES Y EQUIPOS
* Balanza de precisión
* Vidrio de reloj
* Espátula cuchara
* Probeta
* Pipeta Pasteur
* Embudo
* Soporte pie de plato
* Aro
* Nuez
* Vasos de precipitado
* Varilla de vidrio
* Papel de filtro

ENTORNO
* Humedad relativa: ≤ 60 %
* Temperatura: 25 ± 5 °C

7. Realizar una filtración clarificante, echando lentamente la solución de glucosa sobre las paredes del filtro con ayuda de una varilla de vidrio.
8. Esperar hasta que la filtración sea completa.
9. Recoger el líquido filtrado.

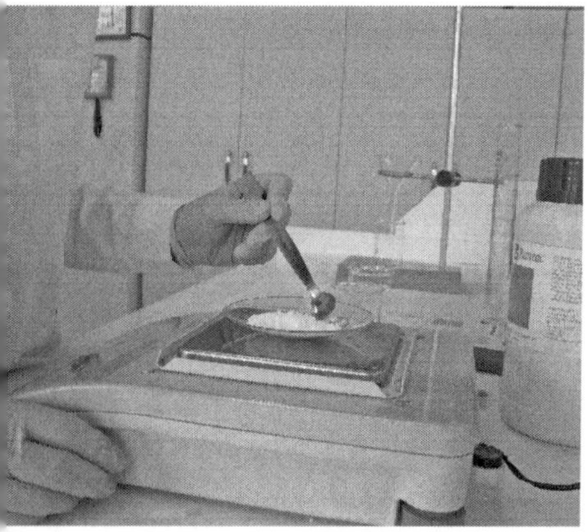

Pesar la sacarosa.

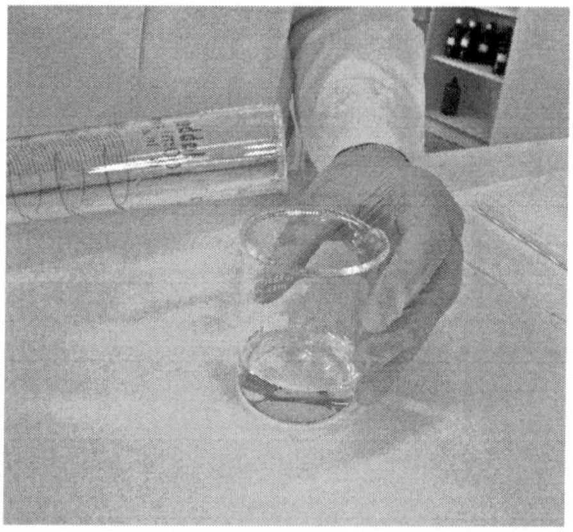

Medir el agua purificada.

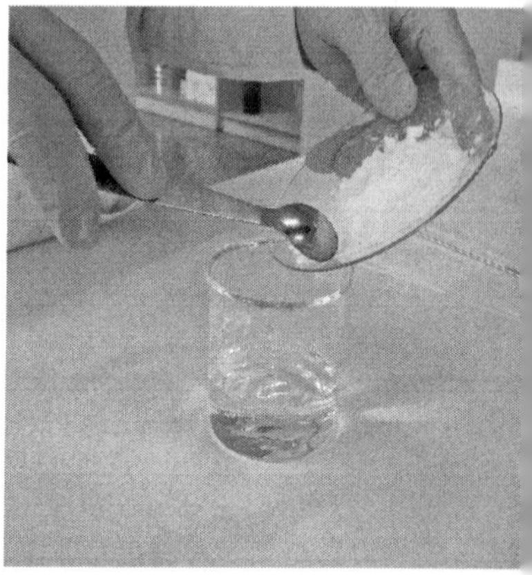

Incorporar la sacarosa al agua purificada.

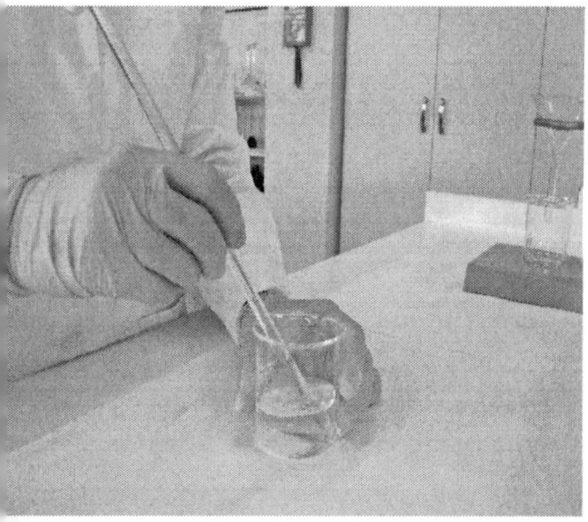

Agitar con varilla de vidrio.

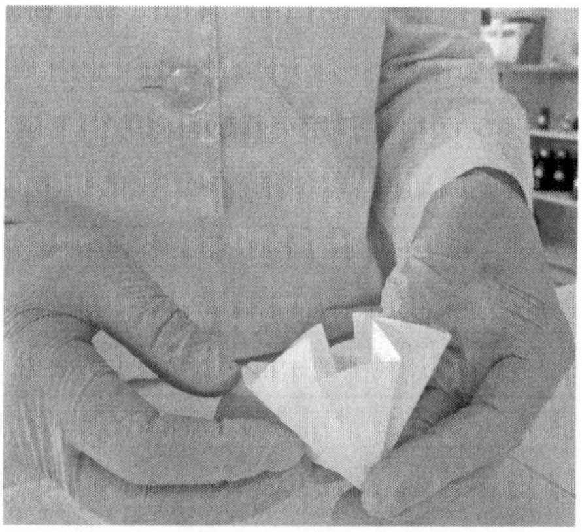

Elaborar un filtro de pliegues.

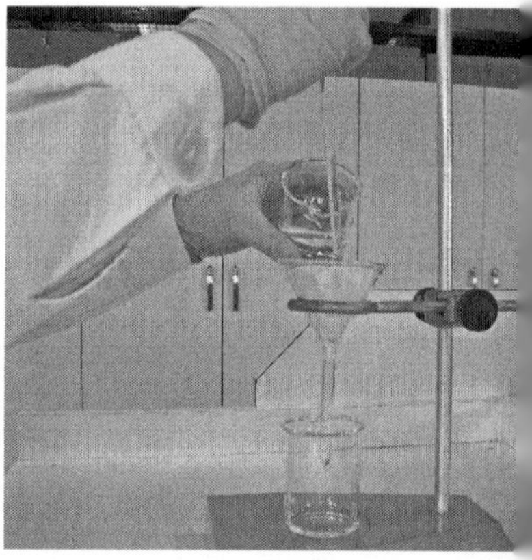

Filtrar.

CARACTERÍSTICAS DEL PRODUCTO TERMINADO

Solución incolora, transparente.

PNT RELACIONADOS

- ☐ PN/OF de pesada.
- ☐ PN/OF de filtración.

PRÁCTICA 14 Digestión de romero

FÓRMULA

Componentes	Cantidad	Sinónimos	Finalidad	Monografía RFE
Romero, hoja de	10 g	*Rosmarini folium*, hoja entera desecada de *Rosmarinus officinalis* L.	Tónico, estimulante del SNC, carminativo, antiséptico, antiespasmódico	1560
Agua purificada	100 ml	*Aqua*	Disolvente	0008

PROTOCOLO

1. Pesar las hojas secas de romero.
2. Preparar el baño maría a una temperatura de 50-60 °C.
3. Medir el agua purificada con ayuda de una probeta y echarla en un vaso de precipitado.
4. Llevar el vaso de precipitado con el agua purificada al baño maría.
5. Cuando el agua purificada alcance la temperatura de 50-60 °C, añadir las hojas de romero. Agitar con varilla de vidrio.
6. Mantener la digestión en el baño maría a dicha temperatura durante 30 minutos.
7. Retirar la digestión del baño.
8. Realizar una filtración clarificante con un filtro de pliegues.
9. Recoger el líquido filtrado.

MATERIALES Y EQUIPOS
* Balanza de precisión
* Vidrio de reloj
* Espátula cuchara
* Baño maría
* Probeta
* Pipeta Pasteur
* Vasos de precipitado
* Termómetro
* Embudo
* Soporte pie de plato
* Aro
* Nuez
* Varilla de vidrio
* Papel de filtro

ENTORNO
* Humedad relativa: ≤ 60 %
* Temperatura: 25 ± 5 °C

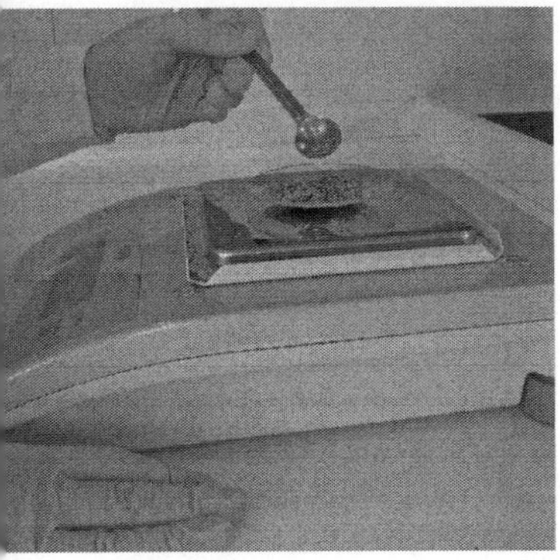

Pesar el romero.

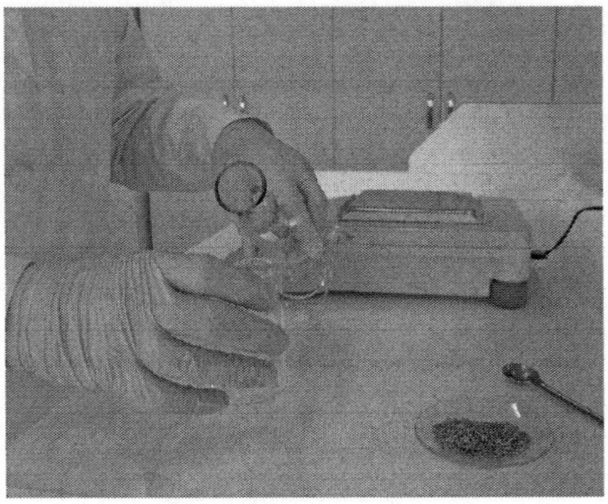

Medir el agua purificada.

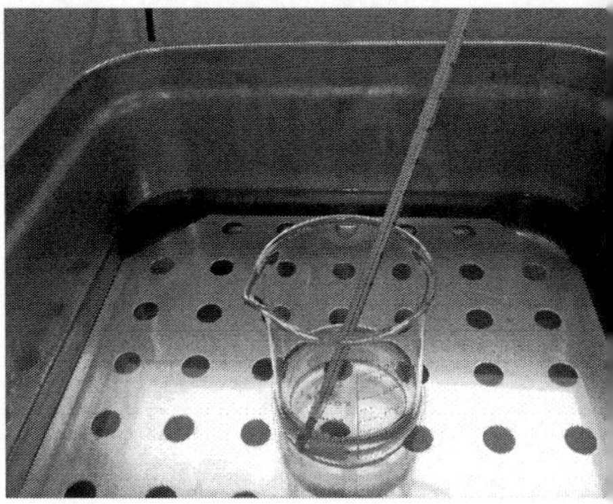

Llevar el agua a 50-60 °C.

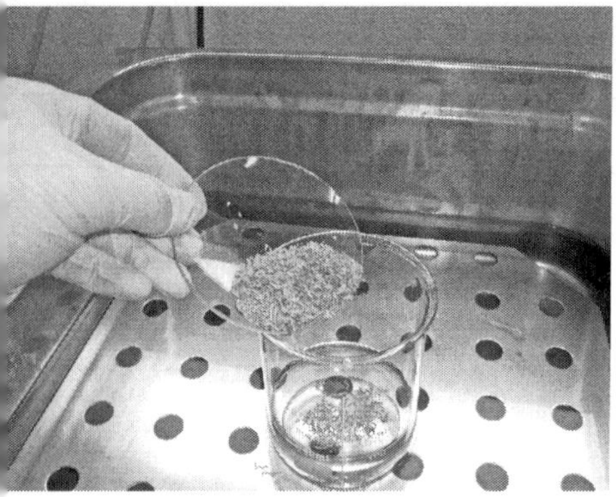

Añadir el romero.

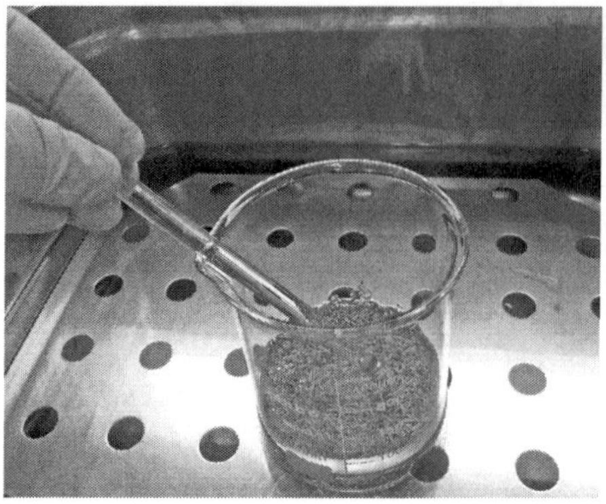

Agitar con varilla de vidrio.

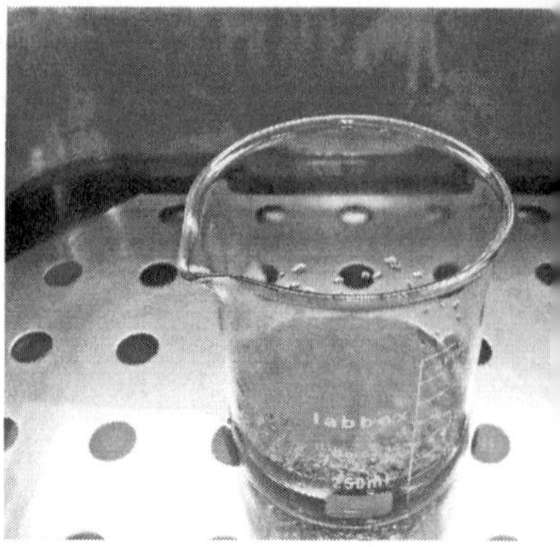

Mantener la digestión 30 minuto

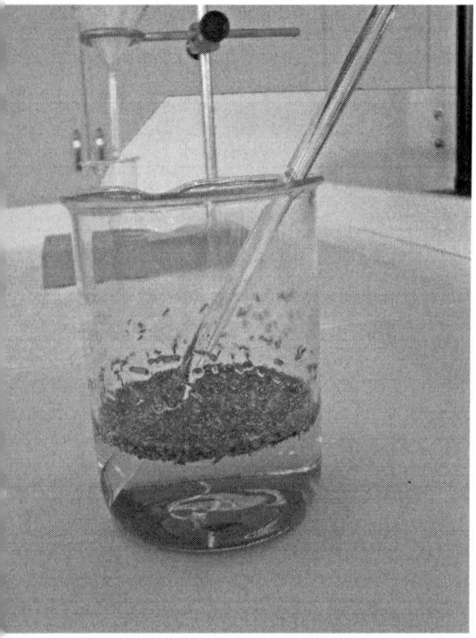

Retirar la digestión.

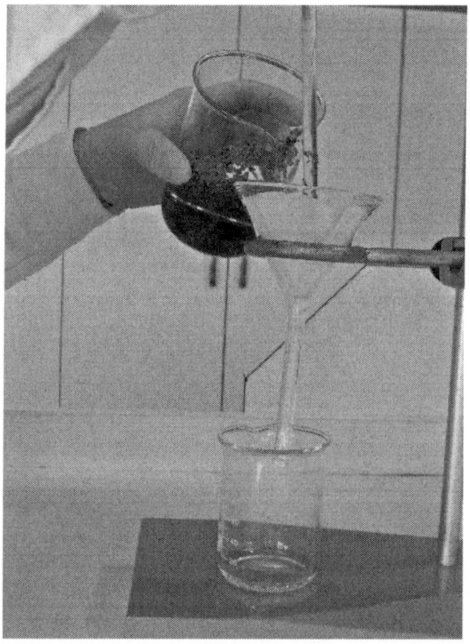

Filtrar.

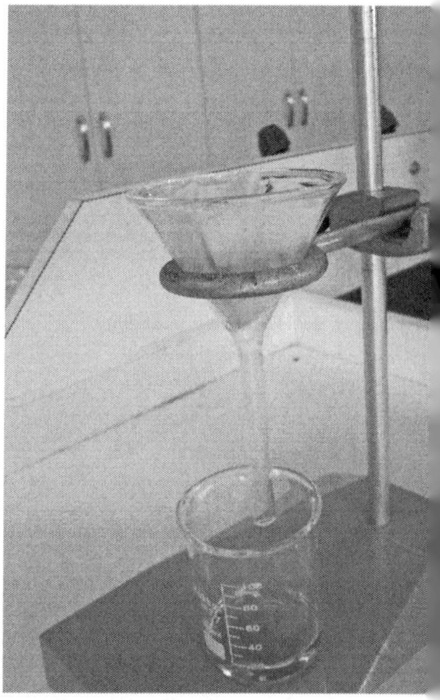

Recoger el líquido filtrado.

CARACTERÍSTICAS DEL PRODUCTO TERMINADO

Líquido transparente, amarillento, con olor intensamente aromático.

PNT RELACIONADOS

- ☐ PN/OF de pesada.
- ☐ PN/OF de filtración.

PRÁCTICA 15 Extracto fluido de lavanda

FÓRMULA

Componentes		Cantidad	Sinónimos	Finalidad	Monografía RFE
Lavanda, flor de		10 g	*Lavandulae flos*, flores secas de *Lavandula angustifolia* P. Mill.	Antiséptico, desinfectante, estimulante, cicatrizante, rubefaciente	1534
Alcohol de 70°	Etanol al 96 por ciento	71,02 ml	*Ethanolum* (*96 per centum*), alcohol etílico 96°	Disolvente, bactericida, desinfectante	1317
	Agua purificada	28,98 ml	*Aqua*	Disolvente	0008

PROTOCOLO

1. Pesar las flores de lavanda.
2. Pulverizar las flores de lavanda con mortero y pistilo.
3. Preparar el alcohol de 70°.
4. Colocar la lavanda pulverizada en el percolador (si no se dispone de percolador, se puede sustituir por un embudo de decantación colocándole un trozo de algodón en la parte inferior para evitar que la llave se obstruya).
5. Humedecer la lavanda pulverizada con el alcohol.
6. Hacer pasar el alcohol en frío en sentido descendente. Echar lentamente el disolvente en el percolador.
7. Recoger el extracto de lavanda obtenido en un vaso de precipitado.

MATERIALES Y EQUIPOS
* Balanza de precisión
* Vidrio de reloj
* Espátula cuchara
* Probeta
* Pipetas graduadas
* Prepipetas
* Matraz aforado
* Tapón
* Pipeta Pasteur
* Vasos de precipitado
* Embudo
* Soporte pie de plato
* Aro
* Nuez
* Varilla de vidrio
* Percolador o embudo de decantación

ENTORNO
* Humedad relativa: ≤ 60 %
* Temperatura: 25 ± 5 °C

NOTA: si es necesario, realizar una doble percolación. Hacer pasar nuevamente el extracto obtenido por el percolador que contiene las flores de lavanda.

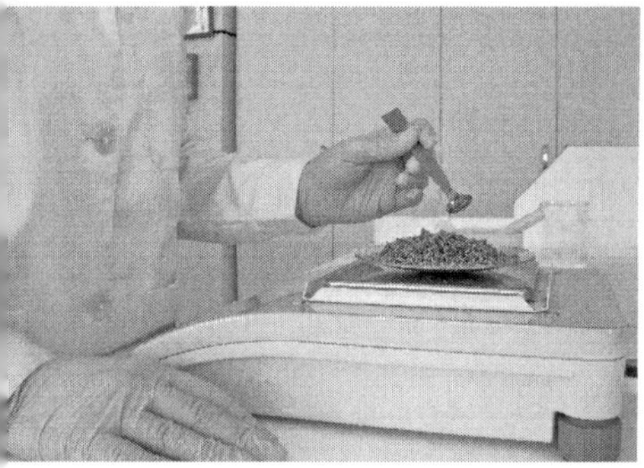

Pesar las flores de lavanda.

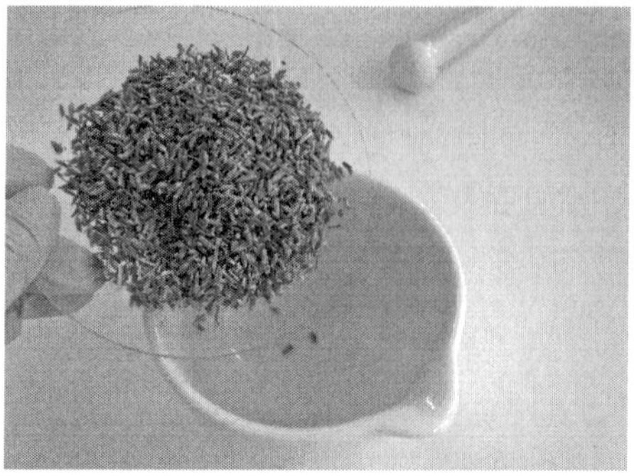

Coger el vidrio de reloj con las flores de lavanda pesadas.

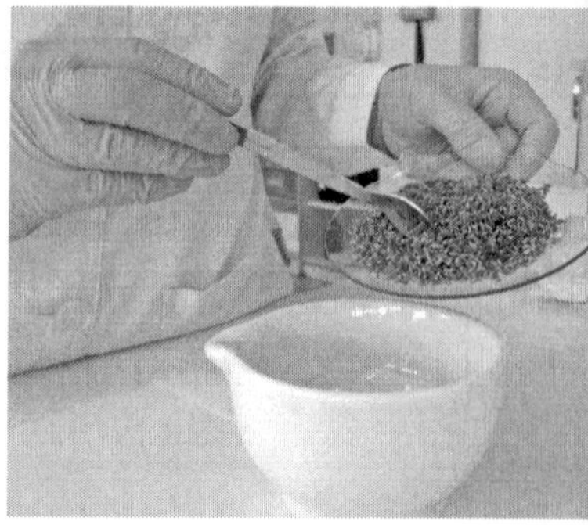

Cargar el mortero con las flore de lavanda.

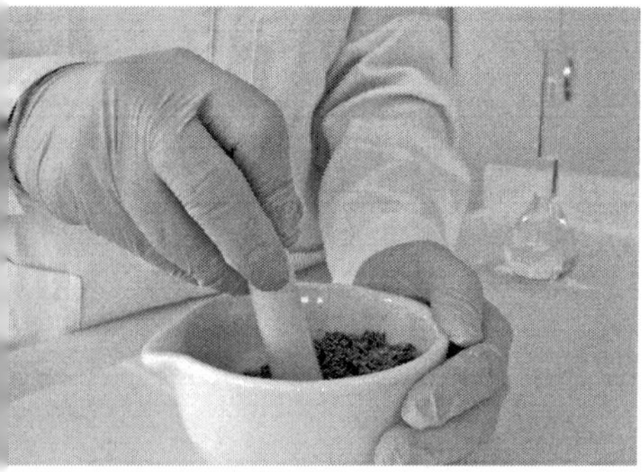

Pulverizar las flores de lavanda.

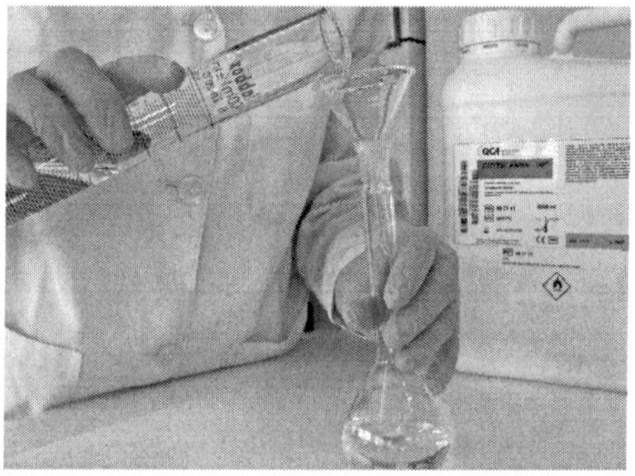

Preparar el alcohol de 70°.

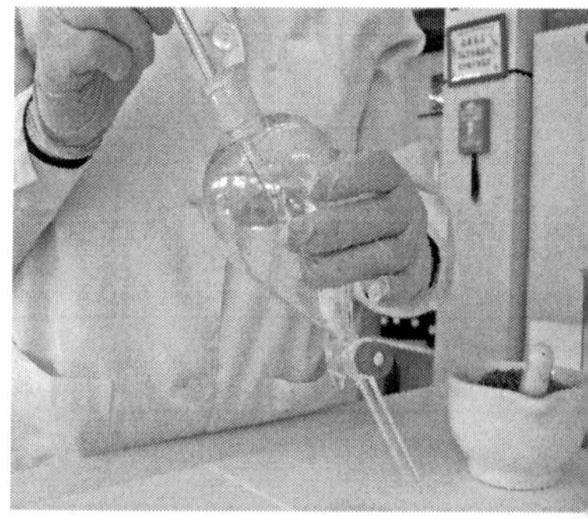

Colocar un trozo de algodón en el embudo de decantación

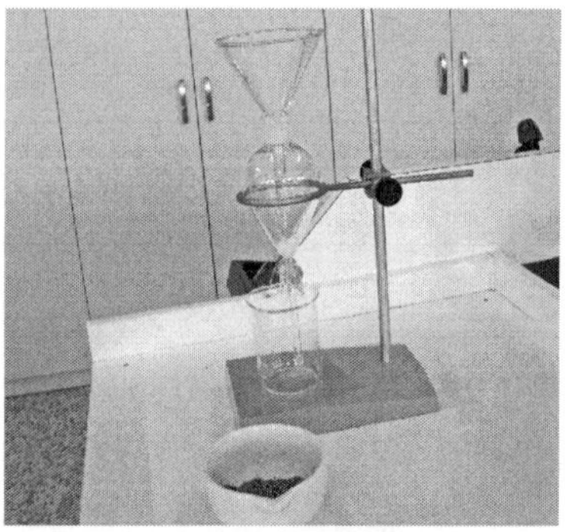

Situar el embudo sobre el aro unido al soporte.

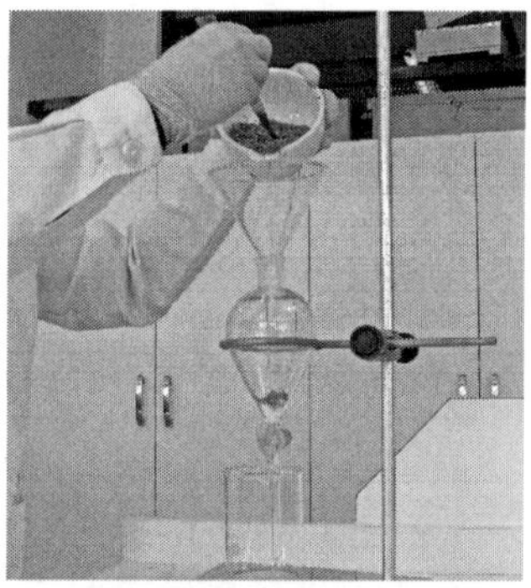

Cargar el embudo con las flores de lavanda.

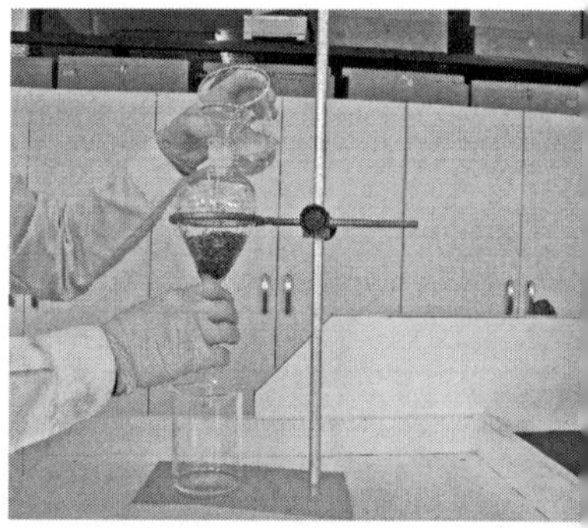

Hacer pasar lentamente el alcoh

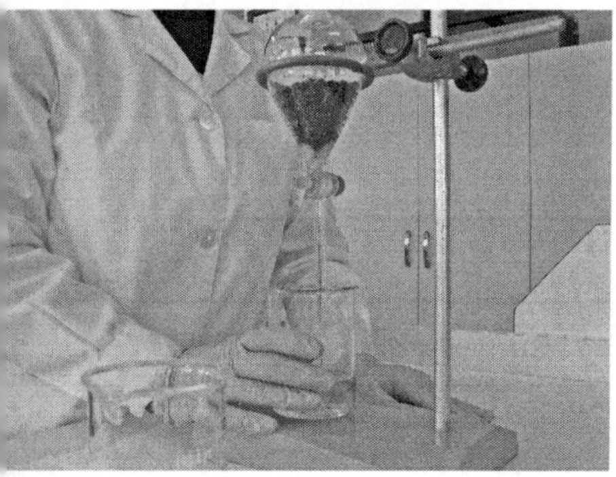

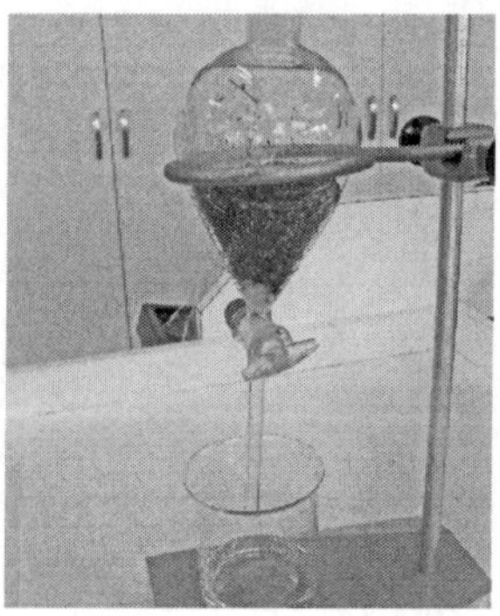

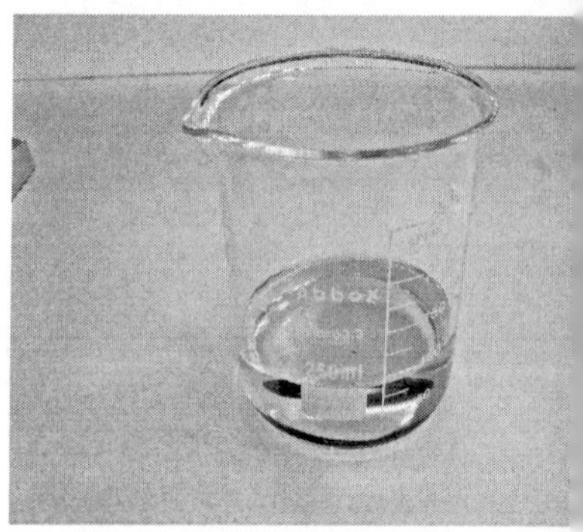

Recoger el extracto de lavanda obtenido.

CARACTERÍSTICAS DEL PRODUCTO TERMINADO

Líquido transparente, color ámbar, con olor intensamente aromático.

PNT RELACIONADOS

- ☐ PN/OF de pesada.
- ☐ PN/OF de pulverización.

PRÁCTICA 16 Procedimiento general para la granulación de productos

CONDICIONES DEL ENTORNO

- ☐ Humedad relativa: ≤ 60 %.
- ☐ Temperatura: 25 ± 5 °C.
- ☐ Se exceptúan los casos en que las especificaciones de la formulación requieran otras condiciones.
- ☐ Tomar las precauciones necesarias para evitar la contaminación cruzada.

MATERIALES Y EQUIPOS GENERALES

- ☐ Mortero y pistilo.
- ☐ Estufa de secado.
- ☐ Tamiz.
- ☐ Espátulas de acero inoxidable.
- ☐ Bandeja de acero inoxidable.
- ☐ Máquina de comprimir excéntrica.

MÉTODO DE GRANULACIÓN PATRÓN

Granulación por vía húmeda

1. Comprobar la correcta limpieza del material. Si no está limpio, proceder a su limpieza.
2. Pulverizar los diferentes productos que componen la formulación y desagregar.
3. Añadir al mortero la mezcla de productos pulverizados y desagregados.
4. Mezclar durante el tiempo y condiciones que se especifiquen en la formulación correspondiente.
5. Amasar durante el tiempo especificado en la formulación correspondiente hasta formar una masa humedecida.
6. Situar la masa humedecida sobre un tamiz con luz de malla adecuada. Someter la masa a una presión mecánica que la haga pasar a través de una superficie perforada.
7. Con ayuda de una espátula de acero inoxidable descargar el granulado formado en una bandeja de acero inoxidable.

8. Introducir la bandeja con el granulado en una estufa de secado. Desecar.
9. Cuando el producto esté desecado sacar la bandeja de la estufa.
10. Para reducir el tamaño de los granos, eventualmente se puede realizar una ligera pulverización.
11. Tamizar el granulado.
12. Proceder a la limpieza del material utilizado.

Granulación por vía seca

1. Comprobar la correcta limpieza del material. Si no está limpio, proceder a su limpieza.
2. Si es necesario, pulverizar el producto a granular.
3. Si es necesario, tamizar y/o desagregar el producto a tamizar.
4. Mezclar las diferentes sustancias pulverulentas de la formulación hasta su homogeneización.
5. Realizar la comprensión de la mezcla anterior en una máquina de comprimir excéntrica.
6. Con ayuda de mortero y pistilo, fragmentar las piezas comprimidas.
7. Si procede, tamizar y/o desagregar el producto pulverizado.
8. Proceder a la limpieza del material utilizado.

PRÁCTICA 16.1 Granulación por vía húmeda

FÓRMULA

<table>
<tr><th colspan="2">Componentes</th><th>Cantidad</th><th>Sinónimos</th><th>Finalidad</th><th>Monografía RFE</th></tr>
<tr><td colspan="2">Sacarosa</td><td>25 g</td><td>Saccharum, azúcar, azúcar refinado, sucrosa</td><td>Endulzante, conservante, viscosizante</td><td>0204</td></tr>
<tr><td colspan="2">Almidón de maíz</td><td>60 g</td><td>Maydis amylum, fécula, amylum</td><td>Lubrificante, diluyente, disgregante, gelificante</td><td>0344</td></tr>
<tr><td rowspan="2">Solución de gelatina al 7 %</td><td>Gelatina</td><td>3,5 g</td><td>Gelatin</td><td>Coadyuvante, aglutinante, formador de película</td><td>0330</td></tr>
<tr><td>Agua purificada</td><td>c.s.p. 50 ml</td><td>Aqua</td><td>Disolvente</td><td>0008</td></tr>
</table>

PROTOCOLO

1. Elaborar la solución aglutinante de gelatina:

   a. Pesar la gelatina.
   b. Medir 25 ml de agua purificada y verter en un vaso de precipitado.
   c. Calentar el agua purificada en una placa calefactora. Llevar a ebullición.
   d. Incorporar la gelatina. Agitar en el agitador magnético.

e. Completar con el resto del agua purificada de la fórmula.
f. Agitar nuevamente.

2. Pesar la sacarosa y el almidón de maíz.
3. Pulverizar la sacarosa y desagregar.
4. Mezclar en el mortero la sacarosa y el almidón de maíz según la regla de las diluciones seriadas.
5. Incorporar poco a poco la solución aglutinante de gelatina sobre la mezcla existente en el mortero.
6. Tras la adición de cada fracción de aglutinante, amasar logrando que la humectación sea homogénea. Comprobar que desaparecen los grumos inicialmente formados.
7. Situar la masa humedecida sobre un tamiz de 2.000 µm de luz de malla y granular sometiendo a la masa a una presión mecánica que la haga pasar a través de la superficie perforada del tamiz.
8. Con ayuda de una espátula de acero inoxidable descargar el granulado formado en una bandeja de acero inoxidable.
9. Desecar el granulado en una estufa a 45 °C durante 30 minutos.
10. Sacar el granulado de la estufa.
11. Para deshacer los aglomerados que hayan podido formarse, pasar de nuevo el granulado por un tamiz de 2.000 µm de luz de malla.

MATERIALES Y EQUIPOS
* Balanza de precisión
* Vidrios de reloj
* Espátulas cuchara
* Placa calefactora
* Agitador magnético
* Cápsula de agitación
* Varilla recoge imanes
* Probeta
* Pipeta Pasteur
* Vasos de precipitado
* Termómetro
* Estufa
* Tamiz 2000 µm
* Bandeja de acero inoxidable
* Espátula de acero inoxidable

ENTORNO
* Humedad relativa: ≤ 60%
* Temperatura: 25 ± 5 °C

NOTA: el procedimiento general para la desecación de productos se desarrolla en los Protocolos Prácticos Operaciones básicas II.

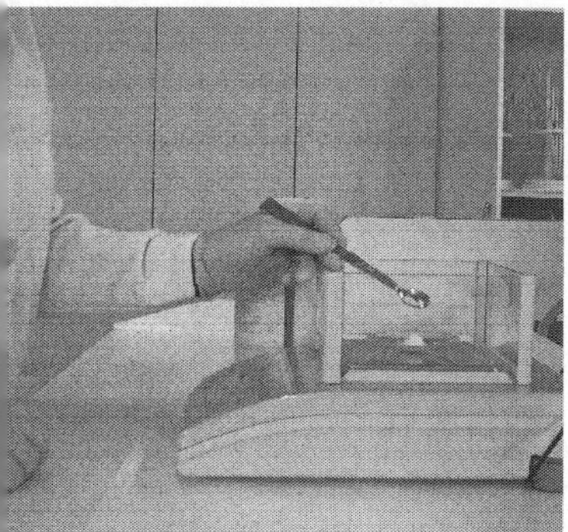

Pesar la gelatina.

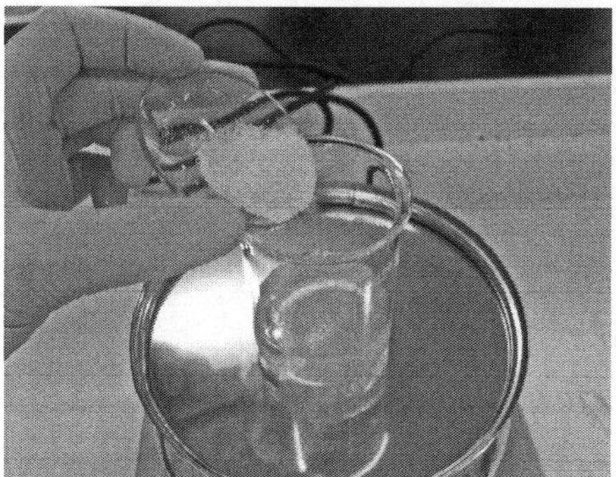

Calentar el agua purificada e incorporar la gelatina.

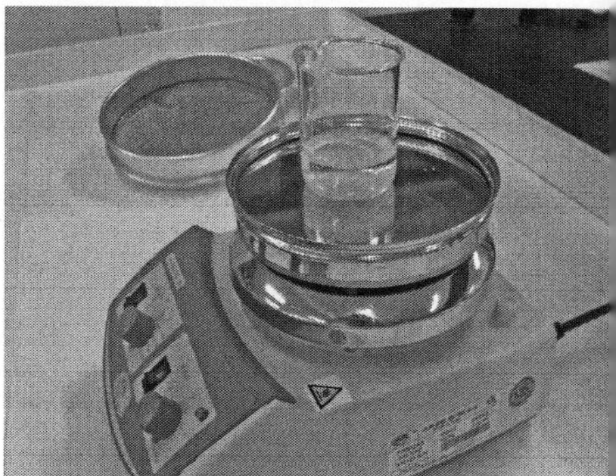

Agitar la solución. Incorporar el resto del agua. Agitar.

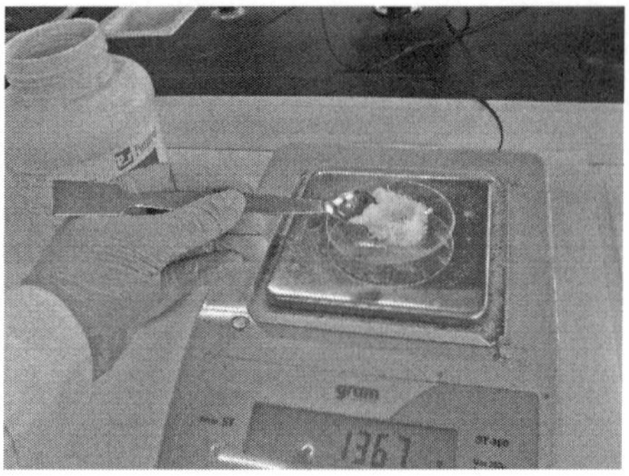

Pesar la sacarosa y el almidón de maíz.

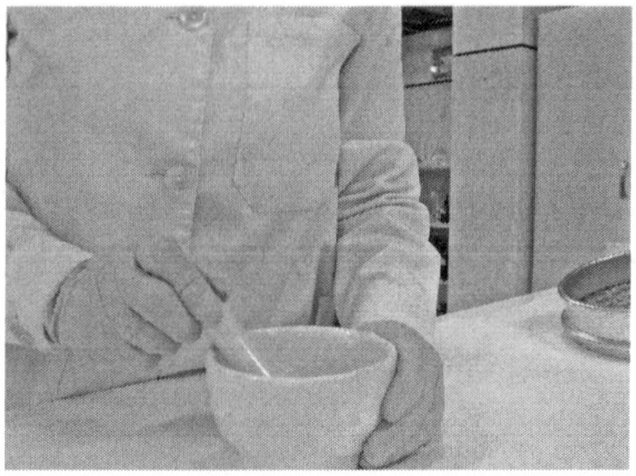

Pulverizar la sacarosa.

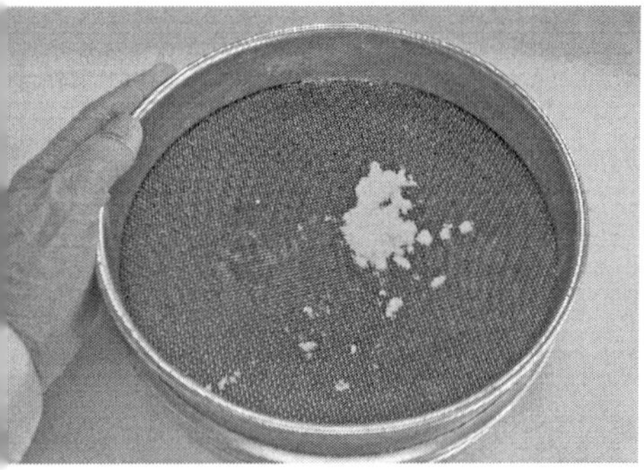

Desagregar la sacarosa.

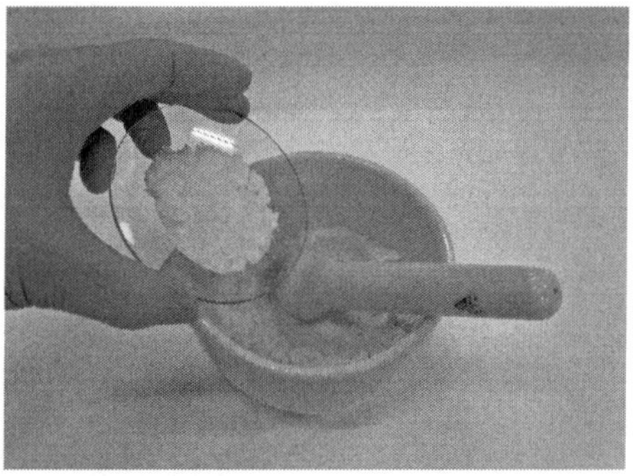

Mezclar en el mortero la sacarosa y el almidón de maíz.

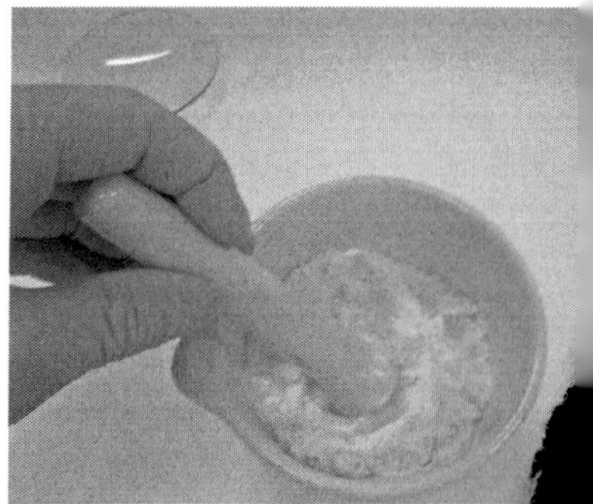

Realizar la mezcla según la r de las diluciones seriada

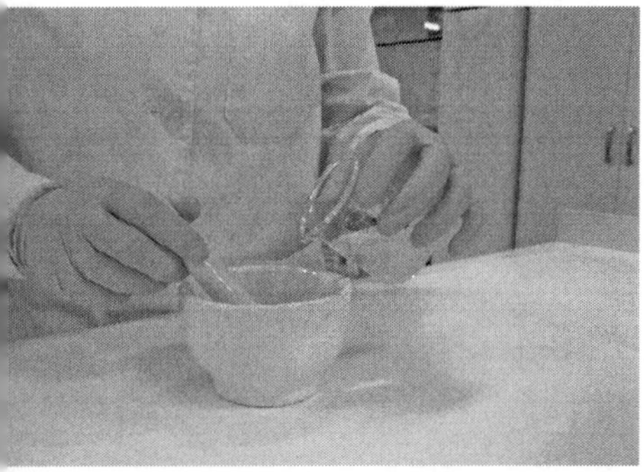

Incorporar poco a poco la solución aglutinante.

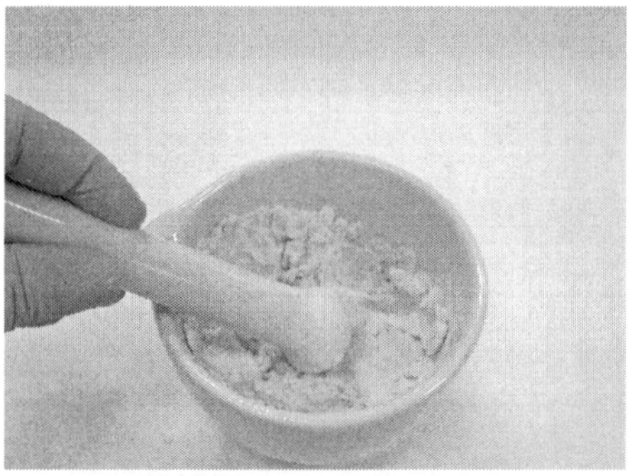

Tras la adición de cada fracción de aglutinante, amasar.

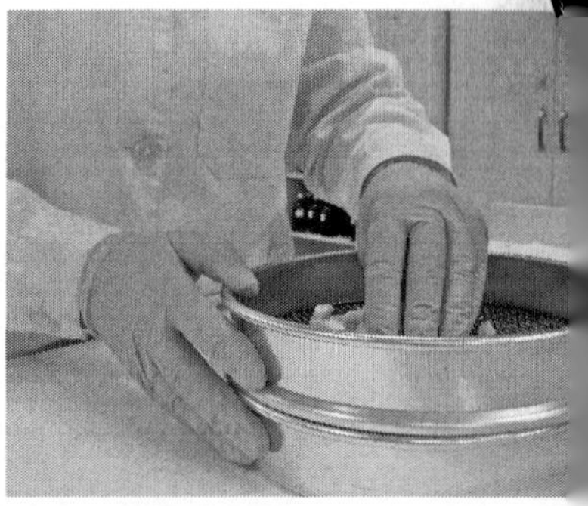

Situar la masa humedecida sobre un tamiz y granular.

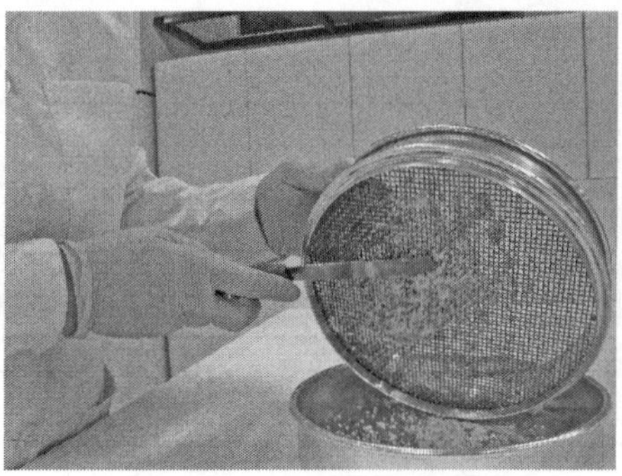

Descargar el granulado con ayuda de una espátula.

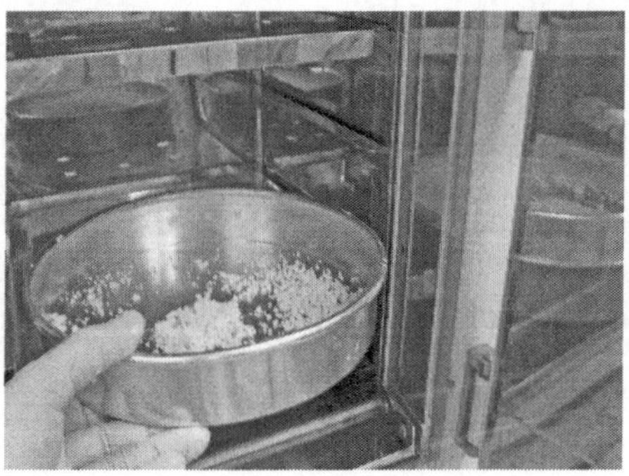

Desecar el granulado en estufa a 45 °C.

CARACTERÍSTICAS DEL PRODUCTO TERMINADO

Agregados sólidos y secos de partículas de polvo crema.

PNT RELACIONADOS

- ☐ PN/OF de pesada.
- ☐ PN/OF de pulverización.
- ☐ PN/OF de desagregación.
- ☐ PN/OF de tamización.
- ☐ PN/OF de desecación.
- ☐ PN/OF de granulación.

PRÁCTICA 17 Decantación líquido-líquido

FÓRMULA

Componentes	Cantidad	Sinónimos	Finalidad	Monografía RFE
Aceite de oliva virgen	100 ml	Aceite, aceite común, *olive oil, olivae oleum*	Emoliente, lubrificante	1579
Agua purificada	100 ml	*Aqua*	Disolvente	0008
Metiltioninio, cloruro de	c.s.	*Methylthioninii chloridum*, azul de metileno, tetrametiltionina cloruro	Colorante	1132

PROTOCOLO

1. Medir con probeta el agua purificada y el aceite de oliva.
2. Añadir el colorante en c.s. a los 100 ml de agua. Agitar con varilla de vidrio.
3. En un vaso de precipitado, mezclar el aceite con la solución acuosa de azul de metileno. Agitar con varilla de vidrio.
4. Llevar la mezcla anterior a un embudo de decantación. Tapar y agitar.
5. Colocar el embudo de decantación sobre el aro unido al soporte.

MATERIALES Y EQUIPOS
* Probetas
* Pipetas Pasteur
* Vasos de precipitado
* Varillas de vidrio
* Embudo
* Espátula
* Embudo de decantación
* Soporte pie de plato
* Aro
* Nuez

ENTORNO
* Humedad relativa: ≤ 60 %
* Temperatura: 25 ± 5 °C

6. Dejar reposar durante 15 minutos hasta que las fases se hayan separado.
7. Decantar. Abrir la llave del embudo y recoger en un vaso de precipitado la fracción inferior (solución acuosa). Cerrar la llave del embudo.
8. Recoger la interfase en otro vaso de precipitado. Desechar.
9. En el embudo de decantación queda la fracción de menor densidad.

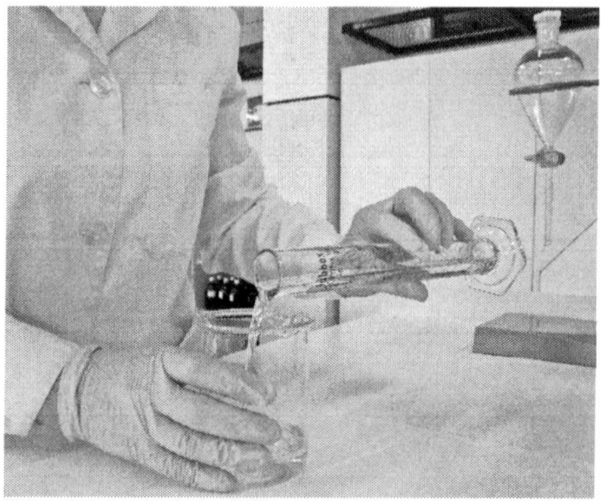

Medir el agua purificada y el aceite de oliva.

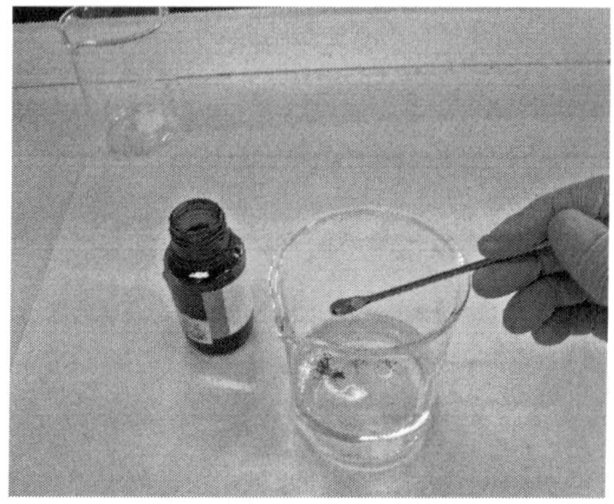

Añadir el colorante al agua purificada.

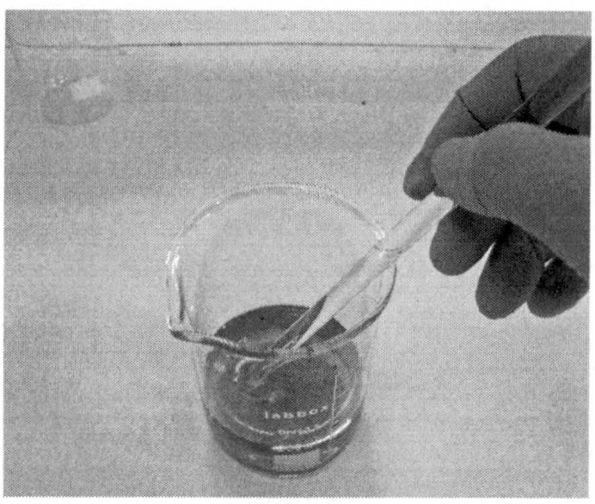

Agitar con varilla de vidrio.

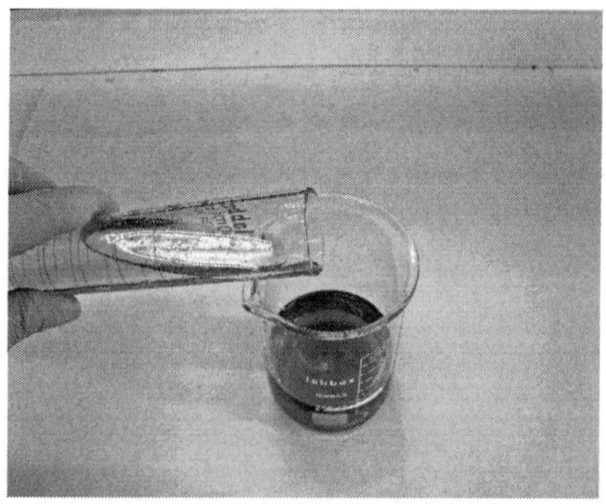

Mezclar el aceite de oliva con la solución acuosa.

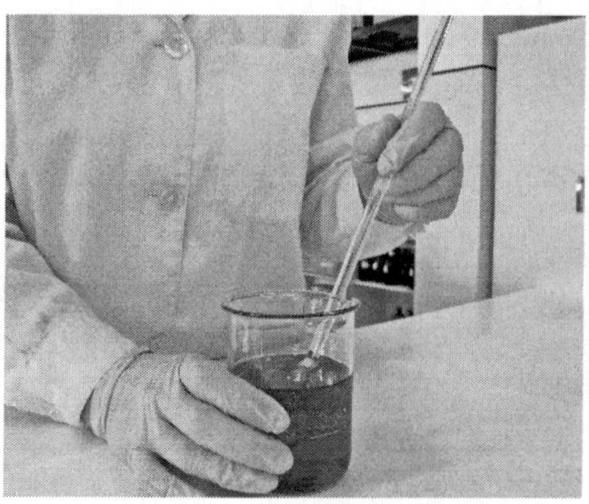

Agitar con varilla de vidrio.

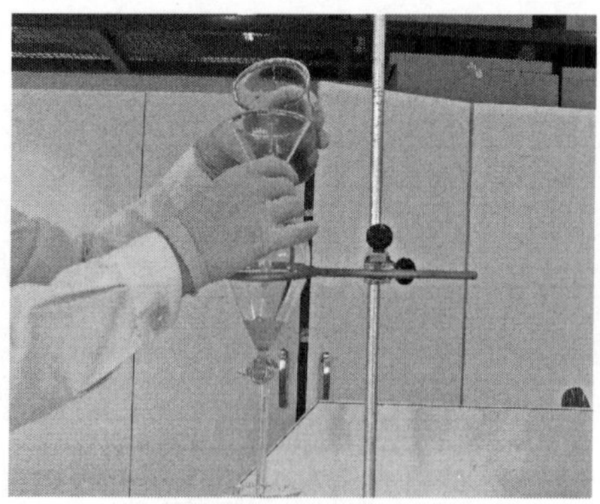

Llevar la mezcla al embudo de decantación.

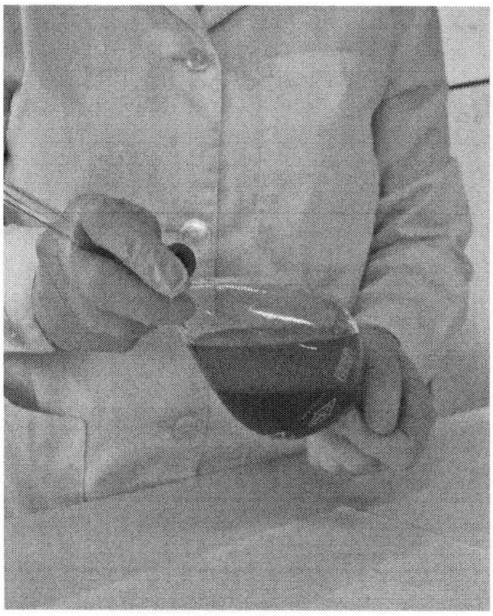

Tapar y agitar.

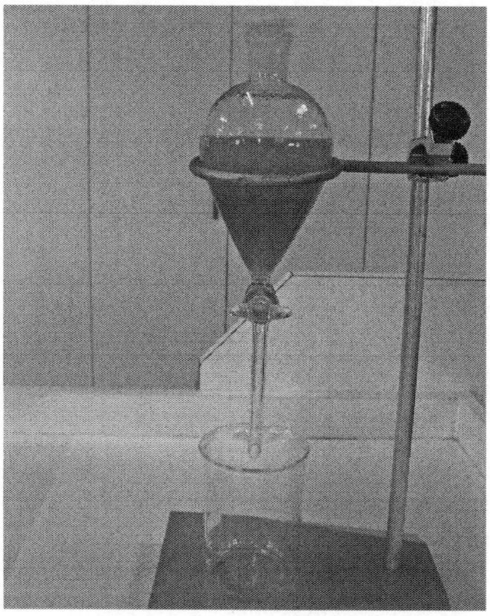

Dejar reposar 15 minutos.

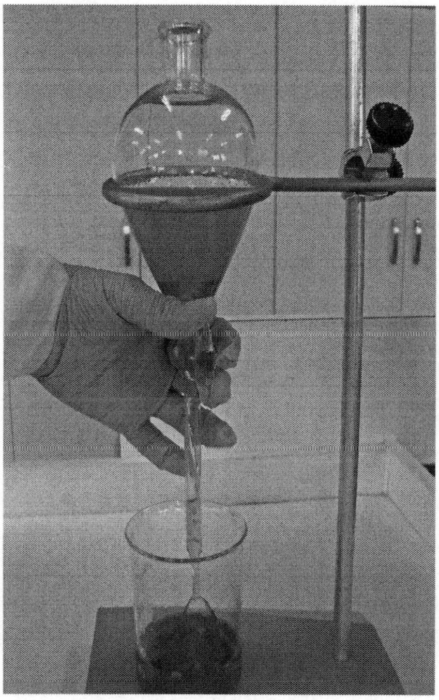

Decantar.

NOTA: si la llave de la ampolla de decantación es de vidrio esmerilado, debe lubricarse con una pequeña cantidad de aceite de silicona, o producto similar, para facilitar su manipulación.

Como norma general, la ampolla de decantación no debe llenarse más de dos tercios de su capacidad total.

CARACTERÍSTICAS DEL PRODUCTO TERMINADO

Dos líquidos, uno acuoso transparente, azulado y otro oleoso, de color amarillo-dorado, ligeramente verdoso y de olor característico.

PROTOCOLOS PRÁCTICOS 4

INTRODUCCIÓN

Aparte de las operaciones básicas expuestas en los protocolos anteriores, es importante conocer las operaciones de separación con transferencia de materia y energía realizadas en el proceso de preparación de medicamentos. En estos procedimientos se detallan procedimientos de desecación, destilación y esterilización.

Estos protocolos prácticos corresponden a la Unidad 7 del libro *Formulación magistral*.

Operaciones básicas II

ÍNDICE DE PRÁCTICAS

PRÁCTICA 18 Procedimiento general para la desecación de productos

CONDICIONES DEL ENTORNO

Exceptuado las formulaciones en las que se requieren condiciones específicas, las condiciones del entorno serán:

- Temperatura ambiente 25 ± 5 °C.
- Humedad relativa ≤ 60 %.

Durante el desarrollo de esta operación existe un alto riesgo de contaminación cruzada, por lo que deben tomarse las medidas técnicas necesarias para evitar dicha contaminación.

MATERIALES Y EQUIPOS GENERALES

- Espátulas de acero inoxidable.
- Bandejas de acero inoxidable.
- Estufa de desecación.

MÉTODO DE DESECACIÓN PATRÓN

1. Encender la estufa de desecación y regular la temperatura.
2. Colocar el producto húmedo a desecar en una bandeja de acero inoxidable. Si es necesario, usar una espátula.
3. Cuando en el interior de la estufa se haya alcanzado la temperatura deseada, introducir la bandeja con el material a desecar.
4. Mantener durante el tiempo especificado en la formulación.
5. Sacar la bandeja que contiene el material desecado de la estufa.
6. Proceder a la limpieza del material utilizado.

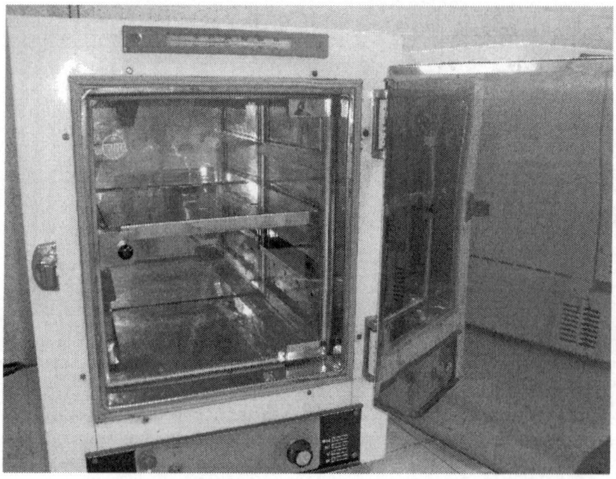

Estufa de desecación.

PRÁCTICA 18.1 Desecación de materias primas

MATERIA PRIMA

Componente	Cantidad	Sinónimos	Finalidad	Monografía RFE
Hidrogenocarbonato de sodio	10 g	*Natrii hydrogenocarbonas,* sodio bicarbonato, sodio carbonato ácido, sodio hidrógeno carbonato, sal de Vichy	Agente alcalinizante	0195

PROTOCOLO

1. Encender la estufa de desecación y regular la temperatura a 45 °C.
2. Pesar el hidrogenocarbonato de sodio.
3. Disponer el hidrogenocarbonato de sodio en una bandeja de acero inoxidable.
4. Cuando el interior de la estufa haya alcanzado 45 °C, introducir la bandeja de acero inoxidable con la materia prima.
5. Desecar la materia prima en la estufa durante 120 minutos.
6. Desconectar la estufa.
7. Abrir la estufa y sacar la bandeja con el hidrogenocarbonato de sodio.
8. Pesar la materia prima necesaria desecada previamente.

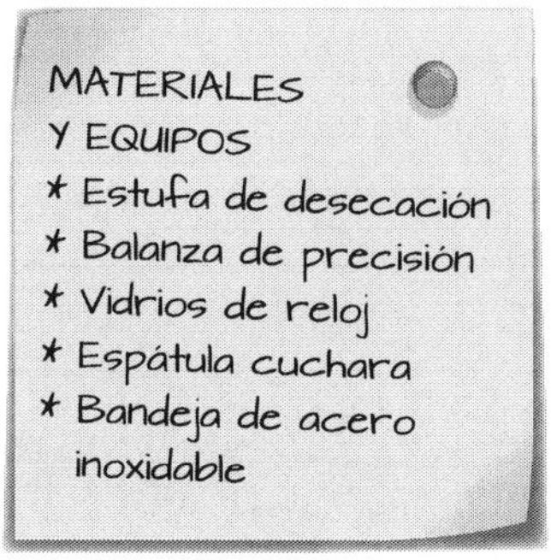
MATERIALES Y EQUIPOS
* Estufa de desecación
* Balanza de precisión
* Vidrios de reloj
* Espátula cuchara
* Bandeja de acero inoxidable

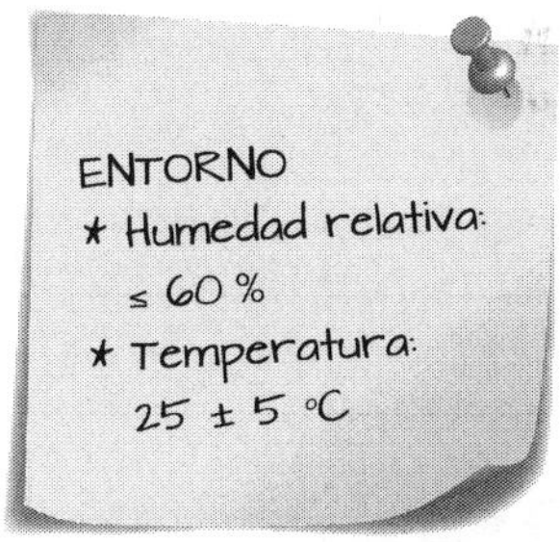

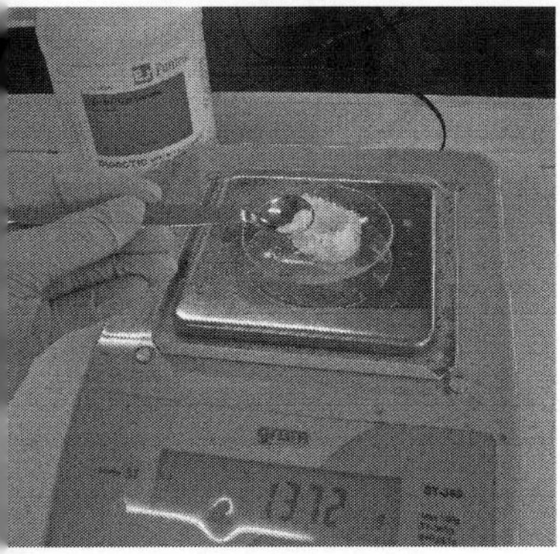

Pesar el hidrogenocarbonato de sodio.

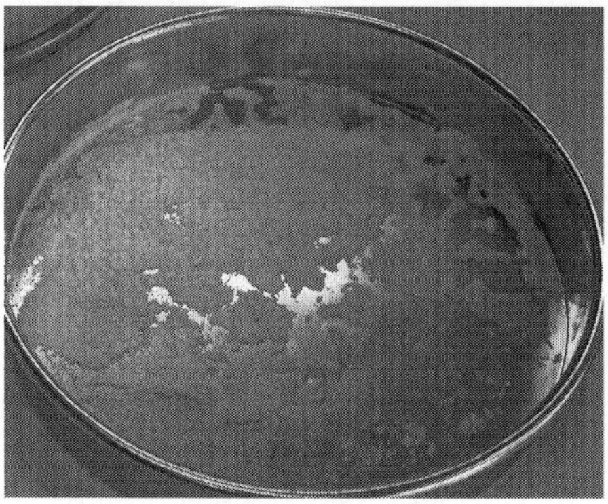

Disponer en una bandeja de acero inoxidable.

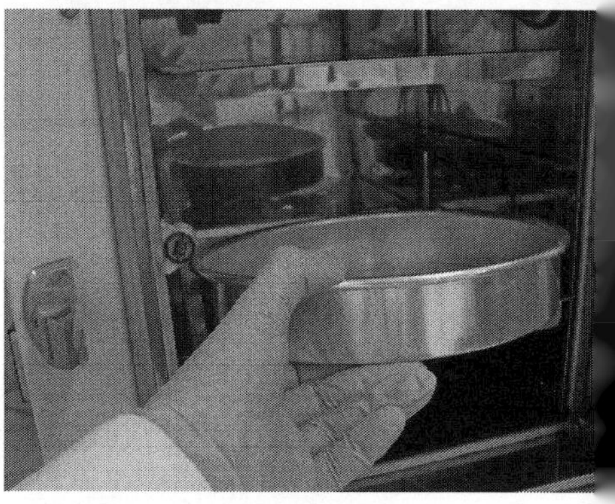

Introducir la bandeja en la estufa.

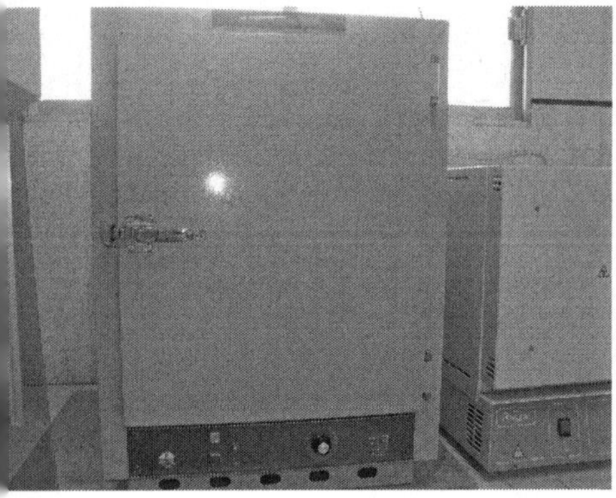

Desecar a 45 °C durante 120 minutos.

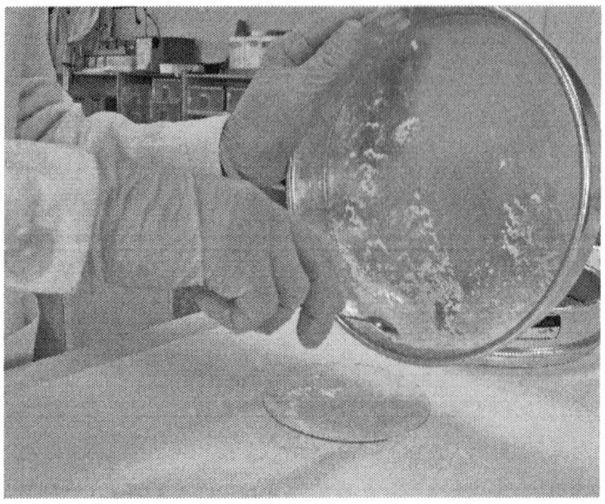

Recoger el producto desecado.

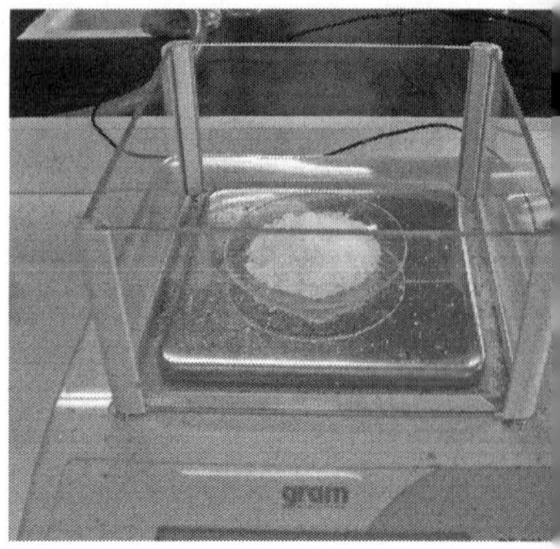

Pesar el hidrogenocarbonato de sodio necesario.

CARACTERÍSTICAS DEL PRODUCTO TERMINADO

Polvo cristalino blanco o casi blanco.

PNT RELACIONADOS

- ☐ PN/OF de pesada.
- ☐ PN/OF de desecación.

PRÁCTICA 19 Destilación de un extracto fluido de lavanda

FÓRMULA

Componentes		Cantidad	Sinónimos	Finalidad	Monografía RFE
Lavanda, flor de		10 g	*Lavandulae flos*, flores secas de *Lavandula angustifolia* P. Mill.	Antiséptico, desinfectante, estimulante, cicatrizante, rubefaciente	1534
Alcohol de 70°	Etanol al 96 por ciento	71,02 ml	*Ethanolum* (*96 per centum*), alcohol etílico 96°	Disolvente, bactericida, desinfectante	1317
	Agua purificada	28,98 ml	*Aqua*	Disolvente	0008

PROTOCOLO

MATERIALES
Y EQUIPOS
* Equipo simple para destilación:
  - Matraz de fondo redondo
  - Refrigerante recto
  - Cabezal para destilación
  - Colector acodado
  - Muelles para uniones
  - Tuberías
* Soportes pie de plato
* Nueces
* Pinzas
* Placa calefactora
* Adaptador de aluminio para matraces
* Vaso de precipitado/ erlenmeyer

ENTORNO
* Humedad relativa: ≤ 60 %
* Temperatura: 25 ± 5 °C

1. Verter el extracto fluido de lavanda obtenido con anterioridad en un matraz de fondo redondo.
2. Lavar el recipiente que contiene el extracto fluido con una pequeña cantidad de alcohol de 70°. Añadir al matraz de fondo redondo.
3. Situar el matraz con el extracto fluido sobre la placa calefactora con el adaptador para matraces.
4. Montar el equipo de destilación. Colocar las tuberías en los conectores para tubos del refrigerante. Unir al matraz el cabezal para destilación. Adaptar el refrigerante con las tuberías al cabezal.
5. Estabilizar el equipo de destilación mediante soportes pie de plato y pinzas. Por último, instalar el colector acodado.
6. Colocar los muelles en todas las uniones.
7. Conectar una de las tuberías a la red de distribución de agua apta para consumo. La otra tubería deberá ir a un desagüe.
8. Encender la placa calefactora.
9. Destilar hasta que el volumen final de extracto sea aproximadamente un 25 % del volumen inicial.
10. Recoger el destilado de lavanda.
11. Recoger el alcohol recuperado.

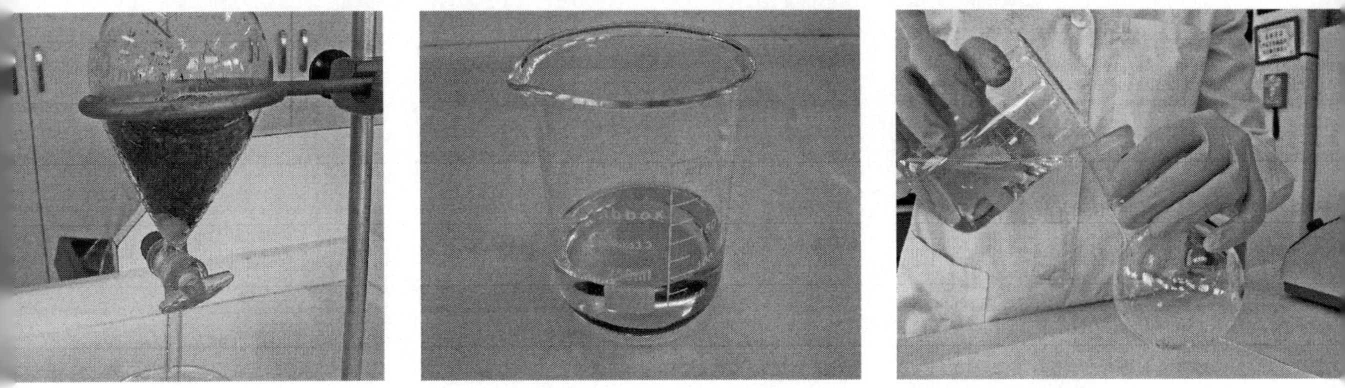

Verter el extracto fluido de lavanda en un matraz de fondo redondo.

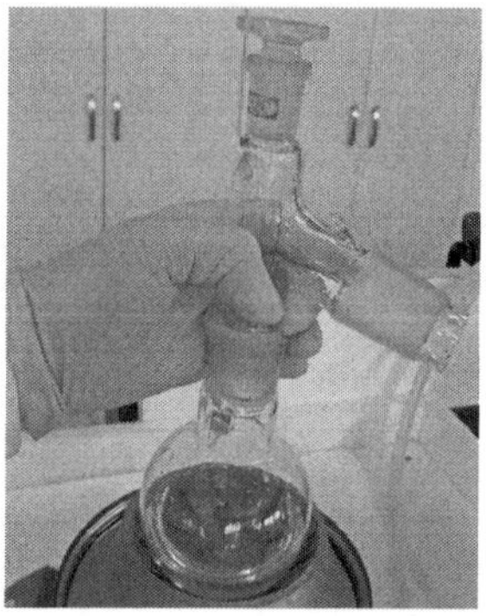
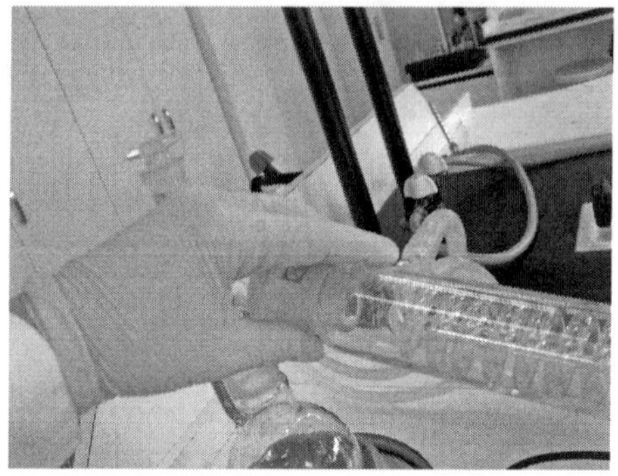

Montar el equipo de destilación.

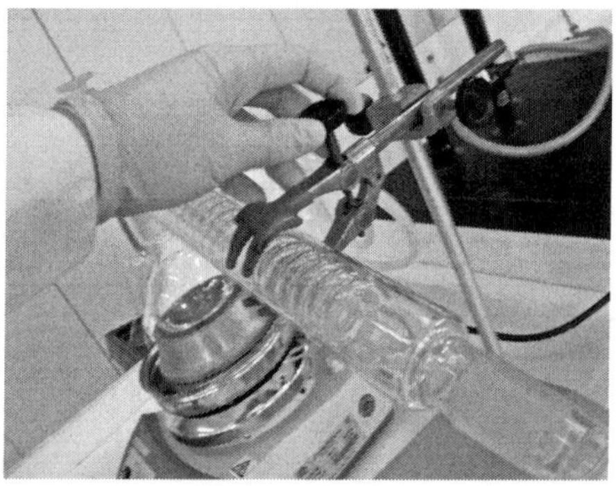

Estabilizar mediante soportes pie de plato y pinzas.

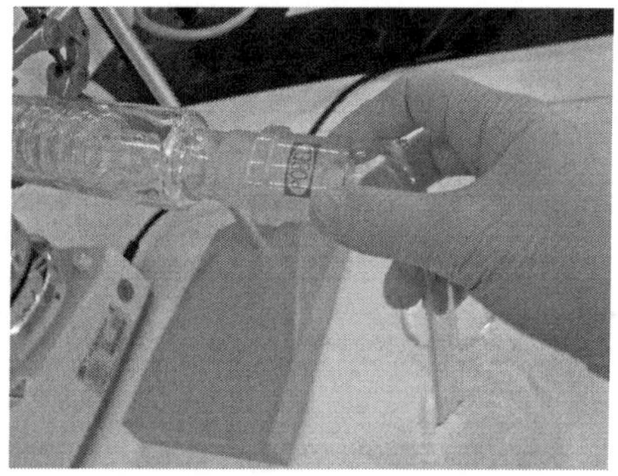

Poner el colector acodado.

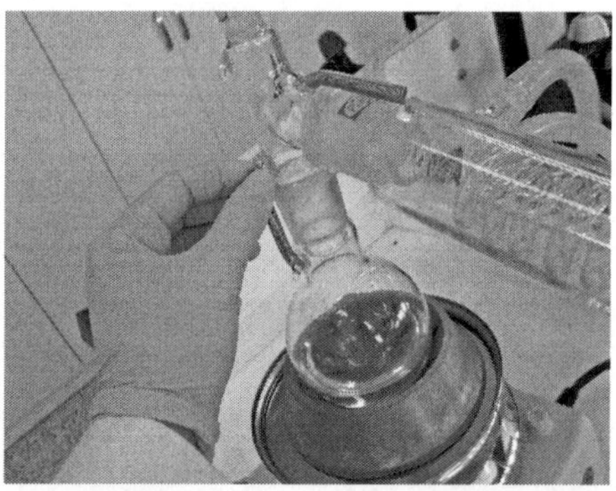
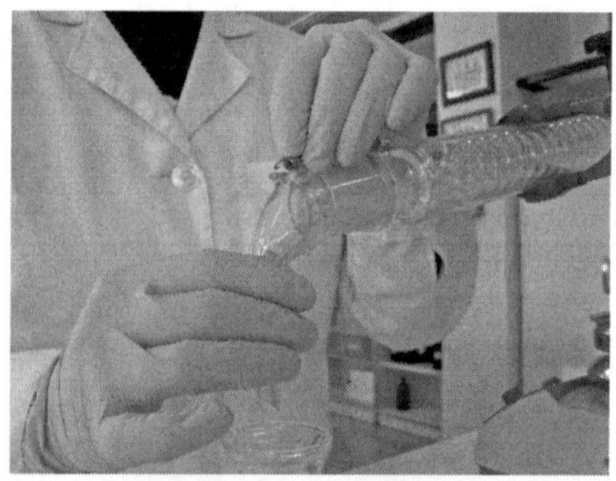

Colocar muelles en todas las uniones.

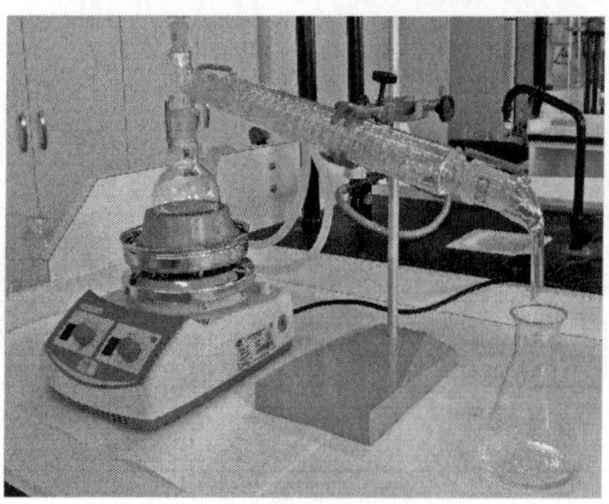

Destilar.

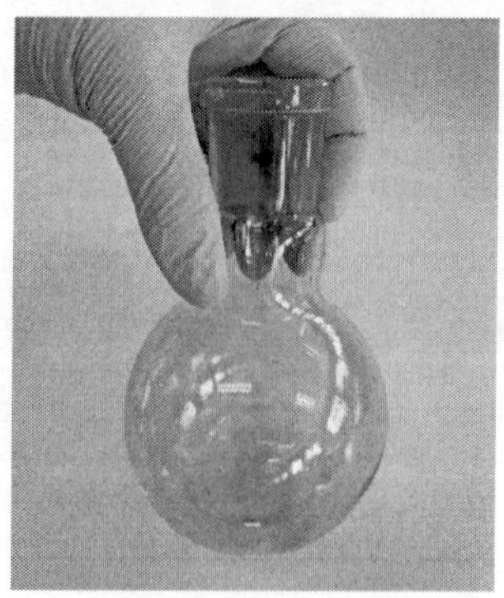

Recoger el destilado de lavanda.

CARACTERÍSTICAS DEL PRODUCTO TERMINADO

Líquido transparente, color ámbar, con olor intensamente aromático.

PRÁCTICA 20 Solución salina al 0,9 % *m/v* estéril

FÓRMULA

Componentes	Cantidad	Sinónimos	Finalidad	Monografía RFE
Cloruro de sodio	1,8 g	*Natrii chloridum*, sal, sal común, cloruro sódico	Electrolito, regulador osmótico	0193
Agua purificada	c.s.p. 200 ml	*Aqua*	Disolvente	0008

PROTOCOLO

1. Pesar el cloruro sódico.
2. Verter, aproximadamente, el 75 % del volumen del agua purificada en un vaso de precipitado y añadir el cloruro sódico. Agitar con varilla de vidrio hasta su completa disolución.
3. Con ayuda de un embudo, llevar la solución anterior a un matraz aforado. Lavar el vaso de precipitado con una pequeña cantidad de agua purificada. Verter el agua de lavado en el matraz aforado.
4. Enrasar el matraz aforado con agua purificada.
5. Tapar el matraz y agitar.
6. Verter la solución de cloruro sódico en un frasco de vidrio autoclavable. Tapar teniendo la precaución de no enroscar completamente el tapón.
7. Abrir el autoclave y comprobar que el agua llega hasta la rejilla. Colocar el frasco en el interior del autoclave.
8. Cerrar el autoclave y conectar la fuente de calor y el temporizador.
9. Esterilizar durante 20 minutos a 121 °C y 1 atmósfera de sobrepresión.
10. Esperar a que la temperatura descienda a 70 °C, aproximadamente, y la aguja del manómetro marque cero. Desconectar y abrir el autoclave.
11. Sacar el frasco con la solución salina del autoclave y cerrar completamente el tapón.

MATERIALES Y EQUIPOS
* Balanza de precisión
* Vidrio de reloj
* Espátula cuchara
* Vaso de precipitado
* Varilla de vidrio
* Pipeta Pasteur
* Matraz aforado
* Embudo
* Tapón
* Frasco de vidrio autoclavable
* Autoclave

ENTORNO
* Humedad relativa: ≤ 60 %
* Temperatura: 25 ± 5 °C

NOTA: si el autoclave no dispone de un sistema de esterilización automático, tras cerrarlo hay que esperar hasta que salga vapor por la llave de purga de forma continua, cerrar la llave de purga y esperar a que se alcancen la temperatura y la presión deseadas para contabilizar el tiempo. Tras el ciclo de esterilización, cuando la aguja del manómetro marque cero, abrir la llave de purga y esperar a que no salga vapor para abrir el autoclave.

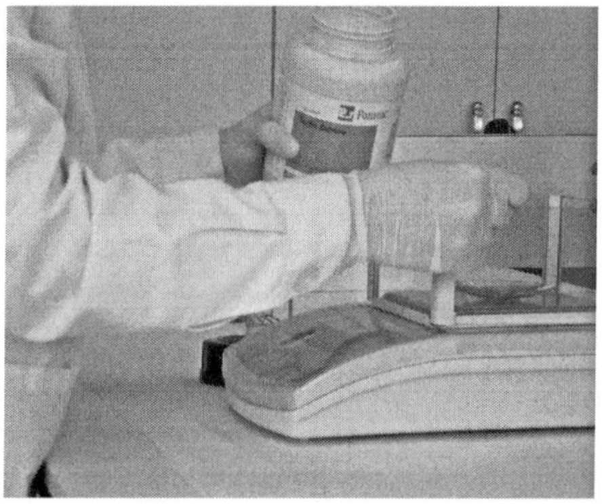

Pesar el cloruro sódico.

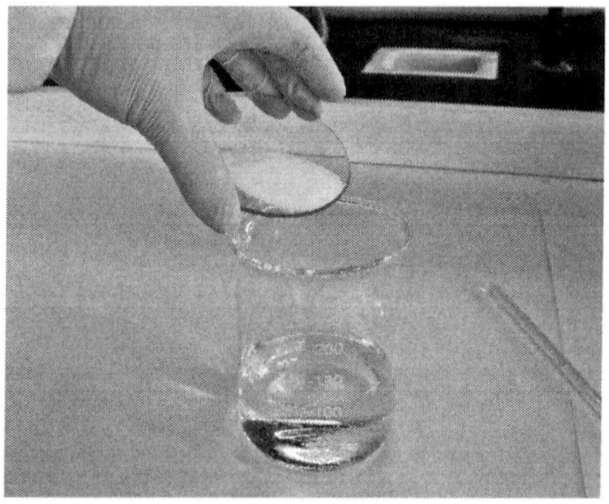

Disolver el cloruro sódico en el 75 % del agua purificada.

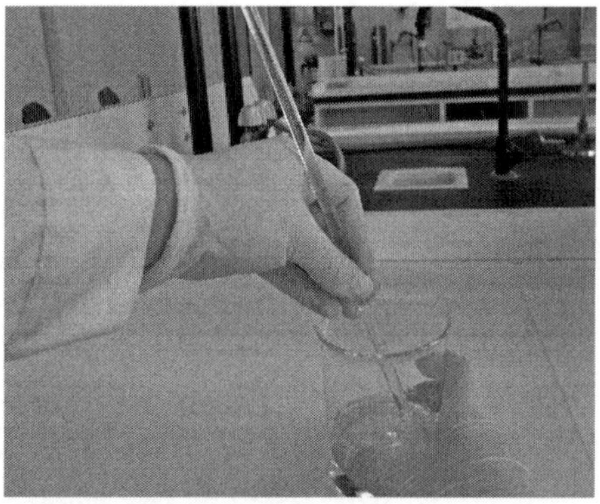

Agitar con varilla de vidrio.

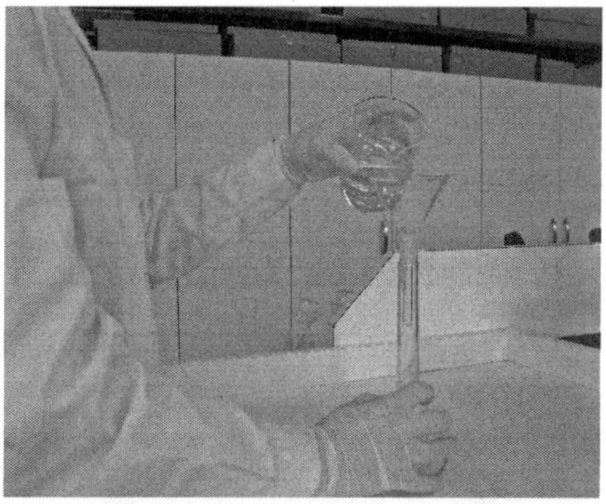

Verter en el matraz aforado.

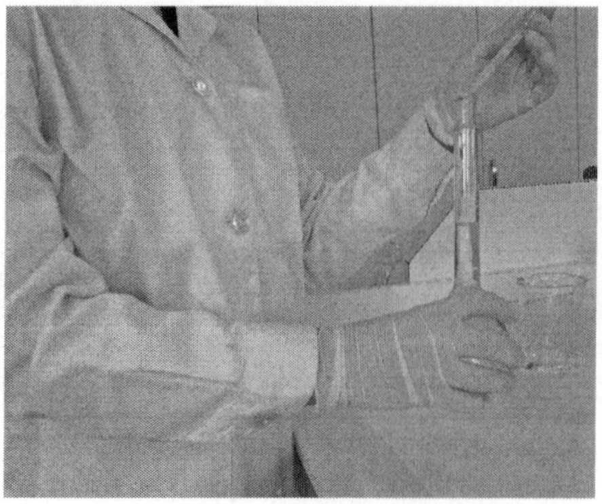

Enrasar con agua purificada.

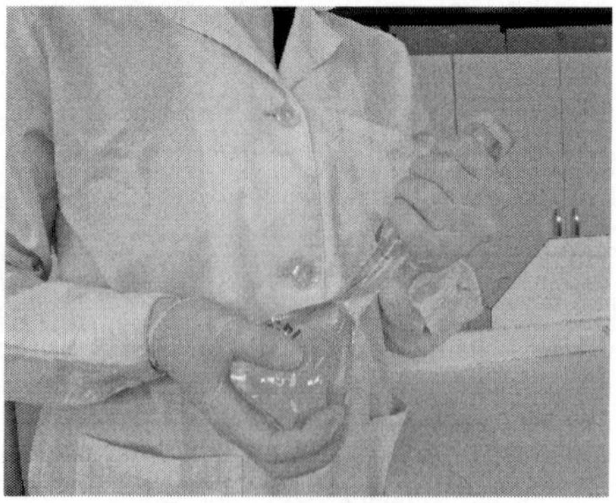

Tapar y agitar.

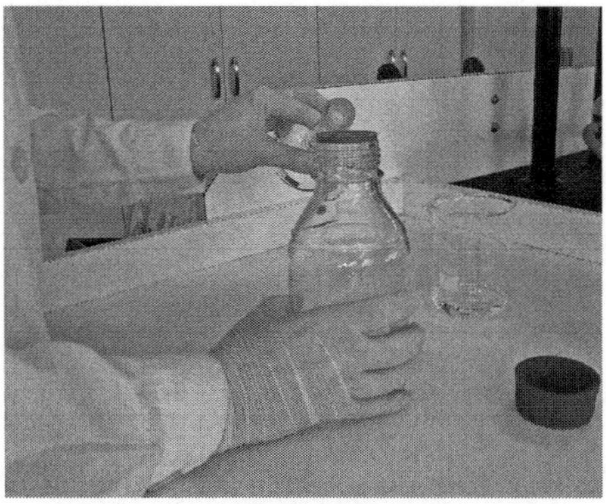

Verter la solución en un frasco apto para el autoclave.

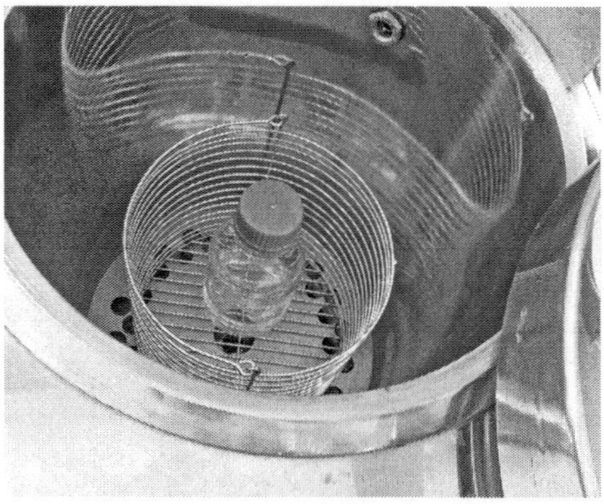

Llevar al autoclave.

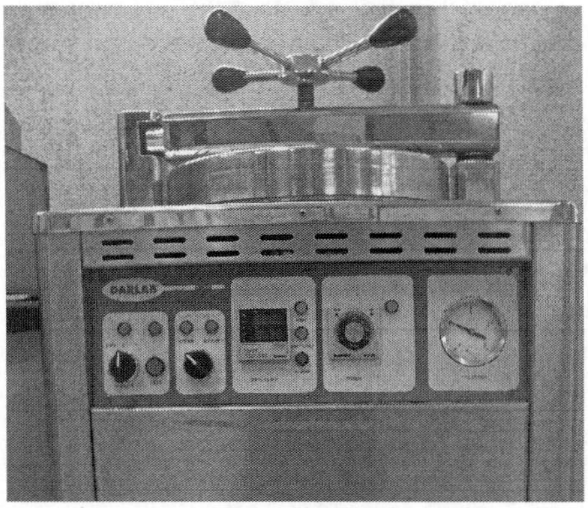

Esterilizar.

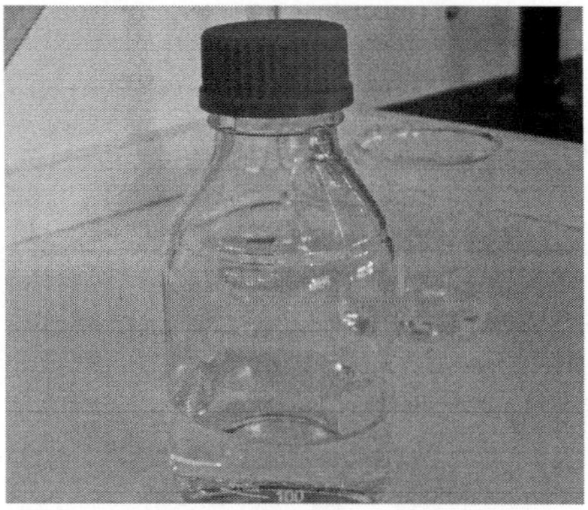

Cerrar completamente el tapón.

CARACTERÍSTICAS DEL PRODUCTO TERMINADO

Solución incolora transparente.

PNT RELACIONADOS

- ☐ PN/OF de pesada.
- ☐ PN/FF de elaboración de soluciones.

PROTOCOLOS PRÁCTICOS 5

INTRODUCCIÓN

El primer grupo de formas farmacéuticas de las que nos vamos a ocupar son las formas galénicas orales sólidas. Los conocimientos adquiridos previamente van a ser la base de estos procedimientos. En este grupo, las cápsulas constituyen la fórmula magistral más frecuente elaborada en el laboratorio de formulación magistral. También se desarrollan prácticas de papeles y granulados.

Estos protocolos prácticos corresponden a la Unidad 11 del libro *Formulación magistral.*

Formas galénicas orales sólidas

ÍNDICE DE PRÁCTICAS

PRÁCTICA 21 Procedimiento general de elaboración de cápsulas duras

FÓRMULA ESTÁNDAR

La fórmula estándar de las cápsulas duras se ajusta a la composición siguiente:

- Principio activo *C* %.
- Excipientes en cantidad suficiente: diluyentes, absorbentes, lubricantes, colorante.
- Cápsulas duras de tamaño adecuado.

CONDICIONES DEL ENTORNO PARA LA ELABORACIÓN

Salvo en los casos en los que los componentes de la fórmula exijan unas circunstancias determinadas, las condiciones del entorno serán:

- Temperatura ambiente 25 ± 5 °C.
- Humedad relativa ≤ 60 %.

MATERIALES Y EQUIPOS GENERALES

Los materiales y equipos generales para elaborar cápsulas duras son:

- Capsulador:
  - — Manual.
  - — Semiautomático.
  - — Automático.
- Probeta graduada.
- Balanza de precisión.
- Espátula de goma.

MÉTODO DE ELABORACIÓN PATRÓN

1. Pesar todos los elementos pulverulentos que componen la fórmula.
2. Si alguno de los componentes lo requiere, tamizar y/o desagregar. La fluidez del polvo debe ser la adecuada. Comprobar que la masa del producto tamizado y/o desagregado coincide con la masa inicial.
3. Mezclar el/los principio/s activo/s y el colorante, si lo incluye la formulación.
4. Medir el volumen aparente de la mezcla:

   a. Introducir suavemente, sin compactar, 100 g de la sustancia a examinar en una probeta graduada limpia y seca, de 250 ml.

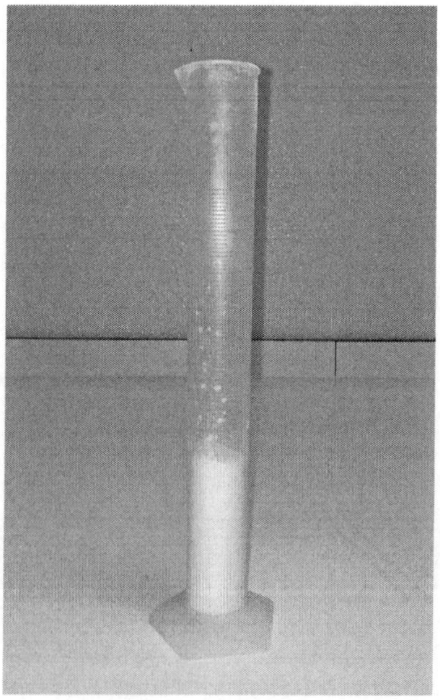

Medida del volumen aparente en probeta graduada.

b. Nivelar el polvo sin compactar.
c. Leer el volumen aparente ($V_{aparente}$). Redondear la graduación más cercana.
d. Si es posible, realizar varias determinaciones del volumen aparente.
e. El volumen aparente no asentado debe estar comprendido entre 150 ml y 250 ml; si no es así, seleccionar una cantidad de muestra diferente.
f. En algunos casos, es necesario medir el volumen aparente asentado, para lo que se dan una serie de golpes secos con la probeta sobre la mesa de trabajo hasta conseguir un volumen constante. Indicar el número de golpes practicados a la probeta (*n*) junto al valor del volumen aparente.

5. Seleccionar un número de cápsula adecuado, y determinar la cantidad de excipiente necesario.
6. Los cálculos pueden realizarse por dos métodos: mediante una tabla de capacidades de cápsulas o utilizando un nomograma. Ambos deben ser suministrados por el proveedor de las cápsulas.

a. Tabla de capacidades de cápsulas:

— Dividir el volumen aparente de la mezcla de el/los principio/s activo/s y el colorante (en caso de ser necesario) entre el número de cápsulas a elaborar:

$$V_{cápsula} = \frac{V_{aparente}}{n}$$

$V_{aparente}$ = volumen aparente de la mezcla de el/los principio/s activo/s.
$V_{cápsula}$ = volumen de principio/s activo/s por cápsula.
n = número total de cápsulas.

— Teniendo en cuenta el volumen aparente por cápsula obtenido, seleccionar el número de cápsula correspondiente (*ver* Anexo VII).
— Si el volumen anterior no coincide con ningún número de cápsula, seleccionar el tamaño inmediatamente superior; en este caso, será necesario añadir excipiente a la formulación.
— Para calcular el volumen total, multiplicar el volumen correspondiente al número de cápsula seleccionado por el número total de cápsulas a elaborar:

$$V_{total} = V_{cápsula} \times n$$

V_{total} = volumen de principio/s activo/s y excipiente.

— Calcular el volumen de excipiente necesario:

$$V_{excipiente} = V_{total} - V_{aparente}$$

$V_{excipiente}$ = volumen de excipiente necesario.

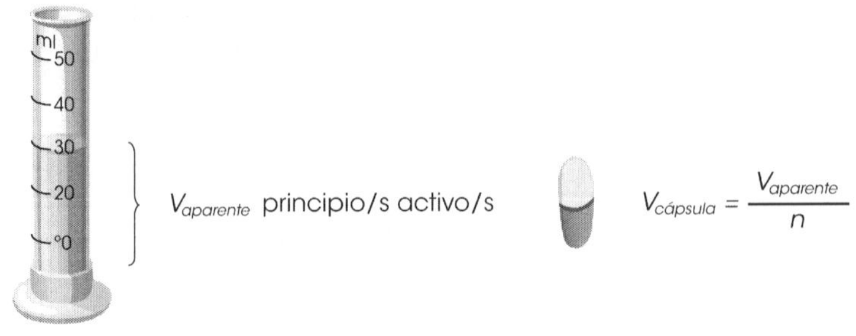

Determinación del volumen de principio/s activo/s por cápsula.

b. Nomograma: en el nomograma se representa la numeración de la cápsula, en ordenadas, frente al volumen total de polvo, en ml, en abscisas, y el número total de cápsulas a elaborar en la diagonal. Si conocemos el número de cápsulas a elaborar y el volumen aparente del/los principio/s activo/s y el colorante (en caso de ser necesario), podemos calcular la numeración de la cápsula y el volumen de excipiente necesario. El procedimiento es el siguiente:

- Localizar el volumen aparente del/los principio/s activo/s medido previamente ($V_{aparente}$) en abscisas.
- Trazar una línea recta hasta llegar al punto de intersección con la diagonal (A) correspondiente al número de cápsulas a elaborar.
- Si al extrapolar a ordenadas coincide con un número de cápsula, ese será el tamaño de cápsula necesario y por tanto, no es preciso añadir excipiente a la formulación.

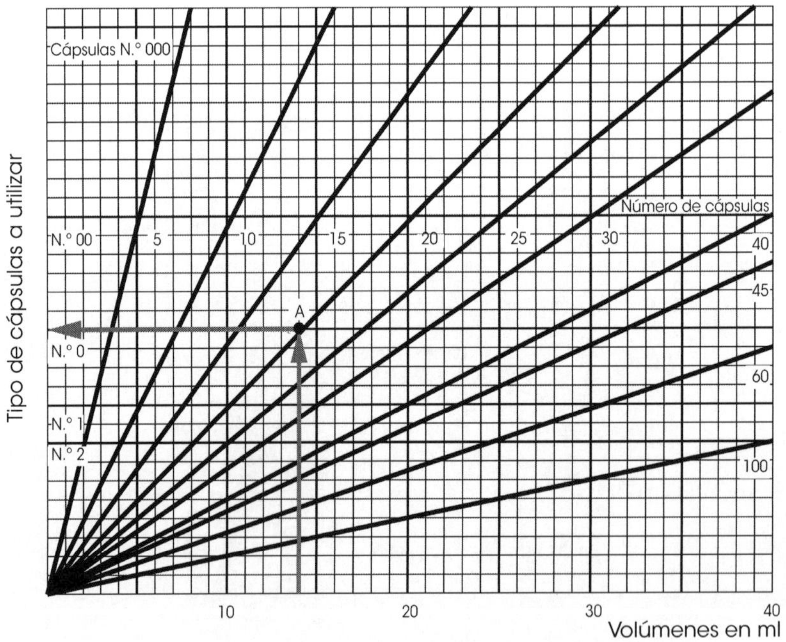

Ejemplo: elaboración de 20 cápsulas. Volumen aparente del principio activo: 14 ml; Numeración de cápsula necesaria: 0.

— Si al extrapolar el volumen aparente del/los principio/s activo/s a ordenadas no coincide con un número de cápsula, prolongar la línea vertical hasta la primera línea horizontal que corresponda al tamaño de cápsula inmediatamente superior (B).

— Calcular la cantidad de excipiente necesario:

✓ Marcar la intersección de la línea horizontal del tamaño de la cápsula con la diagonal del número cápsulas a elaborar (C).

✓ Determinar la amplitud entre los puntos B y C, correspondiente a los ml de excipiente necesarios.

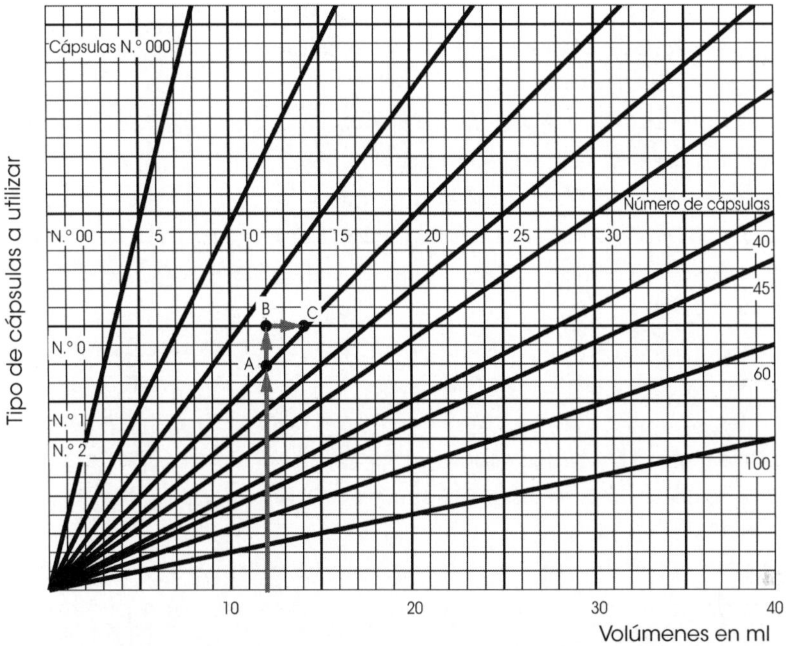

Ejemplo: elaboración de 20 cápsulas. Volumen aparente del principio activo: 12 ml; Numeración de cápsula necesaria: 0, volumen de excipiente 2 ml.

7. Desagregar el excipiente y mezclar con el/los principio/s activo/s hasta homogeneización.
8. Llenar las cápsulas en el capsulador manual:

   a. Seleccionar el cargador automático y el juego de placas correspondiente al tamaño de cápsula necesario.
   b. Montar el capsulador.
   c. Instalar el bastidor del capsulador sobre una superficie lisa.
   d. Colocar la primera placa blanca y encima la placa negra, ambas con el número grabado hacia arriba y hacia los tornillos de regulación. Por último, colocar la placa blanca con tapadera.
   e. Abrir la tapa transparente del capsulador y colocar las dos patas izquierdas del cargador sobre los dos pivotes del lado izquierdo del capsulador. Empujar hacia dentro el botón pulsador negro para situar las cápsulas en el capsulador.
   f. Situar la mitad de las cápsulas sobre el cargador y aplicar un ligero movimiento de vaivén para que las cápsulas queden colocadas en los alvéolos del cargador.

g. Proceder de igual forma colocando el cargador sobre los pivotes del lado derecho del capsulador.
h. Si no se dispone de cargador, colocar las cápsulas de forma manual en el capsulador, con el cuerpo hacia abajo y la tapadera hacia arriba.
i. Cerrar la tapa transparente del capsulador y sujetarla girando las dos pestañas. Girar los dos botones (tornillos) en el sentido de las agujas del reloj hasta que hagan tope.
j. Poner los dedos pulgares de ambas manos sobre los apoyos metálicos, y los demás dedos debajo de la misma placa.

   Empujar hacia arriba la placa blanca superior, a la vez que se presionan los apoyos con los pulgares.

   Separar, de esta forma los cuerpos, que quedarán en la placa blanca, de las tapaderas, que continúan en el capsulador.
k. Girar los dos botones (tornillos) en sentido contrario a las agujas del reloj y bajar los cuerpos de las cápsulas al nivel de la placa negra.
l. Con ayuda de una espátula y punzones, llenar uniformemente las cápsulas.
m. Cerrar las cápsulas situando la placa blanca con las tapaderas sobre el capsulador.
n. Poner los dedos pulgares de ambas manos sobre la tapa blanca superior, y los demás dedos sujetando la última placa.

   Presionar con los pulgares hacia abajo y con los demás dedos hacia arriba hasta ensamblar las dos partes de las cápsulas, cuerpo y tapadera, realizando el precierre de las cápsulas.
o. Quitar la placa superior del bastidor, y colocarla sobre una superficie plana con la tapa transparente hacia abajo. Presionar el cuerpo de cada cápsula con los pulgares para realizar el cierre de las mismas.
p. Situarla la placa sobre un paño limpio y abrir la tapa transparente girando los dos pivotes. Liberar las cápsulas presionando ligeramente las cápsulas por la parte posterior.

9. Con ayuda del paño limpio o papel de celulosa que no libere fibras, eliminar el polvo que haya podido quedar adherido al exterior de las cápsulas.
10. Proceder a la limpieza del material utilizado.

NOTA: para regular el bastidor, colocar cuatro cuerpos de cápsulas en las cuatro esquinas de la segunda tapa (negra) y girando los tornillos de regulación de la base del bastidor, ajustar la altura de los cuerpos para que queden a ras de la placa.

Si se va a elaborar un número menor de cápsulas a la capacidad del capsulador, tapar con cinta los orificios de la placa negra que no sean necesarios o colocar los cuerpos de las cápsulas en un extremo del capsulador y cubrir los orificios cercanos con un punzón para evitar que caiga polvo por ellos.

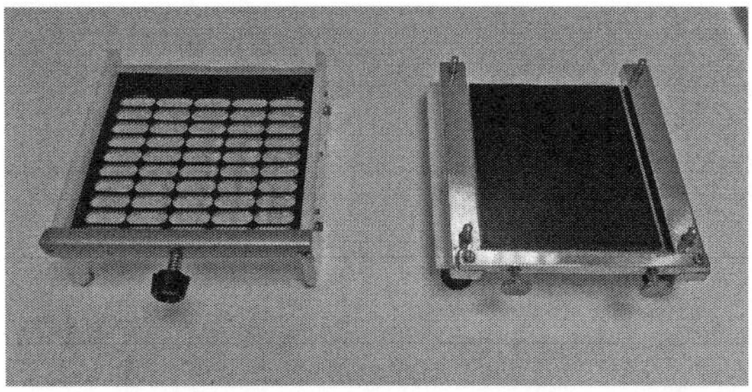

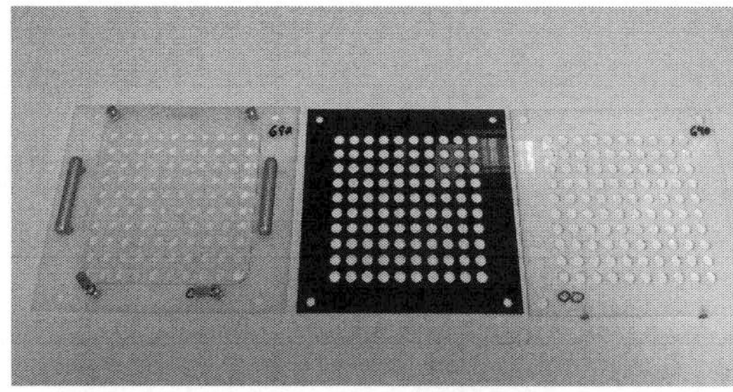

Seleccionar el cargador manual y el juego de placas, según el tamaño de cápsula.

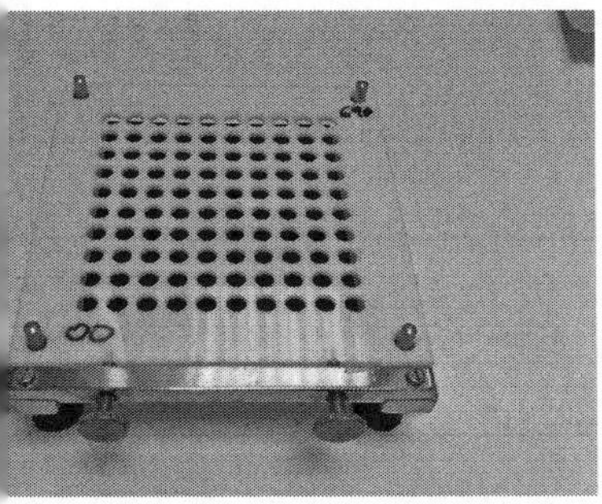

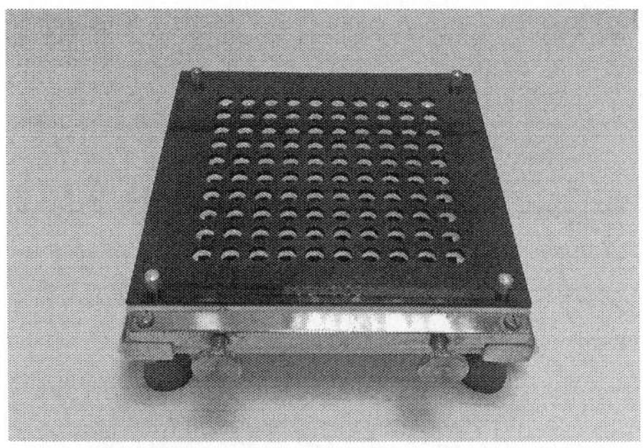

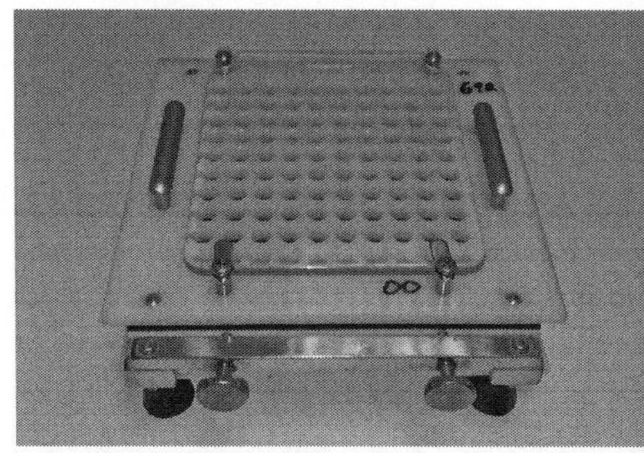

Montar las placas sobre el bastidor.

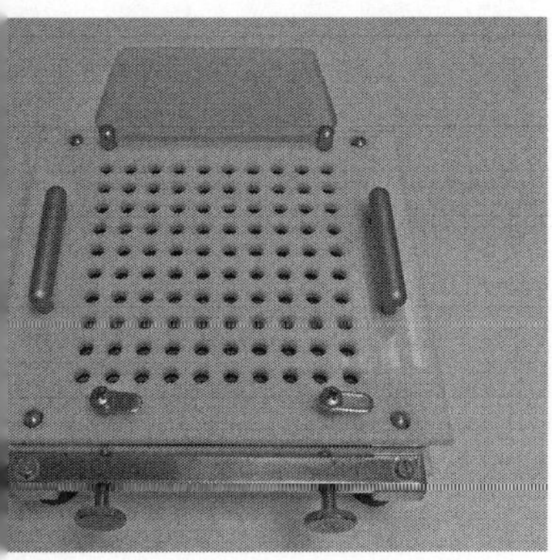

Abrir la tapa transparente.

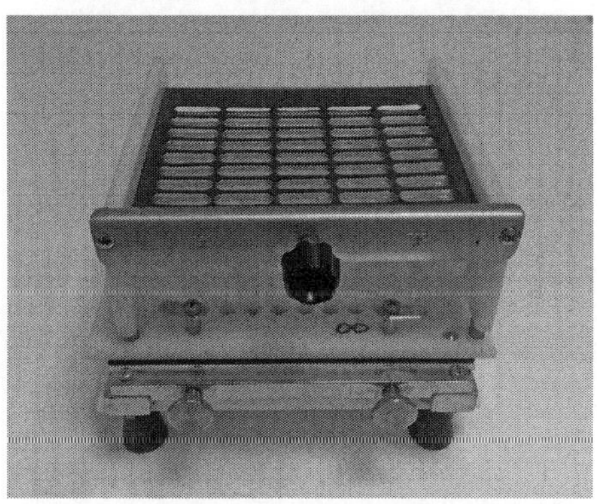

Colocar el cargador. Situar las dos patas izquierdas del cargador sobre los dos pivotes del lado izquierdo del capsulador.

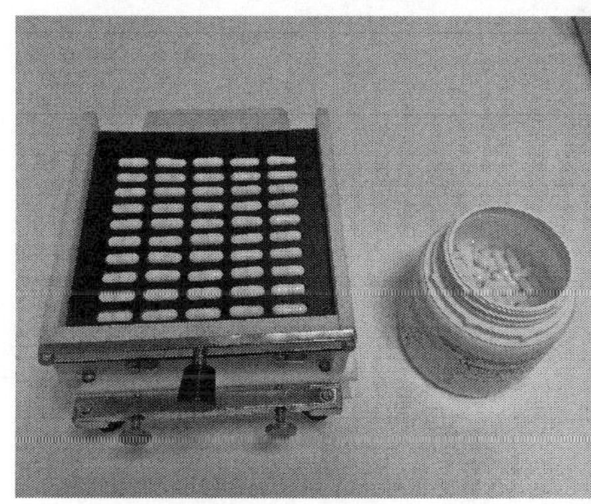

Cargar con la mitad de las cápsulas. Empujar hacia dentro el botón pulsador negro.

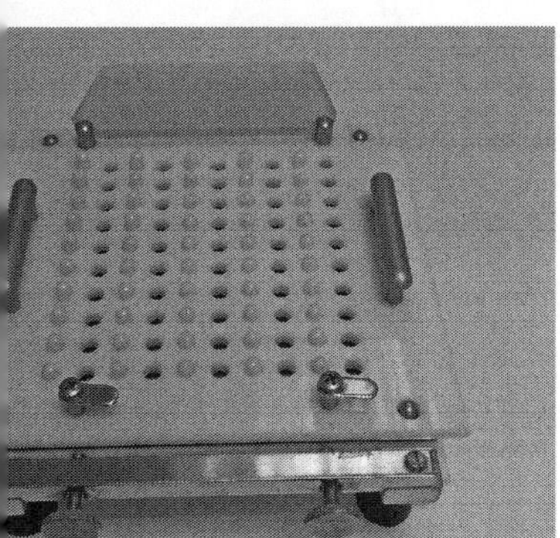

Situar las cápsulas en el capsulador.

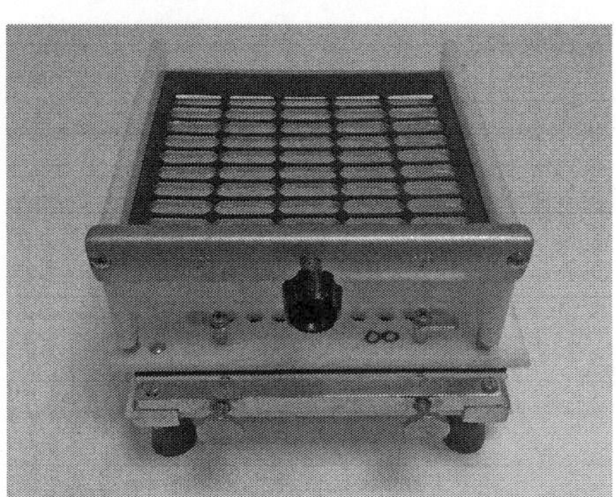

Colocar el cargador sobre los pivotes del lado derecho del capsulador.

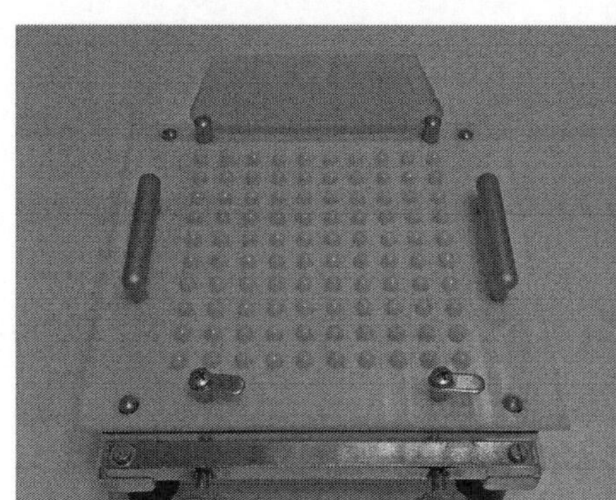

Colocar la otra mitad de las cápsulas.

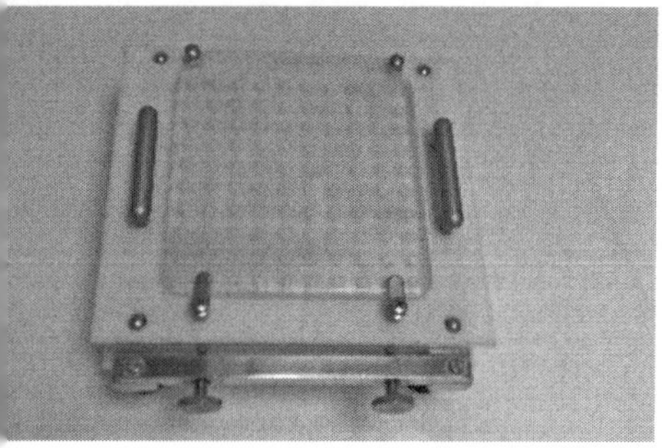

Cerrar la tapa transparente, sujetar con las dos pestañas. Girar los botones.

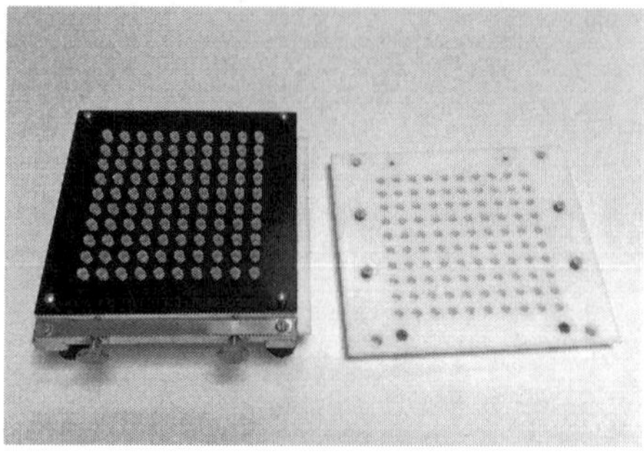

Separar los cuerpos de las tapaderas, y girar los botones en sentido contrario para bajar los cuerpos.

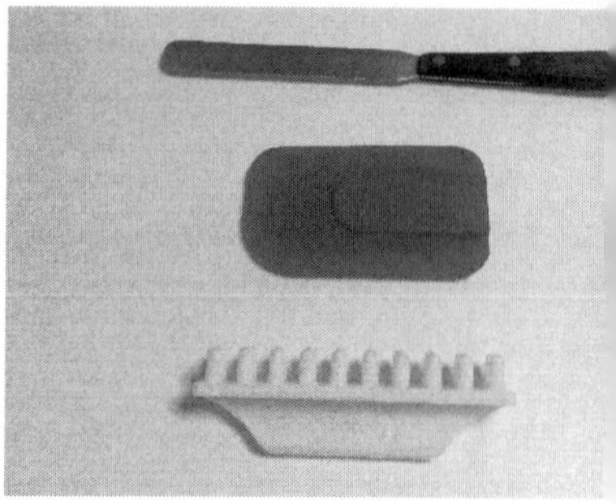

Ayudarse de espátulas y punzor para llenar las cápsulas.

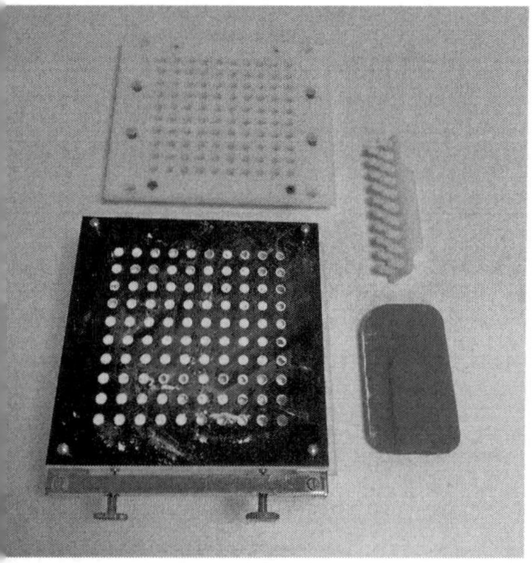

Llenar las cápsulas.

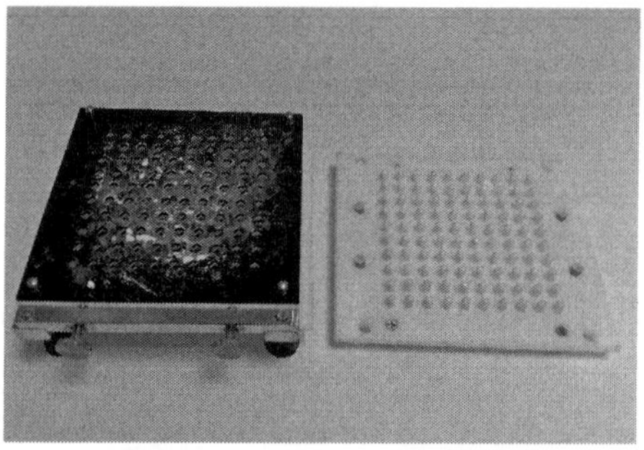

Cerrar las cápsulas y quitar la placa superior del bastidor.

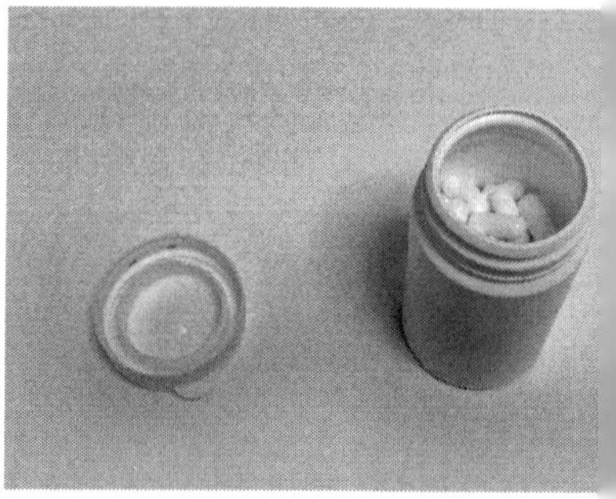

Sacar las cápsulas.

ACONDICIONAMIENTO

Realizar el acondicionamiento de la fórmula en un envase adecuado. El tipo de envase viene determinado por la composición y características de la formulación.

CONTROLES DEL PRODUCTO TERMINADO

- ☐ Fórmulas magistrales:
  - — Examen de los caracteres organolépticos.
- ☐ Fórmulas magistrales tipificadas y preparados oficinales: controles establecidos en el Formulario Nacional:
  - — Examen de los caracteres organolépticos.
  - — Uniformidad de masa.
- ☐ Elaboración de lotes:
  - — Ensayo de disgregación.
  - — Control microbiológico.
  - — Controles requeridos por las características de los principios activos de la formulación.

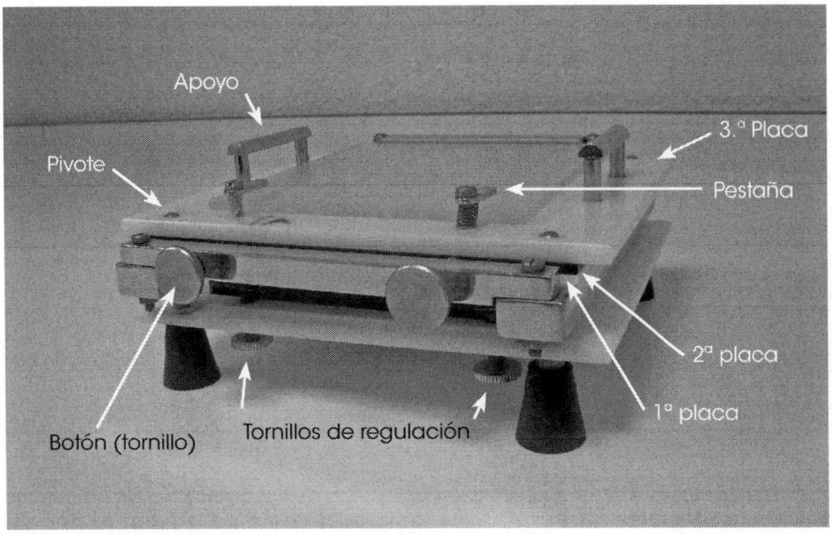

Capsulador.

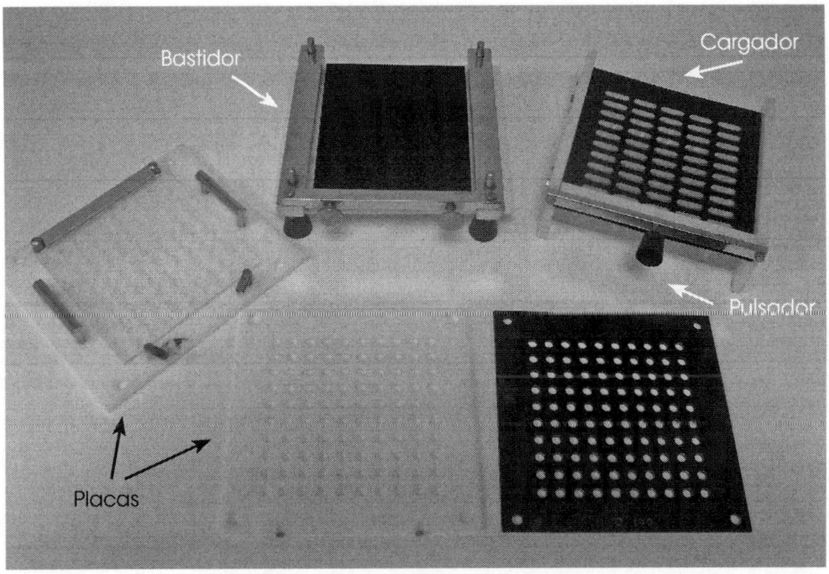

Partes de un capsulador y cargador.

PRÁCTICA 21.1 Cápsulas de hidrogenocarbonato de sodio

FORMA FARMACÉUTICA

Cápsulas.

VÍA DE ADMINISTRACIÓN

Oral.

INDICACIONES

Hiperacidez, molestias gástricas.

FÓRMULA ESTÁNDAR (DOSIS UNITARIA)

Componentes		Cantidad	Sinónimos	Finalidad	Monografía RFE
Hidrogenocarbonato de sodio		500 mg	*Natrii hydrogenocarbonas*, sodio bicarbonato, sodio carbonato ácido, sodio hidrógeno carbonato, sal de Vichy	Agente alcalinizante, antiácido	0195
Excipiente	Almidón de maíz	c.s.	*Maydis amylum*, fécula de maíz, *amylum maydis*	Lubrificante, diluyente, disgregante	0344
	Riboflavina	0,5 mg	*Riboflavinum*, lactoflavina, vitamina B_2	Colorante, marcador	0292
Cápsula n.° 1					

PROTOCOLO DE ELABORACIÓN

1. Pesar el hidrogenocarbonato de sodio necesario para el número de dosis a elaborar.
2. Si es necesario, tamizar y/o desagregar.
3. Con ayuda de un embudo llevar el hidrogenocarbonato de sodio a una probeta y medir el volumen aparente ($V_{aparente}$).
4. Determinar la numeración de las cápsulas a utilizar.
5. Si es preciso añadir excipiente, calcular la cantidad necesaria.
6. Pesar el almidón de maíz.
7. Si es necesario, tamizar y/o desagregar.
8. Añadir colorante, riboflavina, sobre el almidón de maíz y homogeneizar.
9. Mezclar el almidón de maíz con el hidrógeno, carbonato de sodio en el mortero, según lo especificado en el procedimiento general de homogeneización.
10. Realizar movimientos en espiral con el pistilo sin ejercer presión sobre las paredes del fondo de la base.

MATERIALES Y EQUIPOS
* Balanza de precisión
* Vidrios de reloj
* Espátulas cuchara
* Tamiz
* Probeta graduada
* Embudo
* Mortero y pistilo
* Capsulador
* Cargador
* Espátula de goma
* Punzones
* Papel de celulosa
* Material de acondicionamiento

ENTORNO
* Humedad relativa: ≤ 60 %
* Temperatura: 25 ± 5 °C

11. Llenar las cápsulas con el capsulador manual.
12. Con ayuda de un paño limpio o de papel de celulosa que no libere fibras, eliminar el polvo que haya podido quedar adherido al exterior de las cápsulas.
13. Envasar en frasco opaco hermético o emblistar y etiquetar.

NOTA: el hidrógeno carbonato de sodio puede presentar distintas densidades dependiendo del fabricante, por lo que la cantidad de excipiente va a variar.

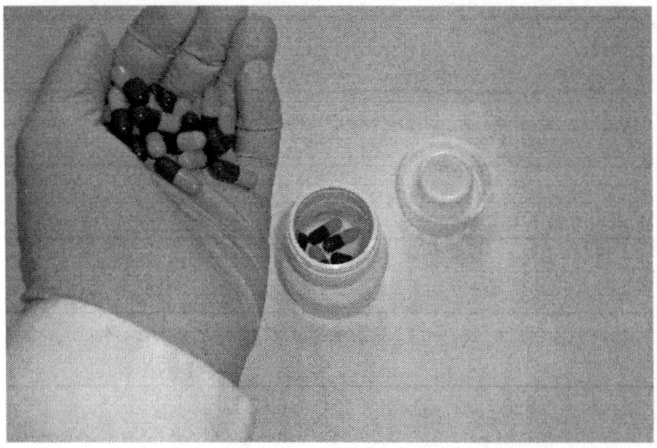
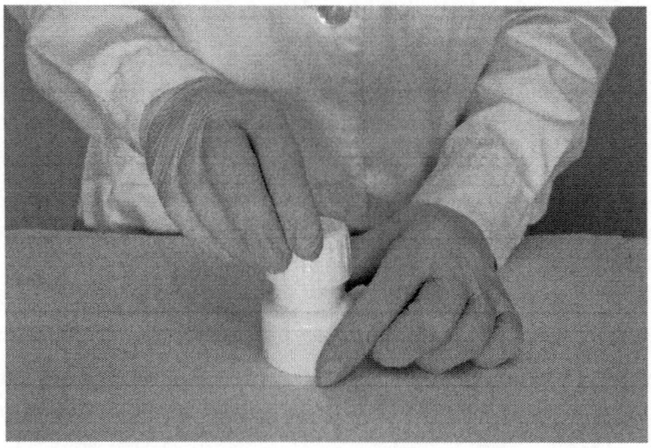

Envasar las cápsulas en frasco opaco hermético.

ENVASADO

Frasco opaco con cierre hermético para cápsulas o blíster.

CADUCIDAD

6 meses.

CARACTERÍSTICAS DEL PRODUCTO TERMINADO

Cápsulas duras completamente limpias de polvo.

CONDICIONES DE CONSERVACIÓN

Conservar a temperatura inferior a 30 °C y proteger de la luz y la humedad.

PNT RELACIONADOS

- ☐ PN/OF de pesada.
- ☐ PN/OF de tamización.
- ☐ PN/OF de desagregación.
- ☐ PN/OF de homogeneización.
- ☐ PN/FF de elaboración de cápsulas.
- ☐ PN/PG etiquetado.

CONTROL DEL PRODUCTO TERMINADO

- ☐ Examen de los caracteres organolépticos.
- ☐ Uniformidad de masa.

PRÁCTICA 21.2 Cápsulas de pasiflora y valeriana

FORMA FARMACÉUTICA

Cápsulas.

VÍA DE ADMINISTRACIÓN

Oral.

INDICACIONES

Nerviosismo, insomnio.

FÓRMULA ESTÁNDAR (DOSIS UNITARIA)

<table>
<tr><th colspan="2">Componentes</th><th>Cantidad</th><th>Sinónimos</th><th>Finalidad</th><th>Monografía RFE</th></tr>
<tr><td colspan="2">Pasiflora, sumidad de</td><td>200 mg</td><td>Passiflorae herba, Passiflora incarnata L.</td><td>Ansiolítico, hipnótico suave, espasmolítico, miorrelajante</td><td>1459</td></tr>
<tr><td colspan="2">Valeriana, raíz de</td><td>150 mg</td><td>Valerianae radix, Valeriana officinalis L.</td><td>Espasmolítico, sedante, hipnótico, ligeramente hipotensor y anticonvulsivo</td><td>0453*</td></tr>
<tr><td rowspan="4">Excipiente universal inerte c.s. (Excipiente n.º 2 para cápsulas)</td><td colspan="2">Fórmula para 100 g</td><td colspan="3"></td></tr>
<tr><td>Almidón de maíz</td><td>96 g</td><td>Maydis amylum, fécula de maíz, amylum maydis</td><td>Lubrificante, diluyente, disgregante, absorbente</td><td>0344</td></tr>
<tr><td>Talco</td><td>3 g</td><td>Talcum, talc, silicato magnésico hidratado, esteatita, creta de Venecia, piedra de jabón, talco purificado</td><td>Diluyente, lubricante</td><td>0438*</td></tr>
<tr><td>Estearato de magnesio</td><td>1 g</td><td>Octadecanoato de magnesio, magnesio estearato</td><td>Lubricante</td><td>0229*</td></tr>
<tr><td colspan="6">Cápsula n.º 0</td></tr>
</table>

* Datos referidos a la 3.ª edición.

PROTOCOLO DE ELABORACIÓN

1. Pesar la pasiflora y la raíz de valeriana necesarias para el número de dosis a elaborar.
2. Si es necesario, tamizar y/o desagregar.
3. Mezclar en el mortero la pasiflora con la valeriana, según lo especificado en el procedimiento general de homogeneización.
4. Con el pistilo, realizar movimientos en espiral sin ejercer presión sobre las paredes del fondo de la base del mortero.
5. Con ayuda de un embudo, llevar la mezcla a una probeta y medir el volumen aparente.
6. Determinar la numeración de las cápsulas a utilizar.
7. Si es preciso añadir excipiente, calcular la cantidad necesaria.
8. Pesar el almidón de maíz, el talco y el estearato de magnesio.
9. Si es necesario, tamizar y/o desagregar.
10. Mezclar en el mortero el almidón de maíz, el talco y el estearato de magnesio, según lo especificado en el procedimiento general de homogeneización.
11. Mezclar y homogeneizar la cantidad de excipiente necesaria con la mezcla de pasiflora y valeriana.
12. Llenar las cápsulas en el capsulador manual.
13. Con ayuda de un paño limpio o papel de celulosa que no libere fibras, eliminar el polvo que haya podido quedar adherido al exterior de las cápsulas.
14. Envasar en frasco opaco hermético o emblistar y etiquetar.

MATERIALES Y EQUIPOS
* Balanza de precisión
* Vidrios de reloj
* Espátulas cuchara
* Tamiz
* Probeta graduada
* Embudo
* Mortero y pistilo
* Capsulador
* Cargador
* Espátula de goma
* Punzones
* Papel de celulosa
* Material de acondicionamiento

ENTORNO
* Humedad relativa: ≤ 60 %
* Temperatura: 25 ± 5 °C

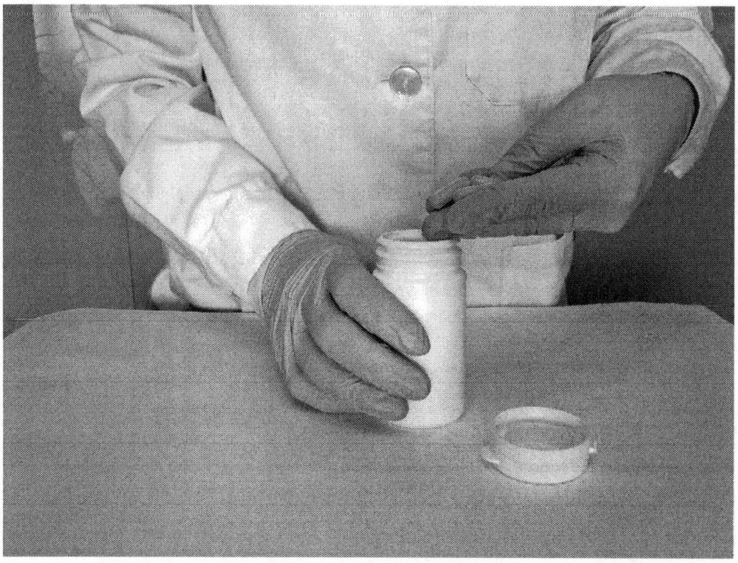

Envasar las cápsulas en frasco opaco con cierre hermético.

ENVASADO

Frasco opaco con cierre hermético para cápsulas o blíster.

CADUCIDAD

3 meses.

CARACTERÍSTICAS DEL PRODUCTO TERMINADO

Cápsulas duras completamente limpias de polvo.

CONDICIONES DE CONSERVACIÓN

Conservar a temperatura inferior a 30 °C y proteger de la luz y la humedad.

PNT RELACIONADOS

- ☐ PN/OF de pesada.
- ☐ PN/OF de tamización.
- ☐ PN/OF de desagregación.
- ☐ PN/OF de homogeneización.
- ☐ PN/FF de elaboración de cápsulas.
- ☐ PN/PG etiquetado.

CONTROL DEL PRODUCTO TERMINADO

- ☐ Examen de los caracteres organolépticos.
- ☐ Uniformidad de masa.

PRÁCTICA 22 Procedimiento general de elaboración de papeles

FÓRMULA ESTÁNDAR

La fórmula estándar de los papeles se ajusta a la siguiente composición:

- ☐ Principio activo: *C* %.
- ☐ Excipientes, cuando sea necesario en c.s.
- ☐ Papel de tamaño adecuado.

CONDICIONES DEL ENTORNO PARA LA ELABORACIÓN

Las condiciones generales de elaboración son:

- ☐ Humedad relativa ≤ 60 %.
- ☐ Temperatura ambiente 25 ± 5 °C.

Esto se cumple, salvo en los casos en los que los componentes de la fórmula exijan unas condiciones específicas.

MATERIALES Y EQUIPOS GENERALES

A continuación, se indican los materiales y equipos generales para la elaboración de papeles:

- Balanza de precisión.
- Vidrios de reloj o papel apropiado.
- Probeta graduada.
- Espátula de acero inoxidable.
- Motero y pistilo.
- Tamices.

MÉTODO DE ELABORACIÓN PATRÓN

1. Pesar todos los elementos pulverulentos que componen la fórmula.
2. Si alguno de los componentes lo requiere, tamizar y/o desagregar.
3. Mezclar los distintos componentes en el mortero según lo especificado en el procedimiento general de homogeneización. Es imprescindible conseguir una buena homogeneización.
4. Elegir el tamaño de papel más adecuado. Pesar la dosis correspondiente a un papel y ver el volumen que ocupa.
5. Pesar individualmente la cantidad necesaria para preparar cada papel.
6. Plegar y cerrar los papeles.
7. Etiquetar.

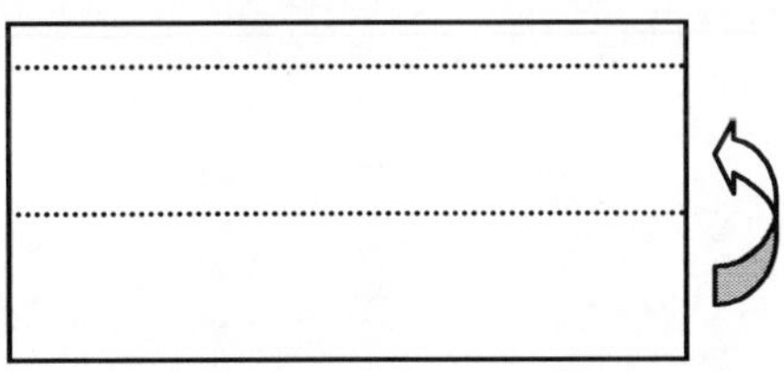 1. Doblar longitudinalmente el papel dejando una pestaña en la parte superior	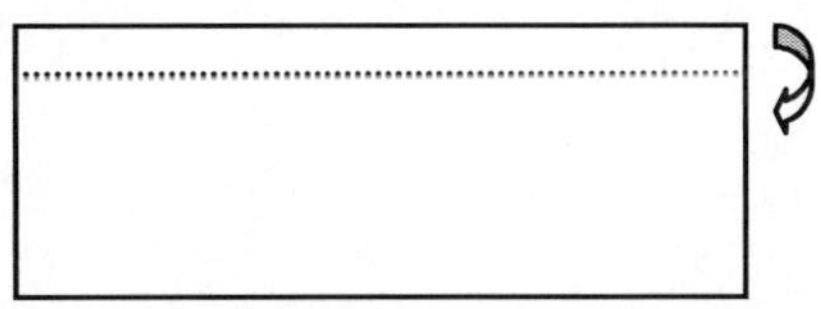 2. Doblar la pestaña
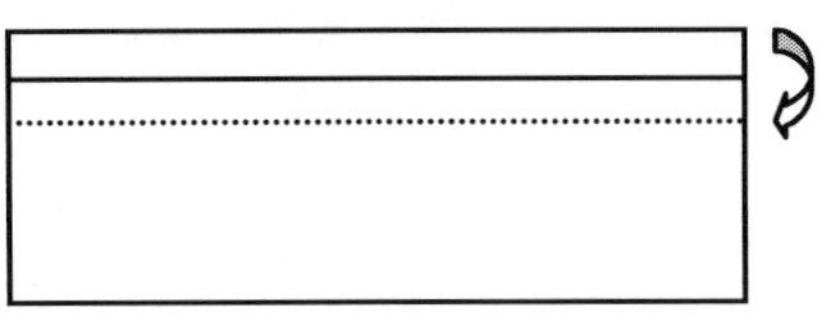 3. Volver a doblar la pestaña	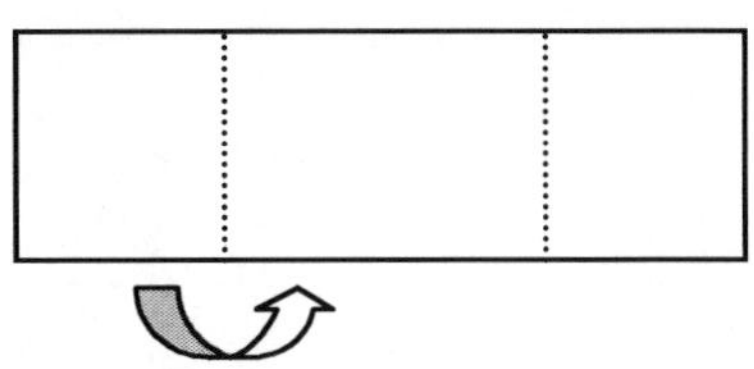 4. Dar la vuelta al papel y doblar uno de los laterales en sentido transversal

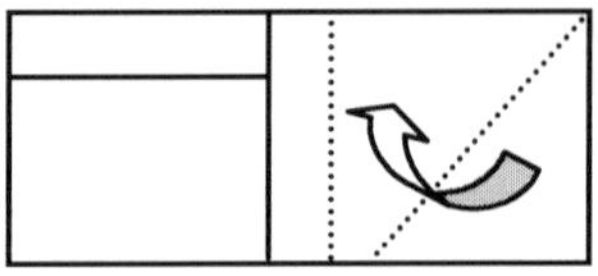 5. En el otro lateral, hacer un doblez hacia dentro formado un triángulo	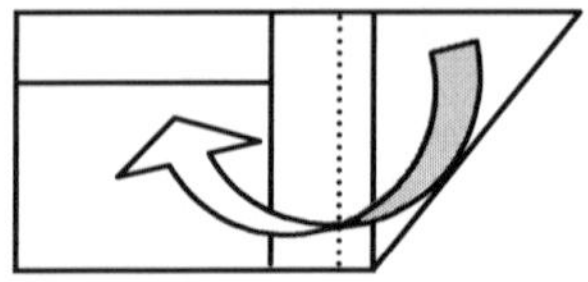 6. Introducir bajo la pestaña del primer lateral doblado, la pestaña del segundo lateral
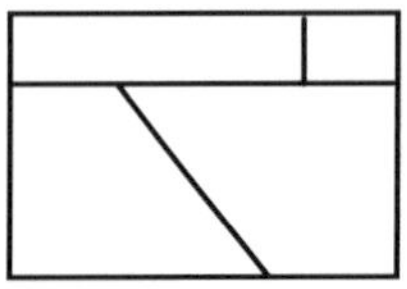 7. Comprobar que el papel está perfectamente cerrado	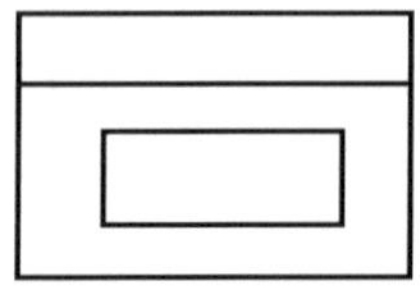 8. Etiquetar en el lado contrario

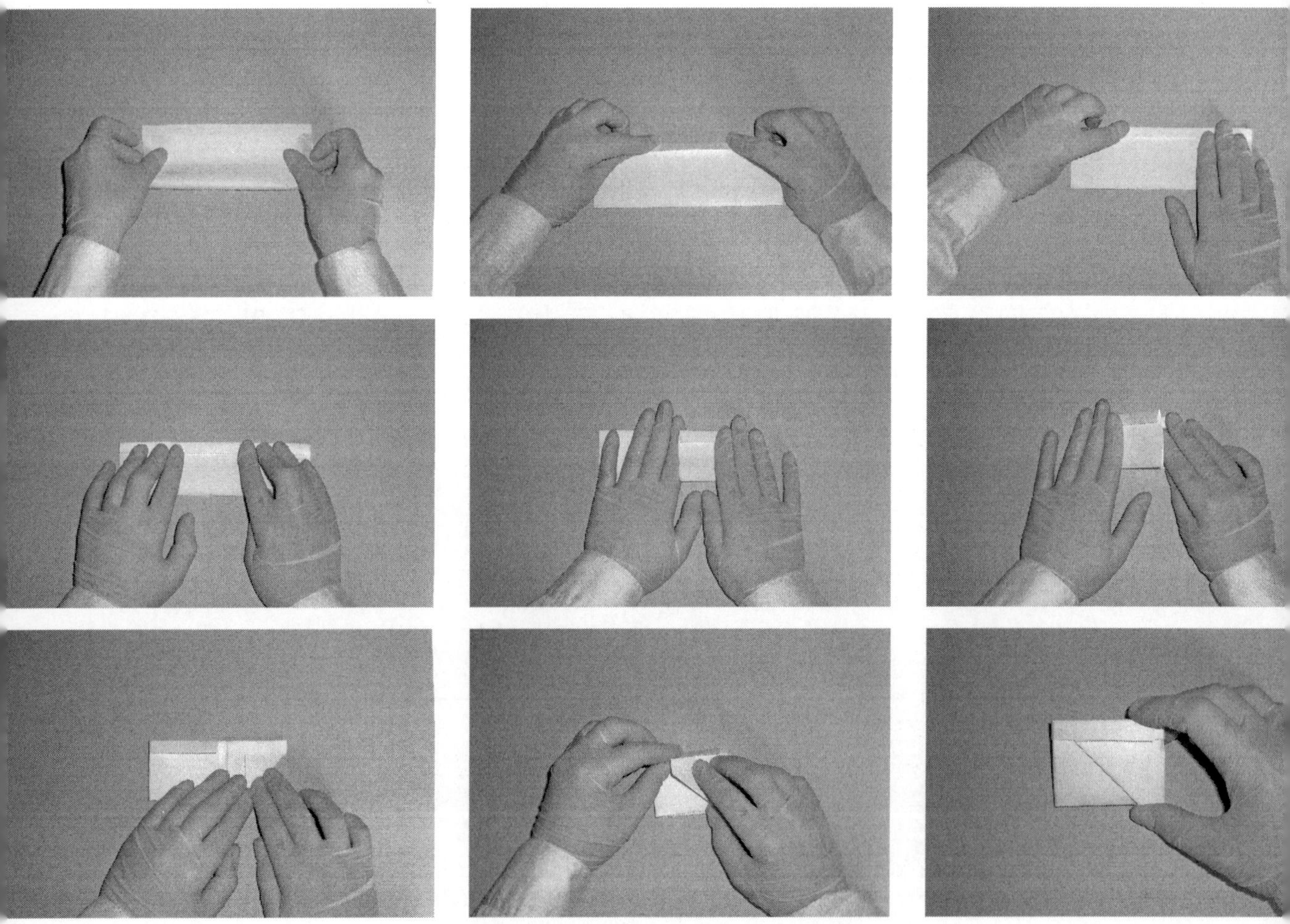

Pasos para plegar y cerrar los papeles.

ACONDICIONAMIENTO

Realizar el acondicionamiento de la fórmula en un envase adecuado. El tipo de envase viene determinado por la composición y las características de la formulación.

CONTROLES DEL PRODUCTO TERMINADO

- Fórmulas magistrales:
  - Examen de los caracteres organolépticos.
- Fórmulas magistrales tipificadas y preparados oficinales: controles establecidos en el Formulario Nacional:
  - Examen de los caracteres organolépticos.
  - Uniformidad de masa.
- Elaboración de lotes:
  - Ensayo de disgregación.
  - Control microbiológico.
  - Controles requeridos por las características de los principios activos de la formulación.

PRÁCTICA 22.1 Papeles de cloruro de sodio

FORMA FARMACÉUTICA

Papeles.

VÍA DE ADMINISTRACIÓN

Oral.

INDICACIONES

Deficiencias de iones sodio y cloruro.

FÓRMULA ESTÁNDAR (DOSIS UNITARIA)

Componentes	Cantidad	Sinónimos	Finalidad	Monografía RFE
Cloruro de sodio	1 g	*Natrii chloridum*, sal, sal común, cloruro sódico	Suplemento nutricional, electrolito	0193

PROTOCOLO DE ELABORACIÓN

1. Pesar de forma individual la cantidad correspondiente a cada papel; en este caso, 1 gramo de cloruro sódico.
2. Plegar y cerrar los papeles.
3. Etiquetar.

MATERIALES Y EQUIPOS
* Balanza de precisión
* Vidrios de reloj
* Espátulas cuchara
* Material de acondicionamiento

ENTORNO
* Humedad relativa: ≤ 60 %
* Temperatura: 25 ± 5 °C

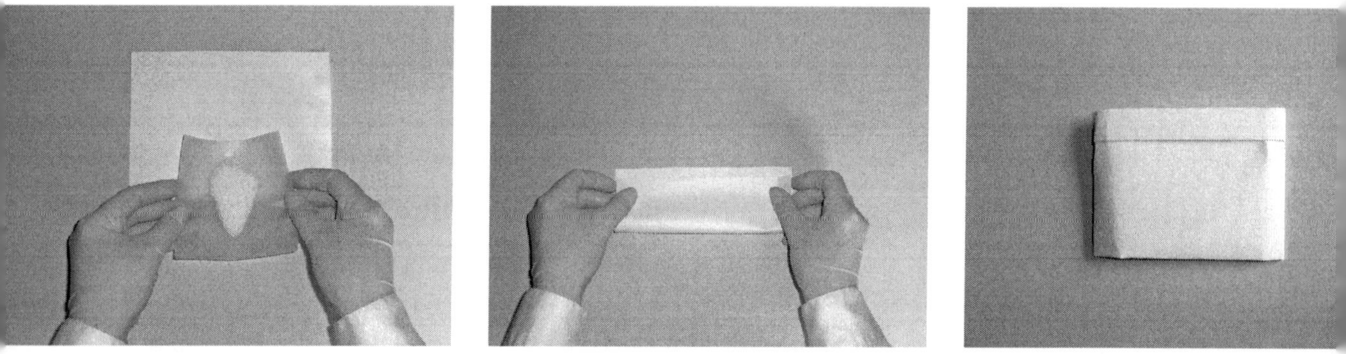

Plegar y cerrar los papeles de cloruro sódico.

ENVASADO

Papel del tamaño adecuado.

CADUCIDAD

3 meses.

CARACTERÍSTICAS DEL PRODUCTO TERMINADO

Papeles perfectamente cerrados, limpios de polvo.

CONDICIONES DE CONSERVACIÓN

Conservar a temperatura inferior a 30 °C y proteger de la luz.

PNT RELACIONADOS

- ☐ PN/OF de pesada.
- ☐ PN/FF de elaboración de papeles.
- ☐ PN/PG etiquetado.

CONTROL DEL PRODUCTO TERMINADO

- ☐ Examen de los caracteres organolépticos.
- ☐ Uniformidad de masa.

PRÁCTICA 22.2 Papeles de furosemida

FORMA FARMACÉUTICA

Papeles.

VÍA DE ADMINISTRACIÓN

Oral.

INDICACIONES

Edemas, hipertensión, insuficiencia renal.

FÓRMULA ESTÁNDAR (DOSIS UNITARIA)

Componentes		Cantidad	Sinónimos	Finalidad	Monografía RFE
Furosemida		20 mg	*Furosemidum*, ácido 4-cloro-2-furfurilamino-5-sulfamoilbenzoico	Diurético, inhibidor a nivel renal de la reabsorción de electrolitos	0391
Excipiente	Lactosa monohidrato	0,98 g	*Lactosum monohydricum*, lactosa, azúcar de la leche	Excipiente, diluyente	0187
	Riboflavina	c.s.	*Riboflavinum*, lactoflavina, vitamina B_2	Colorante, marcador	0292

PROTOCOLO DE ELABORACIÓN

MATERIALES Y EQUIPOS
* Balanza de precisión
* Vidrios de reloj
* Espátulas cuchara
* Mortero y pistilo
* Material de acondicionamiento

ENTORNO
* Humedad relativa: ≤ 60 %
* Temperatura: 25 ± 5 °C

1. Pesar la cantidad de furosemida necesaria para elaborar los papeles.
2. Pesar el excipiente, la lactosa.
3. Poner la furosemida en el mortero y añadir riboflavina en c.s. para asegurar una homogeneización correcta del principio activo.
4. Añadir la lactosa a la furosemida realizando la mezcla según según lo especificado en el procedimiento general de homogeneización. Realizar movimientos en espiral con el pistilo sin ejercer presión sobre las paredes del fondo de la base del mortero.
5. Pesar individualmente la cantidad correspondiente a cada papel.
6. Plegar y cerrar los papeles.
7. Etiquetar.

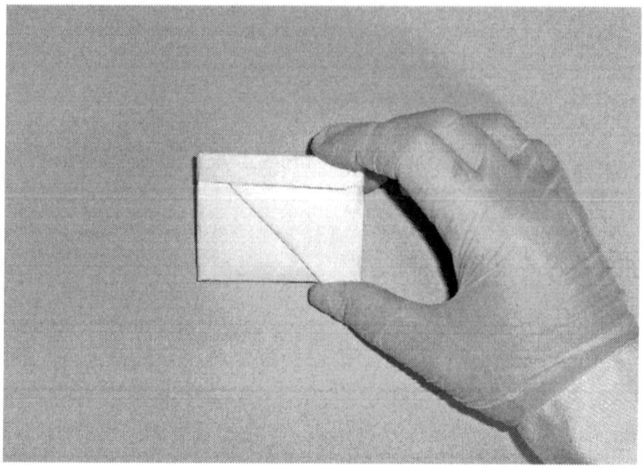

Papel de furosemida.

ENVASADO

Papel del tamaño adecuado.

CADUCIDAD

3 meses.

CARACTERÍSTICAS DEL PRODUCTO TERMINADO

Papeles perfectamente cerrados, limpios de polvo.

CONDICIONES DE CONSERVACIÓN

Conservar a temperatura inferior a 30 °C y proteger de la luz.

PNT RELACIONADOS

- ☐ PN/OF de pesada.
- ☐ PN/OF de homogeneización.
- ☐ PN/FF de elaboración de papeles.
- ☐ PN/PG etiquetado.

CONTROL DEL PRODUCTO TERMINADO

- ☐ Examen de los caracteres organolépticos.
- ☐ Uniformidad de masa.

NOTA: la lactosa puede ser sustituida por otro excipiente soluble en agua, en caso de intolerancia.

PRÁCTICA 23 Granulado efervescente

FORMA FARMACÉUTICA

Granulado.

VÍA DE ADMINISTRACIÓN

Oral.

INDICACIONES

Constipación.

FÓRMULA ESTÁNDAR

<table>
<tr><th colspan="2">Componentes</th><th>Cantidad</th><th>Sinónimos</th><th>Finalidad</th><th>Monografía RFE</th></tr>
<tr><td colspan="2">Sulfato de sodio anhidro</td><td>8 g</td><td>Natrii sulfas anhydricus, sulfato sódico desecado, sal de Glauber desecada</td><td>Laxante osmótico</td><td>0099</td></tr>
<tr><td colspan="2">Sulfato de potasio</td><td>2 g</td><td>Kalii sulfas, sulfato potásico, sulfato de potasa, sal de Doubus</td><td>Laxante osmótico, prevención deficiencia de potasio</td><td>1622</td></tr>
<tr><td rowspan="3">Excipiente efervescente c.s.p. 100 g</td><td>Hidrogenocarbonato de sodio</td><td>53 g</td><td>Natrii hydrogenocarbonas, sodio bicarbonato, sodio carbonato ácido, sodio hidrógeno carbonato, sal de Vichy</td><td>Agente alcalinizante</td><td>0195</td></tr>
<tr><td>Tartárico, ácido</td><td>25 g</td><td>Acidum tartaricum, ácido (+)-L-tartárico</td><td>Coadyuvante tecnológico</td><td>0460</td></tr>
<tr><td>Sacarosa</td><td>12 g</td><td>Saccharum, azúcar, azúcar refinado, sucrosa</td><td>Endulzante, conservante</td><td>0204</td></tr>
<tr><td colspan="2">Etanol al 96 por ciento</td><td>c.s.</td><td>Ethanolum (96 per centum), alcohol etílico 96°</td><td>Aglutinante</td><td>1317</td></tr>
</table>

PROTOCOLO DE ELABORACIÓN

1. Pesar los distintos elementos que componen la fórmula.
2. Pulverizar finamente la sacarosa hasta que adquiera un aspecto homogéneo. Retirar el producto adherido al mortero y al pistilo con ayuda de una espátula.
3. Mezclar en el mortero las sustancias pulverulentas, según lo especificado en el procedimiento general de homogeneización.
4. Añadir poco a poco el líquido aglutinante no acuoso, etanol 96°, a la mezcla anterior. Mezclar y amasar con la mano del mortero hasta que adquiera una consistencia adecuada para formar un gránulo compacto al pasar por el tamiz.
5. Situar la masa humedecida sobre un tamiz de 2.000 µm de luz de malla. Granular sometiendo la masa a una presión mecánica que la haga pasar a través de la superficie perforada del tamiz.
6. Con ayuda de una espátula de acero inoxidable, descargar el granulado formado en una bandeja de acero inoxidable.
7. Desecar el granulado a 25 °C durante 24 horas.
8. Sacar el granulado de la estufa.
9. Para deshacer los aglomerados que hayan podido formarse, pasar de nuevo el granulado por un tamiz de 2.000 µm de luz de malla.
10. Envasar en frasco opaco hermético y etiquetar.

MATERIALES Y EQUIPOS
* Balanza de precisión
* Vidrios de reloj
* Espátulas cuchara
* Tamiz 2.000 µm
* Mortero y pistilo
* Espátula de acero inoxidable
* Estufa
* Bandeja de acero inoxidable
* Material de acondicionamiento

ENTORNO
* Humedad relativa: ≤ 60 %
* Temperatura: 25 ± 5 °C

ENVASADO

Frasco opaco con cierre hermético.

CADUCIDAD

3 meses.

CARACTERÍSTICAS DEL PRODUCTO TERMINADO

Agregados sólidos y secos de partículas de polvo blanco.

CONDICIONES DE CONSERVACIÓN

Conservar a temperatura inferior a 30 °C y proteger de la luz y la humedad.

PNT RELACIONADOS

- ☐ PN/OF de pesada.
- ☐ PN/OF de pulverización.
- ☐ PN/OF de granulación.
- ☐ PN/OF de homogeneización.
- ☐ PN/PG etiquetado.

CONTROL DEL PRODUCTO TERMINADO

- ☐ Examen de los caracteres organolépticos.
- ☐ Verificación de masa final.

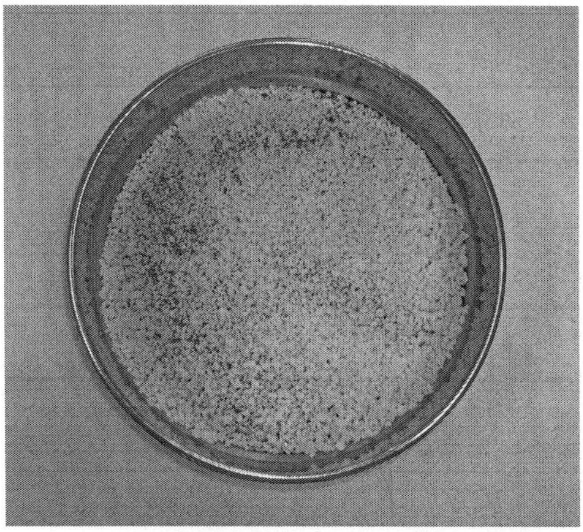

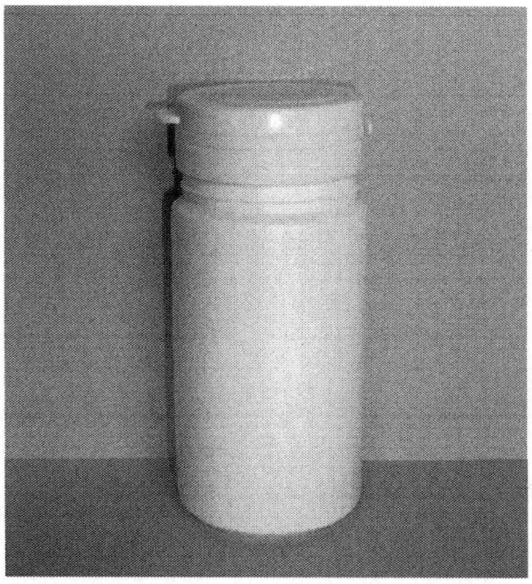

Envasar el granulado efervescente en frasco opaco hermético.

PRÁCTICA 24 Granulado de carbón activado

FORMA FARMACÉUTICA

Granulado.

VÍA DE ADMINISTRACIÓN

Oral.

INDICACIONES

Antídoto en intoxicaciones orales agudas por sobredosis de medicamentos o productos tóxicos.

FÓRMULA ESTÁNDAR

Componentes	Cantidad	Sinónimos	Finalidad	Monografía RFE
Carbón activado	100 g	*Carbo activatus*, carbón adsorbente, carbón decolorante, carbón medicinal, carbón negro	Agente adsorbente, adsorbe tóxicos inorgánicos, vegetales y medicamentos	0313

→

Componentes	Cantidad	Sinónimos	Finalidad	Monografía RFE
Sacarosa	10 g	*Saccharum*, azúcar, azúcar refinado, sucrosa	Endulzante, conservante, diluyente	0204
Goma arábiga	2,5 g	*Acaciae gummi*, goma de acacia, goma de Senegal, goma de Kordofán	Agente suspensor, aglutinante	0307
Benjuí de Sumatra, tintura de	1 g	*Benzois sumatrani tinctura*, alcoholado de Benjuí, tintura de Benjuí	Antiséptico, antifúngico	1813
Agua purificada	c.s.	*Aqua*	Aglutinante	0008

PROTOCOLO DE ELABORACIÓN

1. Pesar los distintos elementos que componen la fórmula.
2. Pulverizar finamente la sacarosa hasta que adquiera un aspecto homogéneo. Retirar el producto adherido al mortero y al pistilo con ayuda de la espátula.
3. Disolver la goma arábiga en, aproximadamente, 25 ml de agua purificada. Agitar con varilla de vidrio.
4. Añadir a la solución anterior la tintura de Benjuí. Agitar con varilla de vidrio.
5. Mezclar en el mortero el carbón activado y la sacarosa pulverizada, según lo especificado en el procedimiento general de homogeneización.
6. Agregar poco a poco a la mezcla existente en el mortero la solución aglutinante (punto 4). Mezclar y amasar con la mano del mortero hasta que adquiera una consistencia adecuada para formar un gránulo compacto al pasar por el tamiz.
7. Situar la masa humedecida sobre un tamiz de 2.000 µm de luz de malla y granular sometiendo la masa a una presión mecánica que la haga pasar a través de la superficie perforada del tamiz.
8. Con ayuda de una espátula de acero inoxidable, descargar el granulado formado en una bandeja de acero inoxidable.
9. Desecar el granulado a 45 °C durante 24 horas.
10. Sacar el granulado de la estufa.

MATERIALES Y EQUIPOS
* Balanza de precisión
* Vidrios de reloj
* Espátulas cuchara
* Tamiz
* Probeta
* Mortero y pistilo
* Vasos de precipitado
* Varillas de vidrio
* Espátula de acero inoxidable
* Estufa
* Bandeja de acero inoxidable
* Material de acondicionamiento

ENTORNO
* Humedad relativa: ≤ 60 %
* Temperatura: 25 ± 5 °C

11. Para deshacer los aglomerados que hayan podido formarse, pasar de nuevo el granulado por un tamiz de 2.000 µm de luz de malla.
12. Envasar en frasco opaco hermético y etiquetar.

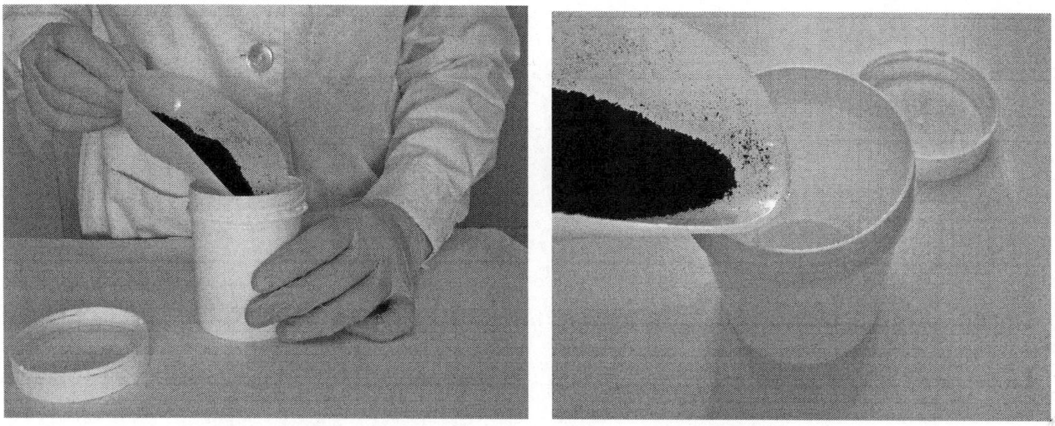

Envasar el granulado en frasco opaco hermético.

ENVASADO

Frasco opaco con cierre hermético.

CADUCIDAD

6 meses.

CARACTERÍSTICAS DEL PRODUCTO TERMINADO

Agregados sólidos y secos de partículas de polvo color negro.

CONDICIONES DE CONSERVACIÓN

Conservar a temperatura inferior a 30 °C y proteger de la luz y la humedad.

PNT RELACIONADOS

- ☐ PN/OF de pesada.
- ☐ PN/OF de pulverización.
- ☐ PN/OF de granulación.
- ☐ PN/OF de homogeneización.
- ☐ PN/FF de elaboración de soluciones.
- ☐ PN/PG etiquetado.

CONTROL DEL PRODUCTO TERMINADO

- ☐ Examen de los caracteres organolépticos.
- ☐ Verificación de masa final.

PROTOCOLOS PRÁCTICOS 6

INTRODUCCIÓN

En los procedimientos de este bloque incluimos las formas galénicas de administración oral líquidas propiamente dichas y las que se administran vía tópica en la cavidad bucofaríngea. Podemos encontrar protocolos de elaboración de jarabes, suspensiones orales, elixires, colutorios, etcétera.

Estos protocolos prácticos corresponden a la Unidad 12 del libro *Formulación magistral.*

Formas galénicas orales líquidas

ÍNDICE DE PRÁCTICAS

PRÁCTICA 25 Procedimiento general de elaboración de jarabes

FÓRMULA ESTÁNDAR

La fórmula estándar de los jarabes es la siguiente:

- Principio activo: *C* %
- Azúcar: generalmente sacarosa 45-65 %.
- Agua purificada c.s.
- Excipientes, en cantidad suficiente, según cada formulación:
  - Conservantes.
  - Codisolventes.
  - Aromas.
  - Saborizantes.
  - Espesantes.
  - Estabilizantes.
  - Colorantes, etcétera.

CONDICIONES DEL ENTORNO PARA LA ELABORACIÓN

La temperatura ambiente debe ser de 25 ± 5 °C, y la humedad relativa, inferior o igual al 60 %.

MATERIALES Y EQUIPOS GENERALES

Los materiales y equipos generales para elaborar jarabes son:

- Vasos de precipitado o recipientes adecuados.
- Agitador manual o agitador mecánico.
- Sistema de filtración: embudo de vidrio, soporte, aro y nuez.
- Papel de filtro.

MÉTODO DE ELABORACIÓN PATRÓN

1. Pesar todos los elementos que componen la fórmula.
2. Añadir poco a poco, sobre el agua, los conservantes y agitar hasta su completa disolución.
3. Agregar lentamente la sacarosa, agitando continuamente hasta obtener una solución homogénea.
4. Añadir poco a poco, bajo agitación, el corrector del sabor.
5. En caso de que sea necesario, homogeneizar la solución anterior con un agitador de turbina.
6. Montar el sistema de filtración y filtrar el jarabe mediante filtración clarificante.
7. Añadir el principio activo:
   a. Si el principio activo es soluble en el jarabe, incorporarlo directamente.
   b. Si el principio activo no es soluble en el jarabe, disolverlo previamente en un solvente adecuado e incorporarlo a continuación al jarabe.
8. Limpiar el material y los equipos utilizados.

ACONDICIONAMIENTO

El acondicionamiento de la fórmula debe realizarse en un envase adecuado. El tipo de envase debe ser compatible y adecuado para el jarabe que contenga. Se recomienda incluir en el acondicionamiento un dispositivo de medida que permita dosificar la cantidad de jarabe necesaria, como jeringas, cucharas de dosificación, vasos de medida, etcétera.

CONTROLES DEL PRODUCTO TERMINADO

- Fórmulas magistrales:
  - Examen de los caracteres organolépticos.
- Fórmulas magistrales tipificadas y preparados oficinales: controles establecidos en el Formulario Nacional:
  - Examen de los caracteres organolépticos.
  - Verificación de peso.
- Elaboración de lotes:
  - Grado de coloración.
  - Limpidez y grado de opalescencia.
  - Densidad relativa.
  - Control microbiológico.
  - Control de pH.
  - Controles requeridos por las exigencias que figuran en la Real Farmacopea Española.

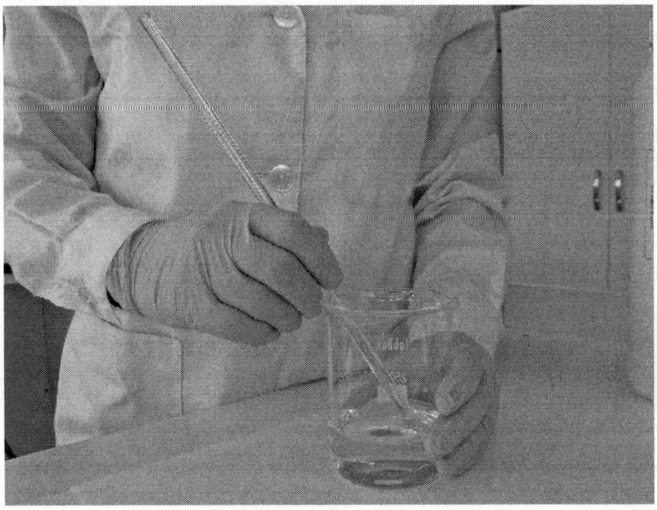

Elaboración de un jarabe.

NOTA: el sabor dulce de los jarabes, además de con la sacarosa, se puede lograr usando polioles o edulcorantes.

PRÁCTICA 25.1 Jarabe simple

FORMA FARMACÉUTICA

Solución.

VÍA DE ADMINISTRACIÓN

Oral.

INDICACIONES

Jarabe no medicamentoso, base para elaborar otras formas farmacéuticas.

FÓRMULA ESTÁNDAR

Componentes	Cantidad	Sinónimos	Finalidad	Monografía RFE
Sacarosa	64 g	*Saccharum*, azúcar, azúcar refinado, sucrosa	Endulzante, conservante, viscosizante	0204
Agua purificada	36 g	*Aqua*	Disolvente	0008

PROTOCOLO DE ELABORACIÓN

1. Pesar los elementos que componen la fórmula.
2. Disponer el agua purificada en un vaso de precipitado.
3. Añadir poco a poco la sacarosa sobre el agua purificada.
4. Agitar con varilla de vidrio hasta obtener una solución homogénea.
5. Montar el sistema de filtración.
6. Elaborar un filtro de pliegues y colocarlo sobre el embudo. Humedecer el filtro con agua purificada.
7. Realizar una filtración clarificante, añadiendo lentamente la solución de sacarosa sobre las paredes del filtro con ayuda de una varilla de vidrio.
8. Recoger el líquido filtrado.
9. Envasar en frasco de vidrio opaco o de color topacio. Llenar el envase casi en su totalidad, para evitar la evaporación parcial.
10. Etiquetar.

MATERIALES Y EQUIPOS

* Balanza de precisión
* Vidrio de reloj
* Vasos de precipitado
* Pipeta Pasteur
* Espátula cuchara
* Embudo
* Soporte pie de plato
* Aro
* Nuez
* Varilla de vidrio
* Papel de filtro
* Material de acondicionamiento

ENTORNO

* Humedad relativa: ≤ 60 %
* Temperatura: 25 ± 5 ºC

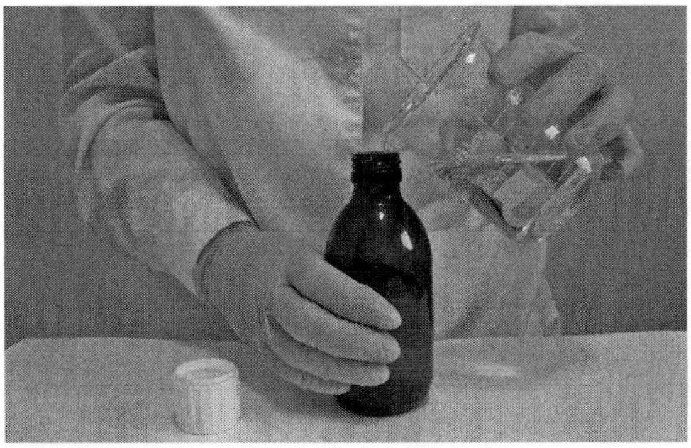

Envasar el jarabe simple en frasco de vidrio opaco o color topacio.

ENVASADO

Frasco de vidrio opaco o de color topacio.

CADUCIDAD

14 días.

CARACTERÍSTICAS DEL PRODUCTO TERMINADO

Líquido incoloro, inodoro y viscoso.

CONDICIONES DE CONSERVACIÓN

Conservar a temperatura inferior a 25 °C, en envase perfectamente cerrado.

PNT RELACIONADOS

- ☐ PN/OF de pesada.
- ☐ PN/OF de filtración.
- ☐ PN/FF de elaboración de jarabes.
- ☐ PN/PG etiquetado.

CONTROL DEL PRODUCTO TERMINADO

- ☐ Examen de los caracteres organolépticos.
- ☐ Verificación de masa final.

NOTA: no se debe mezclar jarabe recientemente preparado con otro preparado con anterioridad; esto puede ocasionar la alteración del producto.

PRÁCTICA 25.2 Jarabe de limón

FORMA FARMACÉUTICA

Jarabe.

VÍA DE ADMINISTRACIÓN

Oral.

INDICACIONES

Jarabe no medicamentoso, base para elaborar otras formas farmacéuticas.

FÓRMULA ESTÁNDAR

<table>
<tr><th colspan="2">Componentes</th><th>Cantidad</th><th>Sinónimos</th><th>Finalidad</th><th>Monografía RFE</th></tr>
<tr><td colspan="2">Limón, aceite esencial de</td><td>0,5 ml</td><td>Limonis aetheroleum, aroma de limón, aceite de limón, aceite volátil de limón</td><td>Aromatizante, refrescante, astringente, antiséptico</td><td>0620</td></tr>
<tr><td rowspan="2">Jarabe simple</td><td>Sacarosa</td><td rowspan="2">100 ml</td><td>Saccharum, azúcar, azúcar refinado, sucrosa</td><td>Endulzante, conservante, viscosizante</td><td>0204</td></tr>
<tr><td>Agua purificada</td><td>Aqua</td><td>Disolvente</td><td>0008</td></tr>
</table>

PROTOCOLO DE ELABORACIÓN

1. Pesar o medir los elementos que componen la fórmula.
2. Disponer el jarabe simple previamente elaborado en un vaso de precipitado.
3. Añadir poco a poco la esencia de limón.
4. Agitar con varilla de vidrio hasta obtener una solución homogénea.
5. Envasar en frasco de vidrio o plástico topacio. Llenar el envase casi en su totalidad para evitar la evaporación parcial.
6. Etiquetar.

MATERIALES Y EQUIPOS
* Balanza de precisión
* Vidrio de reloj
* Espátula cuchara
* Pipeta graduada
* Prepipeta
* Probeta
* Vasos de precipitado
* Varilla de vidrio
* Material de acondicionamiento

ENTORNO
* Humedad relativa: ≤ 60 %
* Temperatura: 25 ± 5 °C

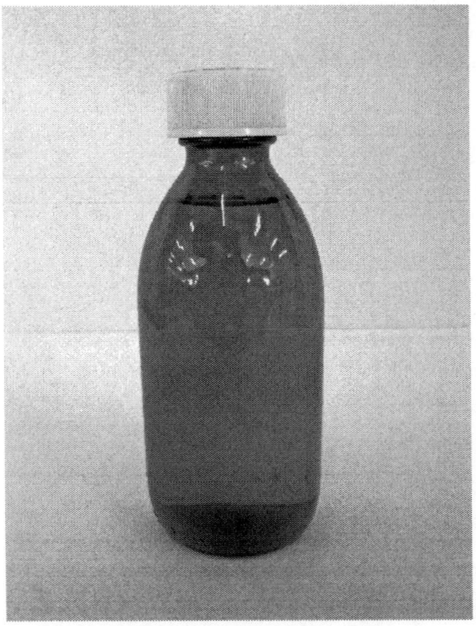

Envasar en frasco de vidrio o plástico topacio.

ENVASADO

Frasco de vidrio o plástico topacio.

CADUCIDAD

14 días.

CARACTERÍSTICAS DEL PRODUCTO TERMINADO

Líquido ligeramente amarillo, aroma característico y viscoso.

CONDICIONES DE CONSERVACIÓN

Conservar a temperatura inferior a 25 °C, en envase perfectamente cerrado.

PNT RELACIONADOS

- ☐ PN/OF de pesada.
- ☐ PN/FF de elaboración de jarabes.
- ☐ PN/PG etiquetado.

CONTROL DEL PRODUCTO TERMINADO

- ☐ Examen de los caracteres organolépticos.
- ☐ Verificación de volumen final.

PRÁCTICA 25.3 Jarabe de ipecacuana

FORMA FARMACÉUTICA

Jarabe.

VÍA DE ADMINISTRACIÓN

Oral.

INDICACIONES

Intoxicación por ingestión e inducción del vómito.

FÓRMULA ESTÁNDAR

<table>
<tr><th colspan="2">Componentes</th><th>Cantidad</th><th>Sinónimos</th><th>Finalidad</th><th>Monografía RFE</th></tr>
<tr><td colspan="2">Ipecacuana, tintura normalizada de</td><td>7 ml</td><td>Ipecacuanhae tinctura normata, tintura de Cephaelis ipecacuanha, ipecacuana de Matto Grosso, ipecacuana de Costa Rica</td><td>Emético, inductor del vómito</td><td>1530</td></tr>
<tr><td colspan="2">Glicerol</td><td>10 ml</td><td>Glycerolum, glycerin, glicerina, 1,2,3-propanotriol</td><td>Humectante, disolvente</td><td>0496</td></tr>
<tr><td rowspan="2">Ácido clorhídrico 0,1 N</td><td>Clorhídrico, ácido concentrado</td><td rowspan="2">2,5 ml</td><td>Acidum hydrochloridum concentratum, ácido clorhídrico del 35,0 por ciento m/m al 39,0 por ciento m/m</td><td>Acidificante, escarótico</td><td>0002</td></tr>
<tr><td>Agua purificada</td><td>Aqua</td><td>Disolvente</td><td>0008</td></tr>
<tr><td rowspan="2">Jarabe simple</td><td>Sacarosa</td><td rowspan="2">c.s.p. 100 ml</td><td>Saccharum, azúcar, azúcar refinado, sucrosa</td><td>Endulzante, conservante, viscosizante</td><td>0204</td></tr>
<tr><td>Agua purificada</td><td>Aqua</td><td>Disolvente</td><td>0008</td></tr>
</table>

PROTOCOLO DE ELABORACIÓN

MATERIALES Y EQUIPOS
* Balanza de precisión
* Pipeta automática
* Pipetas graduadas
* Prepipetas
* Probeta
* Pipeta Pasteur
* Vasos de precipitado
* Varillas de vidrio
* Material de acondicionamiento

ENTORNO
* Humedad relativa: ≤ 60 %
* Temperatura: 25 ± 5 °C

1. Preparar ácido clorhídrico 0,1 N según lo indicado en el procedimiento general de elaboración de soluciones.
2. Medir la tintura de ipecacuana, el glicerol y el ácido clorhídrico 0,1 N.
3. Verter la tintura de ipecacuana en un vaso de precipitado, añadir el ácido clorhídrico 0,1 N y el glicerol.
4. Agitar con una varilla de vidrio hasta su completa disolución.
5. Incorporar la mezcla anterior al jarabe simple.
6. Agitar con ayuda de una varilla de vidrio. Mantener en agitación hasta su completa homogeneización.
7. Envasar en frasco de vidrio o plástico topacio y etiquetar.

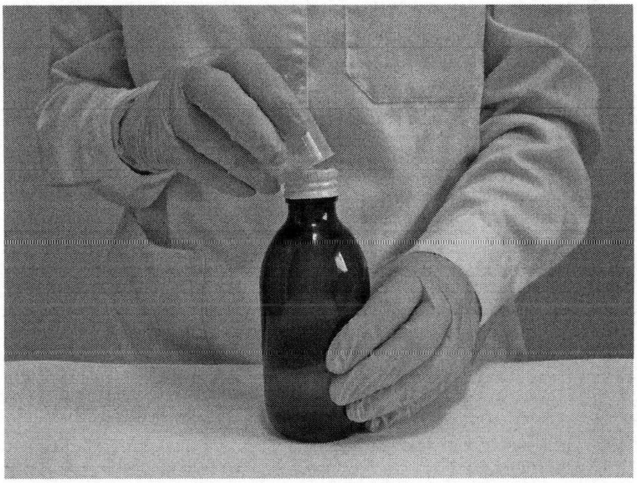

Envasar en frasco de vidrio topacio.
Acompañar al envase de un dispositivo para dosificar el jarabe.

ENVASADO

Frasco de vidrio o de plástico topacio.

CADUCIDAD

3 meses.

CARACTERÍSTICAS DEL PRODUCTO TERMINADO

Líquido transparente, de color marrón, con olor característico.

CONDICIONES DE CONSERVACIÓN

Conservar a temperatura inferior a 25 °C y proteger de la luz.

PNT RELACIONADOS

- ☐ PN/OF de pesada.
- ☐ PN/FF de elaboración de soluciones.
- ☐ PN/FF de elaboración de jarabes.
- ☐ PN/PG etiquetado.

CONTROL DEL PRODUCTO TERMINADO

Examen de los caracteres organolépticos.

- ☐ Verificación de peso.
- ☐ Verificación de volumen final.

PRÁCTICA 26 Solución oral de ácido cítrico, citrato de sodio y citrato de potasio

FORMA FARMACÉUTICA

Solución.

VÍA DE ADMINISTRACIÓN

Oral.

INDICACIONES

Acidosis metabólica y cálculos renales.

FÓRMULA ESTÁNDAR

Componentes	Cantidad	Sinónimos	Finalidad	Monografía RFE
Cítrico, ácido, monohidrato	14 g	*Acidum citricum monohydricum*, ácido cítrico cristal	Antioxidante, favorece la disolución de cálculos renales	0456
Citrato de sodio	5 g	*Natrii citras*, citrato sódico dihidrato, citrato trisódico, citrato sódico neutro	Agente alcalinizante, favorece la disolución de cristales de ácido úrico	0412

Componentes	Cantidad	Sinónimos	Finalidad	Monografía RFE
Citrato de potasio	5 g	*Kalii citras*, citrato de potasa monohidrato, citrato tripotásico	Agente alcalinizante, hipocalciúrico, reduce la formación de cálculos renales	0400
Agua conservante	1 ml	*Agua conservans*	Conservante	—
Agua purificada	c.s.p. 100 ml	*Aqua*	Disolvente	0008

PROTOCOLO DE ELABORACIÓN

1. Pesar el ácido cítrico, el citrato de sodio y el citrato de potasio.
2. Verter el 75 % del agua purificada en un matraz aforado (volumen aproximado).
3. Con ayuda de un embudo añadir el ácido cítrico, el citrato de sodio y el citrato de potasio al agua purificada contenida en el matraz aforado. Agitar hasta que el aspecto sea homogéneo.
4. Medir con una pipeta el agua conservante y añadir a la mezcla contenida en el matraz aforado. Agitar.
5. Enrasar con agua purificada.
6. Tapar y agitar hasta su completa disolución.
7. Envasar en frasco de vidrio topacio y etiquetar.

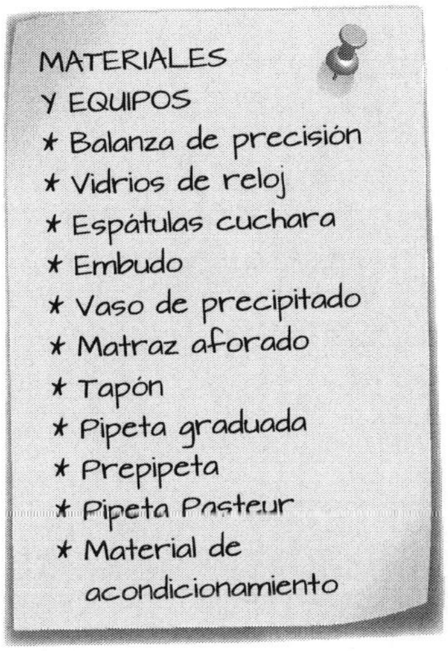

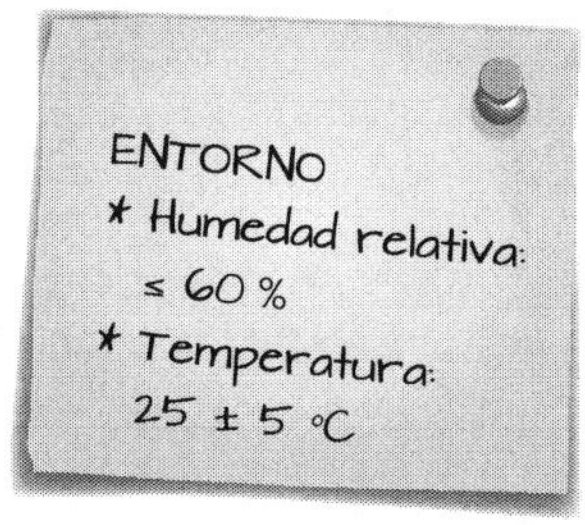

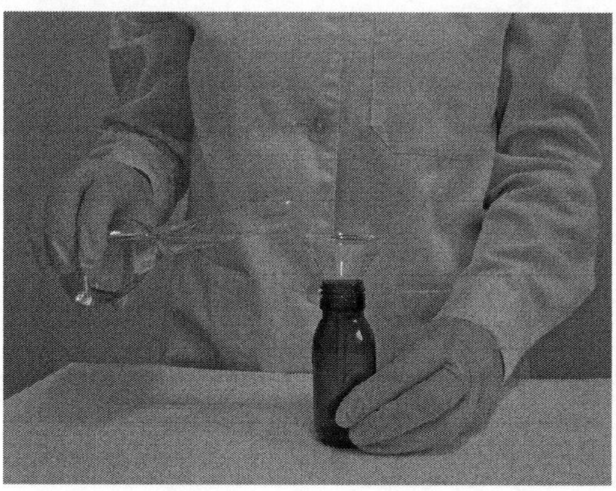

Envasar la solución oral en frasco de vidrio topacio.

ENVASADO

Frasco de vidrio topacio.

CADUCIDAD

30 días.

CARACTERÍSTICAS DEL PRODUCTO TERMINADO

Líquido transparente, incoloro e inodoro.

CONDICIONES DE CONSERVACIÓN

Conservar a temperatura inferior a 25 °C, en envase perfectamente cerrado y proteger de la luz.

PNT RELACIONADOS

- ☐ PN/OF de pesada.
- ☐ PN/FF de elaboración de soluciones.
- ☐ PN/PG etiquetado.

CONTROL DEL PRODUCTO TERMINADO

- ☐ Examen de los caracteres organolépticos.
- ☐ Verificación de volumen final.

PRÁCTICA 27 Carminativo

FORMA FARMACÉUTICA

Emulsión.

VÍA DE ADMINISTRACIÓN

Oral.

INDICACIONES

Cólicos, molestias por aerofagia, vómitos funcionales y regurgitación.

FÓRMULA ESTÁNDAR

Componentes		Cantidad	Sinónimos	Finalidad	Monografía RFE
Hidrogenocarbonato de sodio		0,5 g	*Natrii hydrogenocarbonas*, sodio bicarbonato, sodio carbonato ácido, sodio hidrógeno carbonato, sal de Vichy	Agente alcalinizante	0195
Anís, aceite esencial de		0,5 g	*Anisi aetheroleum*, aroma de anís, aceite de anís, aceite volátil de anís, esencia de matalahúga	Carminativo, espasmolítico, digestivo, antidiarreico	0804
Jarabe simple	Sacarosa	20 ml	*Saccharum*, azúcar, azúcar refinado, sucrosa	Endulzante, conservante, viscosizante	0204
	Agua purificada		Aqua	Disolvente	0008
Belladona, tintura normalizada de hoja de		1 g	*Belladonnae folii tinctura normata*, tintura de belladona	Disminuye las contracciones espasmódicas a nivel digestivo	1812
Agua purificada		85 ml	*Aqua*	Disolvente	0008

PROTOCOLO DE ELABORACIÓN

1. Pesar o medir los distintos elementos que componen la fórmula.
2. Verter el agua purificada en un vaso de precipitado y disponer en el agitador magnético con una cápsula de agitación.
3. Añadir el hidrogenocarbonato de sodio. Cuando el hidrogenocarbonato se haya disuelto, añadir la esencia de anís. Mantener en agitación hasta su hidrodispersión.
4. Agregar a la mezcla anterior el jarabe simple.
5. Verter la tintura de belladona.

MATERIALES Y EQUIPOS

* Balanza de precisión
* Vidrios de reloj
* Espátulas cuchara
* Vasos de precipitado
* Agitador magnético
* Cápsula de agitación
* Varilla recogeimanes
* Probeta
* Material de acondicionamiento

ENTORNO

* Humedad relativa: ≤ 60 %
* Temperatura: 25 ± 5 °C

6. Mantener en el agitador magnético hasta que la mezcla sea homogénea.
7. Envasar en frasco de plástico opaco y etiquetar.

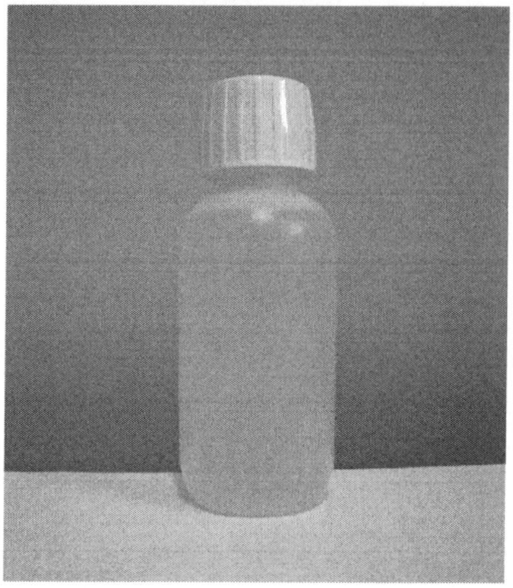

Envasar el carminativo en frasco de plástico opaco.

ENVASADO

Frasco de plástico opaco.

CADUCIDAD

6 meses.

CARACTERÍSTICAS DEL PRODUCTO TERMINADO

Líquido transparente amarillo.

CONDICIONES DE CONSERVACIÓN

Conservar a temperatura inferior a 25 °C, en envase perfectamente cerrado y proteger de la luz.

PNT RELACIONADOS

- ☐ PN/OF de pesada.
- ☐ PN/FF de elaboración de soluciones.
- ☐ PN/FF de elaboración de emulsiones.
- ☐ PN/PG etiquetado.

CONTROL DEL PRODUCTO TERMINADO

- ☐ Examen de los caracteres organolépticos.
- ☐ Verificación de volumen final.

PRÁCTICA 28 Suspensión oral de hidroclorotiazida

FORMA FARMACÉUTICA

Suspensión.

VÍA DE ADMINISTRACIÓN

Oral.

INDICACIONES

Hipertensión y edemas.

FÓRMULA ESTÁNDAR

Componentes	Cantidad	Sinónimos	Finalidad	Monografía RFE
Hidroclorotiazida	0,2 g	*Hydrochlorothiazidum*, hipotiazida	Diurético, provoca una leve disminución de la resistencia vascular periférica	0394
Metilcelulosa	1,5 g	*Methylcellulosum*	Dispersante, estabilizador, agente suspensor	0345
Cítrico, ácido, monohidrato	14 g	*Acidum citricum monohydricum*, ácido cítrico cristal	Regulador del pH	0456
Agua purificada	c.s.p. 100 ml	*Aqua*	Medio dispersante	0008

PROTOCOLO DE ELABORACIÓN

1. Pesar la metilcelulosa.
2. Medir el agua purificada y verter en un vaso de precipitado.
3. Añadir poco a poco la metilcelulosa al agua purificada. Agitar continuamente con varilla de vidrio hasta su disolución.
4. Dejar reposar 24 horas.
5. Pesar el ácido cítrico. Añadir, poco a poco y disolviendo el ácido cítrico hasta obtener un pH = 3 (comprobar midiendo con papel indicador de pH).

MATERIALES Y EQUIPOS
* Balanza de precisión
* Vidrios de reloj
* Espátulas cuchara
* Vasos de precipitado
* Probeta
* Pipeta graduada
* Prepipeta
* Varilla de vidrio
* Papel indicador de pH
* Material de acondicionamiento

ENTORNO
* Humedad relativa: ≤ 60 %
* Temperatura: 25 ± 5 °C

6. Agitar suavemente la mezcla anterior con una varilla de vidrio hasta formar un gel.
7. Pesar la hidrocorotiazida.
8. Disponer la hidroclorotiazida en un mortero y añadir lentamente el gel, mezclando continuamente con el pistilo. Obtener una mezcla homogénea.
9. Envasar en frasco de vidrio topacio con tapón hermético y etiquetar.

NOTA: normas para la correcta administración: incluir en el etiquetado la indicación «agitar antes de usar».

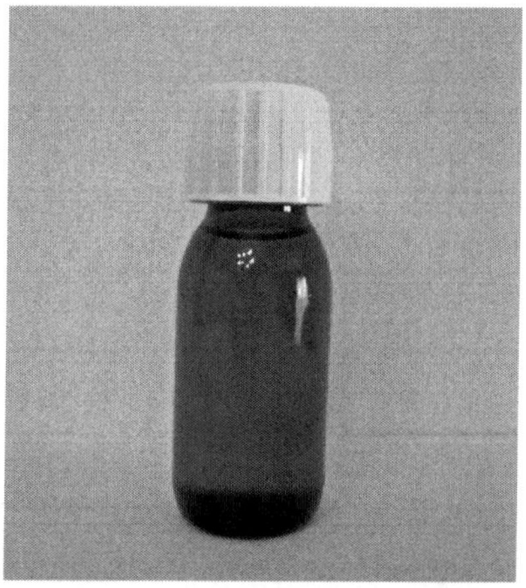

Suspensión oral de hidroclorotiazida envasada en frasco de vidrio topacio.

ENVASADO

Frasco de vidrio topacio, con tapón hermético.

CADUCIDAD

30 días.

CARACTERÍSTICAS DEL PRODUCTO TERMINADO

Líquido viscoso, blanco, y homogéneo tras agitación.

CONDICIONES DE CONSERVACIÓN

Conservar en un refrigerador, en envase perfectamente cerrado, proteger de la luz.

PNT RELACIONADOS

- ☐ PN/OF de pesada.
- ☐ PN/FF de elaboración de suspensiones.
- ☐ PN/PG etiquetado.

CONTROL DEL PRODUCTO TERMINADO

- ☐ Examen de los caracteres organolépticos.
- ☐ Verificación de volumen final.

PRÁCTICA 29 Elixir de menta de baja graduación

FORMA FARMACÉUTICA

Elixir.

VÍA DE ADMINISTRACIÓN

Oral.

INDICACIONES

Resfriados y gripe.

FÓRMULA ESTÁNDAR

<table>
<tr><th colspan="2">Componentes</th><th>Cantidad</th><th>Sinónimos</th><th>Finalidad</th><th>Monografía RFE</th></tr>
<tr><td colspan="2">Espíritu de menta</td><td>1 ml</td><td>Solución alcohólica espíritu de menta</td><td>Aromatizante, expectorante, antiséptico, espasmolítico</td><td>—</td></tr>
<tr><td rowspan="2">Alcohol 95°</td><td>Etanol al 96 por ciento</td><td rowspan="2">10 ml</td><td>Ethanolum (96 per centum), alcohol etílico 96°</td><td>Disolvente, conservante</td><td>1317</td></tr>
<tr><td>Agua purificada</td><td>Aqua</td><td>Disolvente</td><td>0008</td></tr>
<tr><td colspan="2">Glicerol</td><td>20 ml</td><td>Glycerolum, glycerin, glicerina, 1,2,3-propanotriol</td><td>Humectante, disolvente</td><td>0496</td></tr>
<tr><td colspan="2">Sacarosa</td><td>32 g</td><td>Saccharum, azúcar, azúcar refinado, sucrosa</td><td>Endulzante, conservante, viscosizante</td><td>0204</td></tr>
<tr><td colspan="2">Agua purificada</td><td>c.s.p. 100 ml</td><td>Aqua</td><td>Disolvente</td><td>0008</td></tr>
</table>

FÓRMULA ESPÍRITU DE MENTA

<table>
<tr><th colspan="2">Componentes</th><th>Cantidad</th><th>Sinónimos</th><th>Finalidad</th><th>Monografía RFE</th></tr>
<tr><td colspan="2">Menta piperita, aceite esencial de</td><td>20 ml</td><td>Menthae piperitae aetheroleum, esencia de menta, aceite de menta, aceite volátil de menta</td><td>Aromatizante, expectorante, antiespasmódico, antiséptico</td><td>0405</td></tr>
<tr><td colspan="2">Limón, aceite esencial de</td><td>5 ml</td><td>Limonis aetheroleum, aroma de limón, aceite de limón, aceite volátil de limón</td><td>Aromatizante, refrescante, astringente, antiséptico</td><td>0620</td></tr>
<tr><td colspan="2">Anís, aceite esencial de</td><td>0,5 ml</td><td>Anisi aetheroleum, aroma de anís, aceite de anís, aceite volátil de anís, esencia de matalahúga</td><td>Espasmolítico, expectorante, aromatizante</td><td>0804</td></tr>
<tr><td rowspan="2">Alcohol 95°</td><td>Etanol al 96 por ciento</td><td rowspan="2">c.s.p. 100 ml</td><td>Ethanolum (96 per centum), alcohol etílico 96°</td><td>Disolvente, conservante</td><td>1317</td></tr>
<tr><td>Agua purificada</td><td>Aqua</td><td>Disolvente</td><td>0008</td></tr>
</table>

PROTOCOLO DE ELABORACIÓN

1. Pesar o medir los distintos elementos que componen la fórmula.
2. Elaborar el alcohol de 95° necesario.
3. Elaborar el espíritu de menta: echar en un vaso de precipitado el alcohol de 95°, añadir las esencias y agitar con varilla de vidrio hasta completa homogeneización.
4. Verter el agua de la fórmula en un vaso de precipitado, agregar la glicerina y la sacarosa. Agitar con varilla de vidrio hasta su completa disolución.
5. Disponer el alcohol de 95° en un vaso de precipitado, agregar el espíritu de menta y agitar.
6. Llevar la solución alcohólica anterior a un agitador magnético.
7. Añadir la solución acuosa (punto 4) sobre la solución alcohólica (punto 5). Mantener en agitación en el agitador magnético hasta obtener una mezcla homogénea.
8. Si la mezcla final no es clara, realizar una filtración clarificante.
9. Envasar en frasco de plástico opaco y etiquetar.

MATERIALES Y EQUIPOS
* Balanza de precisión
* Vidrio de reloj
* Espátula cuchara
* Vasos de precipitado
* Varillas de vidrio
* Probeta
* Pipetas graduadas
* Prepipetas
* Agitador magnético
* Cápsula de agitación
* Varilla recogeimanes
* Embudo
* Soporte pie de plato
* Aro
* Nuez
* Varilla de vidrio
* Papel de filtro
* Material de acondicionamiento

ENTORNO
* Humedad relativa: ≤ 60 %
* Temperatura: 25 ± 5 °C

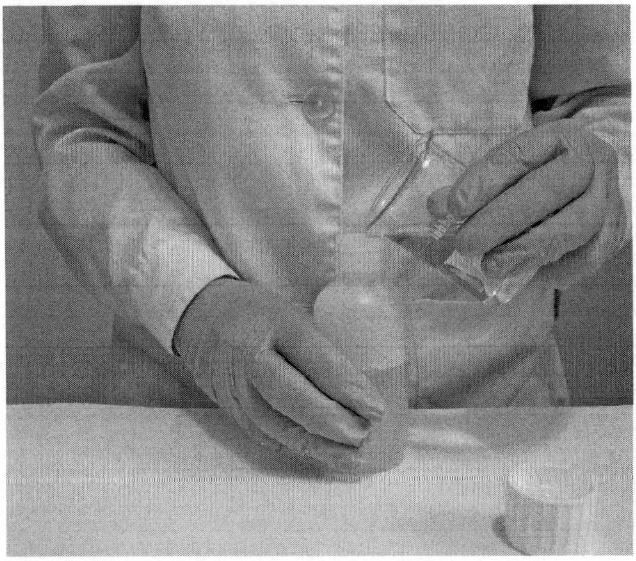

Envasado en frasco de plástico opaco.

ENVASADO

Frasco de plástico opaco.

CADUCIDAD

6 meses.

CARACTERÍSTICAS DEL PRODUCTO TERMINADO

Líquido transparente, aroma característico.

CONDICIONES DE CONSERVACIÓN

Conservar a temperatura inferior a 25 °C, en envase perfectamente cerrado y proteger de la luz.

PNT RELACIONADOS

- ☐ PN/OF de pesada.
- ☐ PN/FF de elaboración de soluciones.
- ☐ PN/PG etiquetado.

CONTROL DEL PRODUCTO TERMINADO

- ☐ Examen de los caracteres organolépticos.
- ☐ Verificación de volumen final.

PRÁCTICA 30 Colutorio de clobetasol propionato y nistatina

FORMA FARMACÉUTICA

Suspensión.

VÍA DE ADMINISTRACIÓN

Oral de uso tópico.

INDICACIONES

Candidiasis orofaríngea.

FÓRMULA ESTÁNDAR

Componentes	Cantidad	Sinónimos	Finalidad	Monografía RFE
Clobetasol, propionato de	0,05 g	*Clobetasoli propionas*, clobetasol 17,21-dipropionato	Glucocorticoide tópico, antiinflamatorio, antialérgico, antipruriginoso	2127
Nistatina	1,75 g	*Nystatinum*, micostatina, fungicidina	Antifúngico con acción fungistática	0517
Solución acuosa	c.s.p. 100 ml	—	Medio dispersante	—

FÓRMULA DE SOLUCIÓN ACUOSA

Componentes	Cantidad	Sinónimos	Finalidad	Monografía RFE
Carmelosa sódica	0,25 g	*Carmellosum natricum*, carboximetilcelulosa sódica, CMC-Na, goma de celulosa, glicolato de celulosa sódica	Agente suspensor, espesante	0472
Parahidroxibenzoato de metilo	0,1 g	*Methylis parahydroxybenzoas*, *methylparaben*, metilparabén, nipagín	Antimicrobiano de amplio espectro, conservante	0409*
Sacarina sódica	0,1 g	*Saccharinum natricum*, sacarina soluble, sodio benzosulfimida	Edulcorante	0787
Agua purificada	c.s.p. 100 ml	*Aqua*	Disolvente	0008

* Datos referidos a la 3.ª edición.

PROTOCOLO DE ELABORACIÓN

MATERIALES Y EQUIPOS
* Balanza de precisión
* Vidrio de reloj
* Espátula cuchara
* Vasos de precipitado
* Varillas de vidrio
* Probeta
* Pipetas graduadas
* Prepipetas
* Material de acondicionamiento

ENTORNO
* Humedad relativa: ≤ 60 %
* Temperatura: 25 ± 5 °C

1. Pesar o medir los distintos elementos que componen la fórmula.
2. En un vaso de precipitado, disponer aproximadamente el 75 % del agua de la fórmula y añadir el parahidroxibenzoato de metilo y la sacarina sódica.
3. Agitar con varilla de vidrio hasta su completa disolución.
4. Completar con el resto del agua del excipiente acuoso y agitar.
5. Añadir poco a poco y bajo agitación la carmelosa sódica.
6. Agitar vigorosamente con varilla de vidrio hasta la formación de una solución viscosa.
7. Pulverizar finamente el propionato de clobetasol y la nistatina en el mortero.
8. Mezclar en el mortero el propionato de clobetasol y la nistatina, según lo especificado en el procedimiento general de homogeneización.
9. Sobre la mezcla anterior dispuesta en el mortero, añadir poco a poco el excipiente acuoso y mezclar con ayuda del pistilo hasta conseguir la homogeneidad de la suspensión.
10. Envasar en frasco de plástico opaco hermético y etiquetar.

NOTA: la concentración de nistatina se expresa en UI (Unidades Internacionales). Hay que considerar la riqueza del producto que se va a utilizar para calcular la cantidad de nistatina necesaria para la fórmula.

NOTA: normas para la correcta administración: incluir en el etiquetado la indicación «agitar antes de usar».

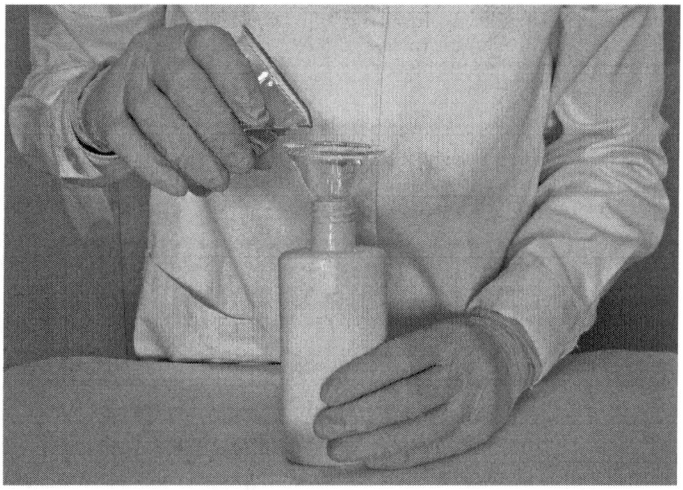

Envasar el colutorio en frasco de plástico opaco hermético.

ENVASADO

Frasco de plástico opaco hermético.

CADUCIDAD

3 meses.

CARACTERÍSTICAS DEL PRODUCTO TERMINADO

Suspensión líquida de color amarillento.

CONDICIONES DE CONSERVACIÓN

Conservar a temperatura inferior a 25 °C, en envase perfectamente cerrado y proteger de la luz.

PNT RELACIONADOS

- ☐ PN/OF de pesada.
- ☐ PN/FF de elaboración de soluciones.
- ☐ PN/FF de elaboración de suspensiones.
- ☐ PN/PG etiquetado.

CONTROL DEL PRODUCTO TERMINADO

- ☐ Examen de los caracteres organolépticos.
- ☐ Verificación de volumen final.

PRÁCTICA 31 Solución para gargarismos

FORMA FARMACÉUTICA

Solución. Contiene aceite esencial hidrodispersado.

VÍA DE ADMINISTRACIÓN

Oral de uso tópico, vía bucofaríngea.

INDICACIONES

Aftas bucales y estomatitis.

FÓRMULA ESTÁNDAR

Componentes	Cantidad	Sinónimos	Finalidad	Monografía RFE
Glicerol	10 g	*Glycerolum*, *glycerin*, glicerina, 1,2,3-propanotriol	Humectante, disolvente	0496
Hidrogenocarbonato de sodio	1 g	*Natrii hydrogenocarbonas*, sodio bicarbonato, sodio carbonato ácido, sodio hidrógeno carbonato, sal de Vichy	Agente alcalinizante	0195
Bórax	1 g	*Borax*, sodio tetraborato, sodio biborato, sodio piroborato	Astringente, ligera acción antiséptica y fungicida	0013
Menta piperita, aceite esencial de	0,05 ml	*Menthae piperitae aetheroleum*, esencia de menta, aceite de menta, aceite volátil de menta	Aromatizante, antiséptico	0405
Agua purificada	c.s.p. 100 ml	*Aqua*	Disolvente	0008

PROTOCOLO DE ELABORACIÓN

MATERIALES Y EQUIPOS
* Balanza de precisión
* Vidrios de reloj
* Espátulas cuchara
* Vasos de precipitado
* Embudo
* Varilla de vidrio
* Pipeta Pasteur
* Matraz aforado
* Tapón
* Pipeta automática
* Material de acondicionamiento

ENTORNO
* Humedad relativa: ≤ 60 %
* Temperatura: 25 ± 5 °C

1. Pesar el glicerol, el hidrogenocarbonato de sodio y el bórax.
2. En un vaso de precipitado disponer aproximadamente el 75 % del agua de la fórmula y añadir el glicerol, el hidrogenocarbonato de sodio y el bórax.
3. Agitar con varilla de vidrio hasta su completa disolución.
4. Medir el aceite esencia de menta piperita, añadir a la solución anterior y agitar con varilla de vidrio. Mantener en agitación hasta su hidrodispersión.
5. Con ayuda de un embudo llevar a un matraz aforado. Lavar el vaso de precipitado con una pequeña cantidad de agua purificada. Verter el agua de lavado en el matraz aforado.
6. Enrasar el matraz con agua purificada.
7. Tapar el matraz y agitar hasta obtener una solución homogénea.
8. Envasar en frasco de plástico opaco con tapón hermético y etiquetar.

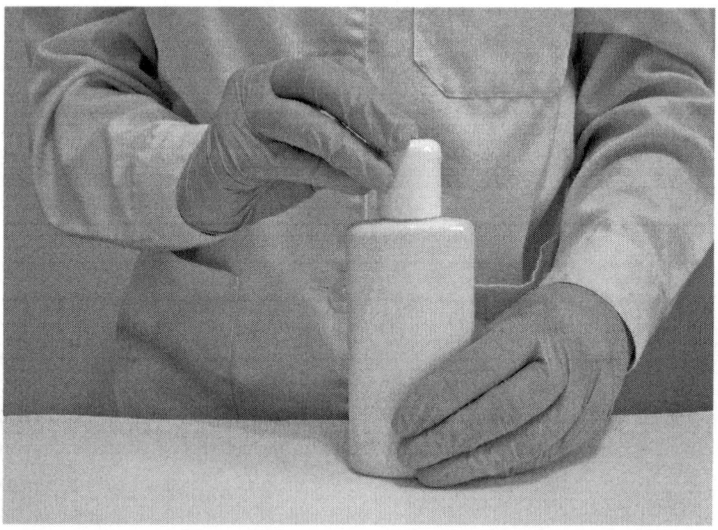

Envasar la solución para gargarismos en frasco de plástico opaco.

ENVASADO

Frasco de plástico opaco con tapón hermético.

CADUCIDAD

3 meses.

CARACTERÍSTICAS DEL PRODUCTO TERMINADO

Solución incolora y transparente.

CONDICIONES DE CONSERVACIÓN

Conservar a temperatura inferior a 30 °C.

PNT RELACIONADOS

- ☐ PN/OF de pesada.
- ☐ PN/FF de elaboración de soluciones.
- ☐ PN/PG etiquetado.

CONTROL DEL PRODUCTO TERMINADO

- ☐ Examen de los caracteres organolépticos.
- ☐ Verificación de volumen final.

NOTA: para facilitar la dosificación de la solución para gargarismos, en el acondicionamiento se puede incluir un dispositivo de medida. Los vasos de medida son un ejemplo de ellos.

PROTOCOLOS PRÁCTICOS 7

INTRODUCCIÓN

Las formas galénicas de administración tópica son habituales en formulación magistral. Es importante dominar los procedimientos de elaboración de los distintos estados y presentaciones que podemos encontrar. En este bloque exponemos técnicas de elaboración y protocolos prácticos de productos farmacéuticos y parafarmacéuticos de uso tópico.

Estos protocolos prácticos corresponden a la Unidad 13 del libro *Formulación magistral.*

Formas galénicas tópicas

ÍNDICE DE PRÁCTICAS

PRÁCTICA 32 Polvos pédicos

FORMA FARMACÉUTICA

Polvos.

VÍA DE ADMINISTRACIÓN

Tópica.

INDICACIONES

Desodorante, normalizador del sudor.

FÓRMULA ESTÁNDAR

Componentes	Cantidad	Sinónimos	Finalidad	Monografía RFE
Talco	49 g	*Talcum*, *talc*, silicato magnésico hidratado, esteatita, creta de Venecia, piedra de jabón, talco purificado	Lubrificante, desecante	0438*
Óxido de zinc	45 g	*Zinci oxidum*, *zinc oxide*, blanco de zinc	Astringente, antiséptico	0252
Bórico, ácido	2,5 g	*Acidum boricum*, *boric acid*, ácido ortobórico	Bacteriostático débil, fungistático	0001
Salicílico, ácido	2,5 g	*Acidum salicylicum*, *salicylic acid*, ácido o-hidroxibenzoico, ácido 2-hidroxibencenocarboxílico	Antifúngico, bacteriostático	0366
Alcanfor racémico	0,5 g	*Camphora racemica*, *camphor*, alcanfor cristal sistémico, 2-bornanona, 2-canfanona	Antipruriginoso, rubefaciente, antiséptico, ligeramente analgésico	0655
Mentol racémico	0,5 g	*Mentholum racemicum*, *menthol*, alcohol mentólico, alcanfor de menta, hexahidrotimol	Antipruriginoso, refrescante	0623

Componentes	Cantidad	Sinónimos	Finalidad	Monografía RFE
Limón, aceite esencial de	c.s.	*Limonis aetheroleum*, aroma de limón, aceite de limón, aceite volátil de limón	Aromatizante, refrescante, astringente, antiséptico	0620
Menta piperita, aceite esencial de	c.s.	*Menthae piperitae aetheroleum*, esencia de menta, aceite de menta, aceite volátil de menta	Aromatizante, antiséptico, antipruriginoso	0405

* Datos referidos a la 3.ª edición.

PROTOCOLO DE ELABORACIÓN

1. Pesar los elementos que componen la fórmula.
2. Mezclar el talco y el óxido de zinc. Dividir ambos polvos en tres fracciones iguales y mezclar por mezcla directa en el mortero, moviendo el pistilo en espiral sin ejercer presión sobre las paredes del fondo de la base.
3. Pulverizar el mentol y el alcanfor con mortero y pistilo.
4. Añadir a cada una de las partes de la mezcla de talco y óxido de zinc (punto 2) el mentol, el alcanfor y el ácido salicílico, respectivamente. A la parte a la que se le ha añadido el ácido salicílico, incorporar también el ácido bórico. Mezclar según la técnica de las diluciones seriadas.
5. Mezclar en mortero las tres partes obtenidas hasta conseguir un polvo fino y homogéneo.
6. Añadir 2 o 3 gotas de aceite esencial de limón y 2 o 3 gotas de aceite esencial de menta piperita. Homogeneizar.
7. Envasar en talquera.
8. Etiquetar.

MATERIALES Y EQUIPOS
- Balanza de precisión
- Vidrios de reloj
- Espátulas cuchara
- Mortero y pistilo
- Pipetas Pasteur
- Material de acondicionamiento

ENTORNO
- Humedad relativa: ≤ 60 %
- Temperatura: 25 ± 5 °C

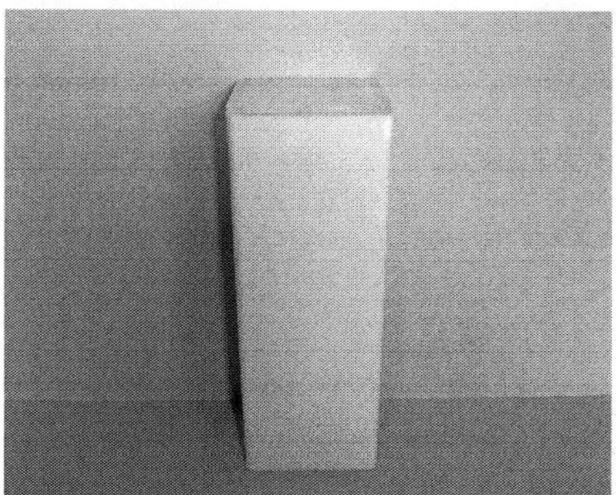

Envasar los polvos pédicos en talquera.

ENVASADO

Talquera.

CADUCIDAD

3 meses.

CARACTERÍSTICAS DEL PRODUCTO TERMINADO

Polvos beige con ligero olor a menta y limón.

CONDICIONES DE CONSERVACIÓN

Conservar a temperatura inferior a 30 °C y proteger de la humedad.

PNT RELACIONADOS

- ☐ PN/OF de pesada.
- ☐ PN/OF de pulverización.
- ☐ PN/OF de homogeneización.
- ☐ PN/PG etiquetado.

CONTROL DEL PRODUCTO TERMINADO

- ☐ Examen de los caracteres organolépticos.
- ☐ Verificación de masa final.

PRÁCTICA 33 Leche calmante para después del sol

FORMA FARMACÉUTICA

Leche.

VÍA DE ADMINISTRACIÓN

Tópica.

INDICACIONES

Pieles dañadas y deshidratadas tras una exposición solar.

FÓRMULA ESTÁNDAR

Componentes	Cantidad	Sinónimos	Finalidad	Monografía RFE
Base loción L-200	23 g	Base loción O/W L-200	Base emulgente no iónica	—
Aceite de almendras dulces	0,9 g	*Prunus amygdalus dulcis oil, sweet almond oil, amygdalae oleum raffinatum*	Agente nutritivo, emoliente	1579
Miristato de isopropilo	2 g	*Isopropylis myristas, isopropyl myristate*	Emoliente, acondicionador cutáneo	0725
Glicerol	5 g	*Glycerolum, glycerin*, glicerina, 1,2,3-propanotriol	Humectante, emoliente no graso	0496
Dexpantenol	1 g	*Dexpanthenolum, pantenol, panthenol*, alcohol pantotenílico, pantotenol, provitamina B_5	Hidratante, humectante, cicatrizante	0761
Alantoína	0,3 g	*Allantoinum, allantoin*, glioxildiuerido, 5-ureidohidantoína	Cicatrizante, queratoplástico, reepitelizante	1288
Kathon®	0,1 g	*Kathon*-CG (mezcla de 5-cloro-2-metil-4-isotiazolín-3-ona y 2-metil-4-isotiazolín-3-ona)	Conservante	—
Factor hidratante	5 g	Hidrovitón®, factor hidratante líquido	Hidratante	—
Mentol racémico	0,2 g	*Mentholum racemicum, menthol*, alcohol mentólico, alcanfor de menta, hexahidrotimol	Antipruriginoso, refrescante	0623
Extracto glicólico de hamamelis	5 g	Extracto hidroglicólico de hamamelis	Astringente, descongestionante, calmante	0765
Extracto glicólico de *Aloe vera*	2 g	Extracto hidroglicólico de *Aloe vera*	Hidratante, calmante, cicatrizante	0765
Esencia	0,2 g	Perfume	Aromatizante	—
Agua purificada	c.s.p. 100 g	*Aqua*	Disolvente	0008

PROTOCOLO DE ELABORACIÓN

1. Pesar los distintos elementos que componen la fórmula.
2. Unir la base L-200, el aceite de almendras dulces y el miristato de isopropilo en un vaso de precipitado. Calentar en el baño maría a 50 °C la fase oleosa.
3. En otro vaso de precipitado disponer la fase acuosa: glicerol, dexpantenol, alantoína, kathon y agua purificada. Agitar con varilla de vidrio y calentar en baño maría a 50 °C.
4. Retirar ambas fases del baño maría y formar la emulsión adicionando la fase acuosa sobre la oleosa. Agitar continuamente, de forma moderada.
5. Una vez fría la emulsión, agregar el factor hidratante, el mentol, el extracto glicólico de hamamelis, el extracto glicólico de *Aloe vera* y la esencia. Agitar continuamente durante la incorporación de los componentes termolábiles.
6. Envasar en frasco de plástico opaco.
7. Etiquetar.

MATERIALES Y EQUIPOS
* Balanza de precisión
* Vidrios de reloj
* Espátulas cuchara
* Pipetas Pasteur
* Vasos de precipitado
* Varillas de vidrio
* Baño maría
* Termómetro
* Material de acondicionamiento

ENTORNO
* Humedad relativa: ≤ 60 %
* Temperatura: 25 ± 5 °C

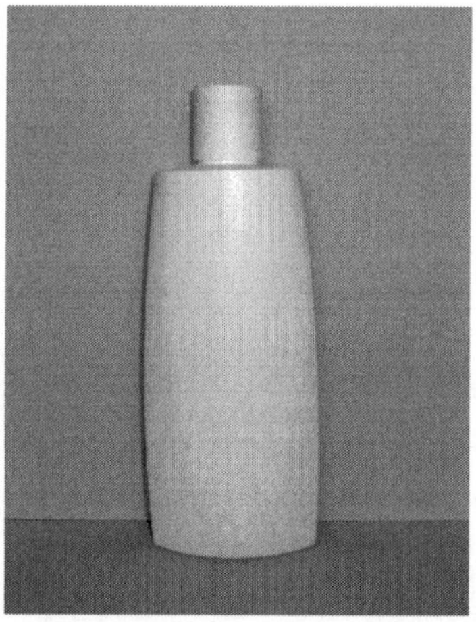

Envasar en frasco de plástico opaco.

ENVASADO

Frasco de plástico opaco.

CADUCIDAD

6 meses.

CARACTERÍSTICAS DEL PRODUCTO TERMINADO

Emulsión muy fluida de color blanco.

CONDICIONES DE CONSERVACIÓN

Conservar a temperatura inferior a 30 °C en envase bien cerrado y proteger de la luz.

PNT RELACIONADOS

- ☐ PN/OF de pesada.
- ☐ PN/FF de elaboración de emulsiones.
- ☐ PN/PG etiquetado.

CONTROL DEL PRODUCTO TERMINADO

- ☐ Examen de los caracteres organolépticos.
- ☐ Verificación de masa final.

PRÁCTICA 34 Loción tonificante facial

FORMA FARMACÉUTICA

Loción.

VÍA DE ADMINISTRACIÓN

Tópica.

INDICACIONES

Preparación del cutis para recibir un tratamiento cosmético.

FÓRMULA ESTÁNDAR

Componentes	Cantidad	Sinónimos	Finalidad	Monografía RFE
Extracto glicólico de hamamelis	10 ml	Extracto hidroglicólico de hamamelis	Astringente, descongestionante, calmante	0765
Glicerol	5 g	*Glycerolum*, *glycerin*, glicerina, 1,2,3-propanotriol	Humectante, emoliente no graso	0496
Extracto glicólico de pepino	10 ml	Extracto glicólico de pepino, vegetol	Refrescante, descongestionante	—

→

Componentes	Cantidad	Sinónimos	Finalidad	Monografía RFE
Kathon®	0,1 g	Kathon-CG (mezcla de 5-cloro-2-metil-4-isotiazolín-3-ona y 2-metil-4-isotiazolín-3-ona)	Conservante	—
Polisorbato 20	2 g	*Polysorbatum 20, polysorbate* 20, Tween® 20, Polioxietilén-20 sorbitan monolaurato, POE monolaurato de sorbitan	Emulgente no iónico	0426
Factor hidratante	2,5 g	Hidrovitón®, factor hidratante líquido	Hidratante	—
Agua de azahar	10 ml	Agua destilada de azahar, agua de flor de naranjo, agua de neroli	Aromatizante, correctivo organoléptico	—
Agua purificada	c.s.p. 100 ml	*Aqua*	Disolvente	0008

PROTOCOLO DE ELABORACIÓN

1. Pesar o medir los distintos elementos que componen la fórmula.
2. Añadir en un vaso de precipitado todos los componentes; mezclar en el orden en el que aparecen en la fórmula.
3. Llevar el vaso de precipitado con la mezcla anterior a un agitador magnético.
4. Mantener en agitación moderada hasta obtener una mezcla estable y homogénea.
5. Montar un sistema de filtración.
6. Elaborar un filtro de pliegues y disponerlo sobre el embudo.
7. Realizar una filtración, añadiendo lentamente el líquido sobre las paredes del filtro con ayuda de una varilla de vidrio.
8. Esperar hasta que la filtración sea completa.
9. Recoger el líquido filtrado.
10. Envasar en frasco de plástico opaco.
11. Etiquetar.

ENTORNO
* Humedad relativa: ≤ 60 %
* Temperatura: 25 ± 5 °C

MATERIALES Y EQUIPOS
* Balanza de precisión
* Vidrios de reloj
* Espátulas cuchara
* Vasos de precipitado
* Pipetas Pasteur
* Pipetas graduadas
* Prepipetas
* Varilla de vidrio
* Agitador magnético
* Cápsula de agitación
* Varilla recogeimanes
* Embudo
* Filtro
* Soporte pie de plato
* Aro
* Nuez
* Material de acondicionamiento

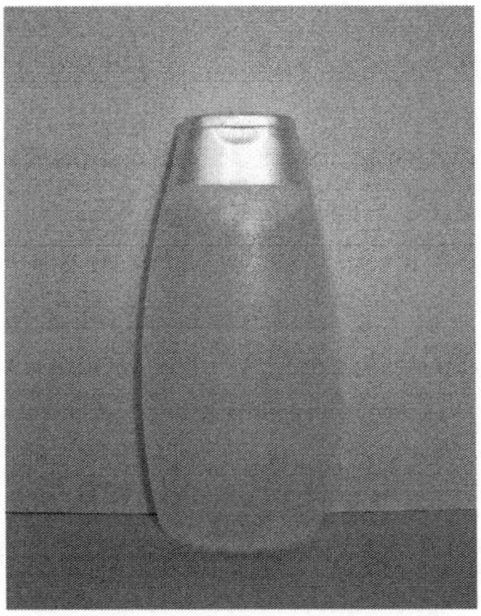

Envasar en frasco de plástico opaco.

ENVASADO

Frasco de plástico opaco.

CADUCIDAD

6 meses.

CARACTERÍSTICAS DEL PRODUCTO TERMINADO

Loción opaca.

CONDICIONES DE CONSERVACIÓN

Conservar a temperatura inferior a 30 °C, en envase bien cerrado.

PNT RELACIONADOS

- ☐ PN/OF de pesada.
- ☐ PN/OF de filtración.
- ☐ PN/FF de elaboración de emulsiones.
- ☐ PN/PG etiquetado.

CONTROL DEL PRODUCTO TERMINADO

- ☐ Examen de los caracteres organolépticos.
- ☐ Verificación del volumen final.

PRÁCTICA 35 Agua de rosas

FORMA FARMACÉUTICA

Loción.

VÍA DE ADMINISTRACIÓN

Tópica.

INDICACIONES

Tónico y astringente.

FÓRMULA ESTÁNDAR

Componentes	Cantidad	Sinónimos	Finalidad	Monografía RFE
Esencia de rosas	2,5 g	Aceite esencial de *Rosa damascena* Mill.	Enmascarante, astringente, fragancia	—
Talco	3 g	*Talcum, talc,* silicato magnésico hidratado, esteatita, creta de Venecia, piedra de jabón, talco purificado	Absorbente	0438*
Agua purificada	c.s.p. 100 ml	*Aqua*	Disolvente	0008

* Datos referidos a la 3.ª edición.

PROTOCOLO DE ELABORACIÓN

1. Pesar o medir los distintos elementos que componen la fórmula.
2. Disponer, en un mortero, la esencia de rosas y el talco, añadir agua purificada poco a poco y formar una pasta con ayuda del pistilo; de esta forma, se interpone la esencia en el talco.
3. Verter en un matraz aforado con ayuda de un embudo. Lavar el mortero con parte del agua purificada de la fórmula y añadir al matraz aforado.
4. Enrasar el matraz aforado con el resto del agua purificada de la fórmula. Tapar y agitar.
5. Dejar en reposo 24 horas, de forma que precipite el talco y la esencia quede interpuesta en el agua.
6. Montar un sistema de filtración.
7. Elaborar un filtro de pliegues y disponerlo sobre el embudo.
8. Realizar una filtración, añadiendo lentamente el líquido sobre las paredes del filtro con ayuda de una varilla de vidrio.

9. Esperar hasta que la filtración sea completa.
10. Recoger el líquido filtrado.
11. Envasar en frasco de plástico opaco.
12. Etiquetar.

MATERIALES Y EQUIPOS

* Balanza de precisión
* Vidrios de reloj
* Espátulas cuchara
* Pipeta Pasteur
* Varilla de vidrio
* Vaso de precipitado
* Mortero y pistilo
* Matraz aforado
* Tapón
* Embudo
* Filtro
* Soporte pie de plato
* Aro
* Nuez
* Material de acondicionamiento

ENTORNO

* Humedad relativa: ≤ 60 %
* Temperatura: 25 ± 5 °C

ENVASADO

Frasco de plástico opaco.

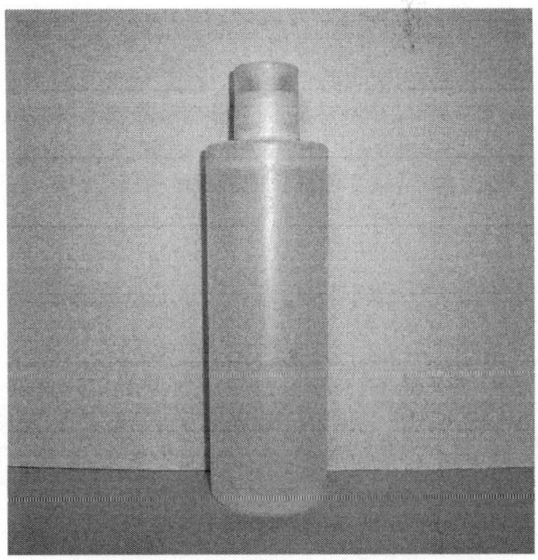

Envasar en frasco de plástico opaco.

CADUCIDAD

3 meses.

CARACTERÍSTICAS DEL PRODUCTO TERMINADO

Loción incolora, transparente y de aroma característico.

CONDICIONES DE CONSERVACIÓN

Conservar a temperatura inferior a 30 °C en envase bien cerrado.

PNT RELACIONADOS

- ☐ PN/OF de pesada.
- ☐ PN/OF de filtración.
- ☐ PN/PG etiquetado.

CONTROL DEL PRODUCTO TERMINADO

- ☐ Examen de los caracteres organolépticos.
- ☐ Verificación del volumen final.

PRÁCTICA 36 Linimento oleocalcáreo

FORMA FARMACÉUTICA

Emulsión.

VÍA DE ADMINISTRACIÓN

Tópica.

INDICACIONES

Quemaduras, eczemas y úlceras.

FÓRMULA ESTÁNDAR

Componentes	Cantidad	Sinónimos	Finalidad	Monografía RFE
Lanolina	5 g	*Adeps lanae, lanolin,* lanolina anhidra, *anhydrous lanolin, wool fat*	Coadyuvante, estabilizador emulsiones, emoliente, acondicionador, lubricante	0134
Aceite de almendras dulces	50 g	*Prunus amygdalus dulcis oil, sweet almond oil, amygdalae oleum raffinatum*	Agente nutritivo, emoliente	1579
Agua de cal	50 g	Solución de agua de cal	Astringente, cicatrizante	—

FÓRMULA DEL AGUA DE CAL

Componentes	Cantidad	Sinónimos	Finalidad	Monografía RFE
Hidróxido de calcio	0,3 g	*Calcii hydroxidum,* calcio hidróxido, cal apagada, hidrato cálcico	Astringente, cicatrizante	1078
Agua purificada	c.s.p. 100 ml	*Aqua*	Disolvente	0008

PROTOCOLO DE ELABORACIÓN

1. Pesar o medir los distintos elementos que componen la fórmula.
2. Elaborar el agua de cal.
   a. Verter, en un vaso de precipitado, el agua purificada de la fórmula y añadir el hidróxido de calcio. Llevar al agitador magnético y mantener en agitación durante una hora.
   b. Realizar una filtración, añadiendo lentamente la solución sobre las paredes de un filtro de pliegues con ayuda de una varilla de vidrio.
   c. Recoger el líquido filtrado.
3. En un vaso de precipitado, verter el aceite de almendras dulces y agregar la lanolina. Agitar con varilla de vidrio.
4. Calentar ligeramente en el baño maría, por separado, el agua de cal y el aceite de almendras dulces al que se le ha agregado la lanolina.
5. Retirar ambas fases del baño maría y agregar al agua de cal sobre el aceite de almendras dulces, agitando enérgicamente con varilla de vidrio. Mantener la agitación hasta que se forme una emulsión estable.
6. Envasar en frasco de plástico opaco.
7. Etiquetar.

MATERIALES Y EQUIPOS
* Balanza de precisión
* Vidrios de reloj
* Espátulas cuchara
* Probeta
* Baño maría
* Termómetro
* Varillas de vidrio
* Agitador magnético
* Cápsula de agitación
* Varilla recogeimanes
* Filtro
* Soporte pie de plato
* Aro
* Nuez
* Material de acondicionamiento

ENTORNO
* Humedad relativa: ≤ 60 %
* Temperatura: 25 ± 5 °C

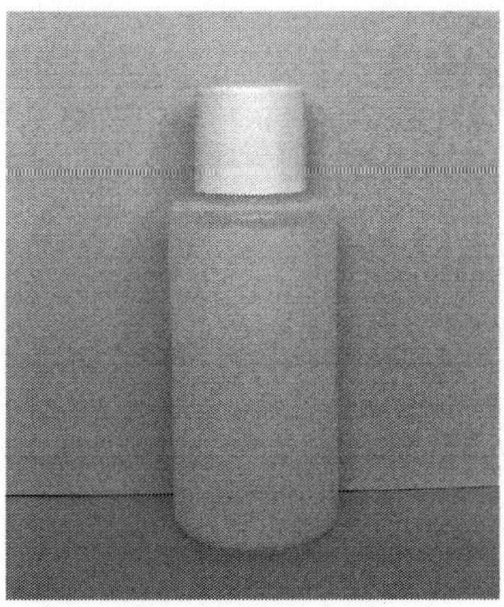

Envasar en frasco de plástico opaco.

ENVASADO

Frasco de plástico opaco.

CADUCIDAD

2 meses.

CARACTERÍSTICAS DEL PRODUCTO TERMINADO

Emulsión fluida, de color marrón parduzco.

CONDICIONES DE CONSERVACIÓN

Conservar a temperatura inferior a 30 °C en envase bien cerrado y proteger de la luz.

PNT RELACIONADOS

- ☐ PN/OF de pesada.
- ☐ PN/OF de filtración.
- ☐ PN/FF de elaboración de soluciones.
- ☐ PN/FF de elaboración de emulsiones.
- ☐ PN/PG etiquetado.

CONTROL DEL PRODUCTO TERMINADO

- ☐ Examen de los caracteres organolépticos.
- ☐ Verificación de masa final.

PRÁCTICA 37 Procedimiento general de elaboración de pomadas

FÓRMULA ESTÁNDAR

La fórmula de las pomadas es diferente en función de si se trata de pomadas hidrófobas, hidrófilas o hidroabsorbentes.

- ☐ **Pomadas hidrófobas:** lipófilas.
  - — Principio activo: *C* %.
  - — Excipientes en cantidad suficiente:
    - Excipiente hidrófobo.
- ☐ **Pomadas hidrófilas:**
  - — Principio activo: *C* %.
  - — Excipientes en cantidad suficiente:
    - Macrogeles.
- ☐ **Pomadas hidroabsorbentes:** pomadas que emulsionan agua.
  - — Principio activo: *C* %.
  - — Excipientes en cantidad suficiente:
    - Excipiente hidrófobo.
    - Emulgente.

CONDICIONES DEL ENTORNO PARA LA ELABORACIÓN

Existen excepciones pero, de forma general, las condiciones del entorno van a ser:

- Temperatura ambiente 25 ± 5 °C.
- Humedad relativa ≤ 60 %.

MATERIALES Y EQUIPOS GENERALES

- Sistema de agitación mecánico o manual.
- Sistema de producción de calor.
- Recipientes para contener volúmenes como vasos de precipitado.

MÉTODO DE ELABORACIÓN PATRÓN

1. Pesar todos los elementos que componen la fórmula.
2. Fundir, en el mismo recipiente, todos los componentes. Alcanzar la temperatura del componente con el punto de fusión más elevado. Realizar el calentamiento agitando de forma continua para garantizar la homogeneidad.
3. Incorporar el principio activo:
   a. Si el principio activo no es termolábil, agregar bajo agitación sobre los excipientes previamente fundidos.
   b. Si el principio activo es termolábil, agregar bajo agitación sobre los excipientes previamente fundidos y fríos.
   c. En el caso de que el principio activo no pueda incorporarse de forma directa sobre los excipientes, disolver previamente en un cosolvente apropiado y posteriormente, realizar la dispersión de los excipientes.
4. Limpiar el material y equipos utilizados.

ACONDICIONAMIENTO

El acondicionamiento se realizará en función de las características de cada fórmula. El envase debe ser adecuado y compatible con la pomada.

El envasado puede realizarse en un tubo de aluminio. El procedimiento es el siguiente:

1. Cargar la pomada con ayuda de una espátula o jeringa en un tubo de aluminio. Intentar que las diferentes fracciones de pomada agregadas queden cerca del orificio de salida del tubo. Facilitar la caída de la pomada, practicando ligeros golpes al tubo.
2. Una vez lleno el tubo con la pomada, aplanar el extremo inferior del tubo con una espátula de aluminio.
3. Realizar un doblez en el extremo inferior del tubo, formando una pestaña, de acuerdo con el tamaño del tubo. Presionar fuertemente con la espátula de aluminio.
4. Hacer otro doblez para garantizar el cierre del envase. Presionar de nuevo fuertemente con la espátula de aluminio o sellar con ayuda de una tenaza para cerrar tubos de aluminio.

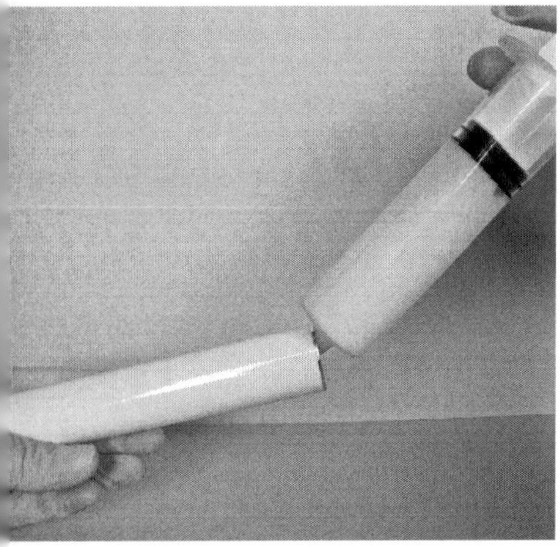

Cargar la pomada con ayuda de una jeringa.

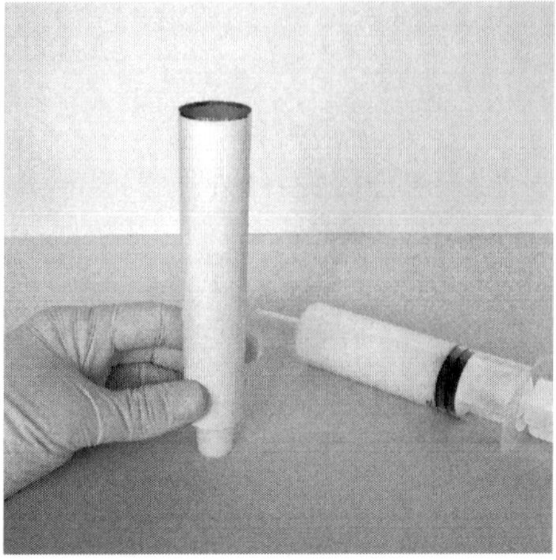

Dar ligeros golpes al tubo.

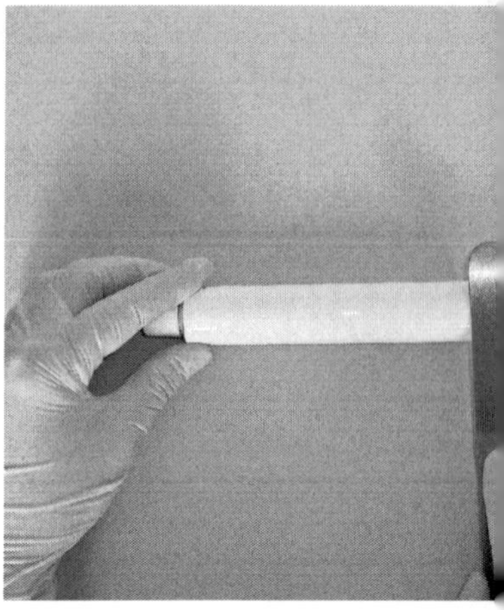

Aplanar el extremo inferior del tu con una espátula.

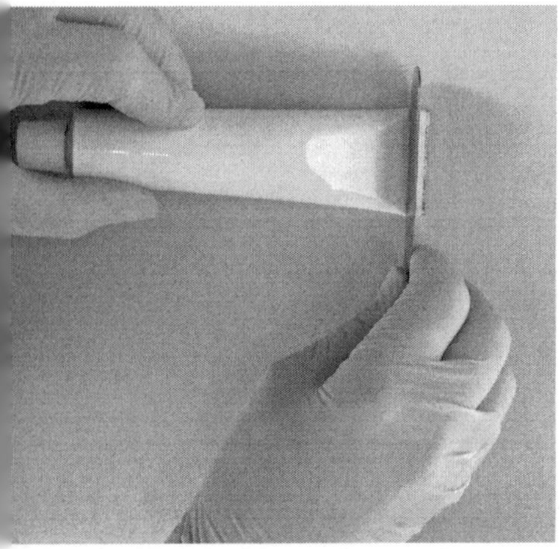

Realizar un doblez en el extremo inferior del tubo.

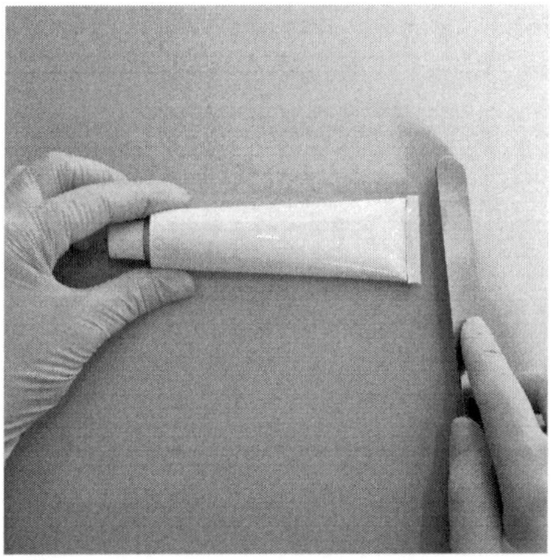

Formar una pestaña.

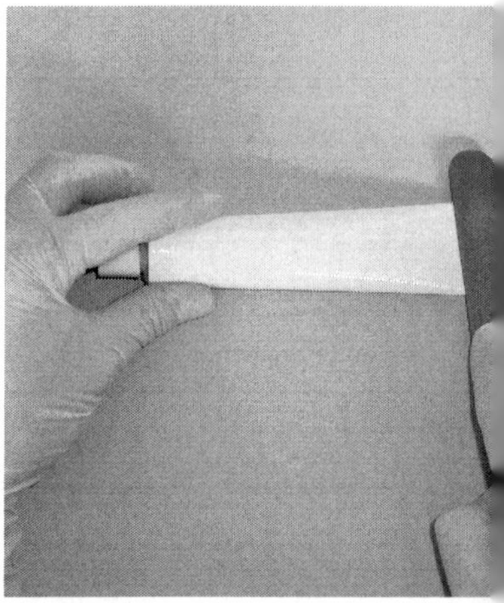

Presionar la pestaña formada con la espátula.

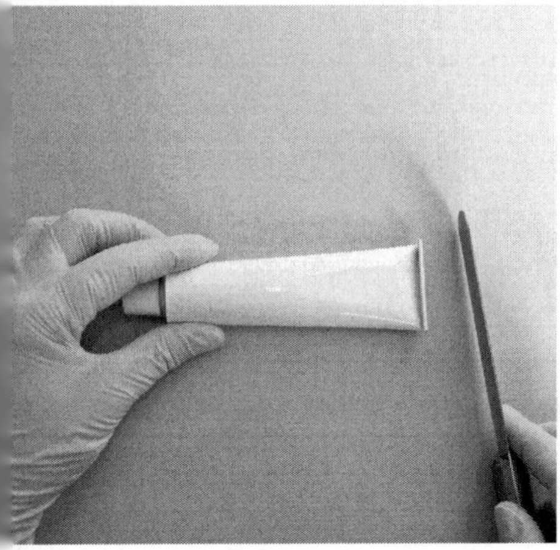

Realizar otro doblez.

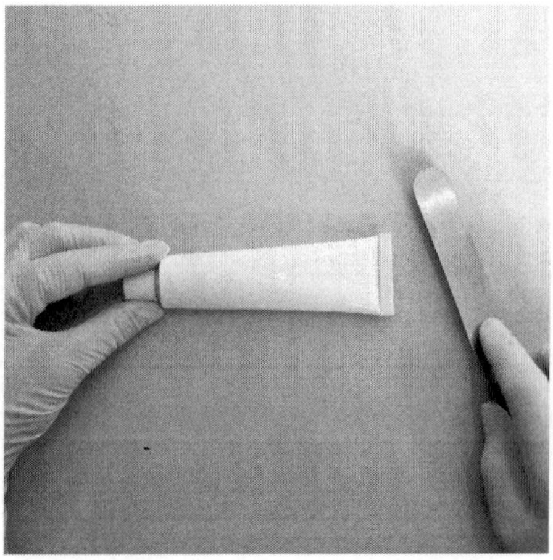

Presionar de nuevo fuertemente con la espátula.

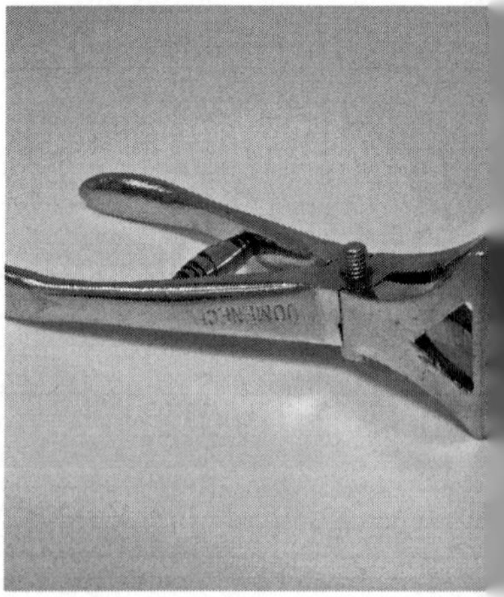

También se puede cerrar sella con ayuda de una tenaza.

CONTROLES DEL PRODUCTO TERMINADO

- **Fórmulas magistrales:**
  — Examen de los caracteres organolépticos.
- **Fórmulas magistrales tipificadas y preparados oficinales:** controles establecidos en el Formulario Nacional:
  — Examen de los caracteres organolépticos.
  — Verificación de masa final.
- **Elaboración de lotes:**
  — Extensibilidad.
  — Control microbiológico.
  — Controles requeridos por las exigencias que figuran en la Real Farmacopea Española.

PRÁCTICA 37.1 Pomada de alantoína y germen de trigo

FORMA FARMACÉUTICA

Pomada.

VÍA DE ADMINISTRACIÓN

Tópica.

INDICACIONES

Eczema del pañal del recién nacido.

FÓRMULA ESTÁNDAR

Componentes	Cantidad	Sinónimos	Finalidad	Monografía RFE
Lanolina	10 g	*Adeps lanae, lanolin,* lanolina anhidra, *anhydrous lanolin, wool fat*	Coadyuvante, estabilizador de emulsiones, emoliente, acondicionador, lubricante	0134
Trigo, aceite de germen de	10 g	*Tritici germinis oleum, wheat germ oil*	Emoliente, regenerador de tejidos, antioxidante	1480*
Cetílico, alcohol	4 g	*Alcohol cetylicus, cetyl alcohol,* 1-hexadecanol, cetanol	Emoliente, emulgente estabilizador, opacificante	0540

Componentes	Cantidad	Sinónimos	Finalidad	Monografía RFE
Alantoína	2 g	*Allantoinum, allantoin,* glioxildiuerido, 5-ureidohidantoína	Cicatrizante, queratoplástico, reepitelizante	1288
Parahidroxibenzoato de metilo	0,1 g	*Methylis parahydroxybenzoas, methylparaben,* metilparabén, nipagín	Antimicrobiano de amplio espectro, conservante	0409*
Vaselina blanca	c.s.p. 100 g	*Vaselinum album,* vaselina filante, parafina blanda	Vehículo lipófilo	1799

* Datos referidos a la 3.ª edición.

PROTOCOLO DE ELABORACIÓN

MATERIALES Y EQUIPOS
* Balanza de precisión
* Vidrios de reloj
* Espátulas cuchara
* Mortero y pistilo
* Pipetas Pasteur
* Varilla de vidrio
* Baño maría
* Termómetro
* Mortero y pistilo
* Espátula de aluminio
* Material de acondicionamiento

ENTORNO
* Humedad relativa: ≤ 60 %
* Temperatura: 25 ± 5 °C

1. Pesar los elementos que componen la fórmula.
2. Disponer el alcohol cetílico, la lanolina y la vaselina en un vaso de precipitado.
3. Situar el vaso de precipitado en el baño maría, a una temperatura comprendida entre 40-45 °C. Fundir. Retirar del baño maría y agitar vigorosamente con varilla de vidrio hasta enfriamiento.
4. Verter en un mortero, el aceite de germen de trigo y añadir la alantoína. Mezclar hasta formar una suspensión homogénea. Añadir el parahidroxibenzoato de metilo y homogeneizar.
5. Agregar la suspensión obtenida en el punto 4 sobre la mezcla oleosa fundida obtenida en el punto 3. Mezclar en mortero con ayuda del pistilo hasta la perfecta interposición.
6. Envasar en tubo de pomada de aluminio.
7. Etiquetar.

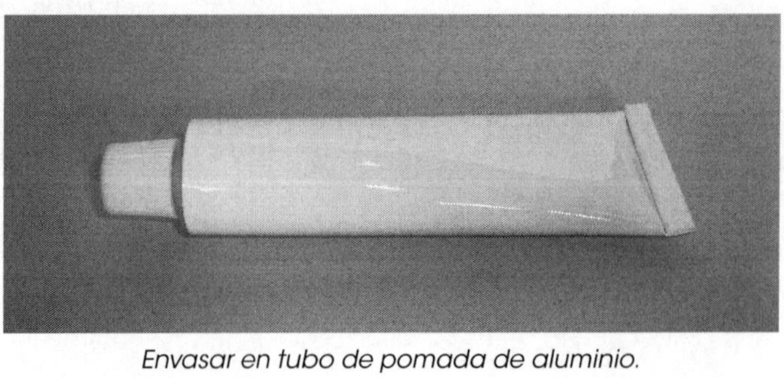

Envasar en tubo de pomada de aluminio.

ENVASADO

Tubo de pomada de aluminio.

CADUCIDAD

6 meses.

CARACTERÍSTICAS DEL PRODUCTO TERMINADO

Pomada blanquecina y untuosa.

CONDICIONES DE CONSERVACIÓN

Conservar a temperatura inferior a 30 °C y proteger de la luz y la humedad.

PNT RELACIONADOS

- PN/OF de pesada.
- PN/FF elaboración de pomadas.
- PN/PG etiquetado.

CONTROL DEL PRODUCTO TERMINADO

- Examen de los caracteres organolépticos.
- Verificación de masa final.

PRÁCTICA 38 Procedimiento general de elaboración de pastas

FÓRMULA ESTÁNDAR

La fórmula de estas preparaciones semisólidas cambia en función de si se trata de pastas acuosas o pastas grasas.

- **Pastas acuosas:** principio activo disperso en un vehículo acuoso.
  - — Principio activo: *C* %.
  - — Excipientes en cantidad suficiente:
    - Agente higroscópico.
    - Absorbente.
    - Conservante.
    - Vehículo hidrófilo: agua purificada.
- **Pastas grasas:** principio activo disperso en un vehículo lipófilo.
  - — Principio activo: *C* %.
  - — Excipientes en cantidad suficiente:
    - Absorbente.
    - Vehículo lipófilo.

CONDICIONES DEL ENTORNO PARA LA ELABORACIÓN

Las condiciones del entorno deben estar controladas en el proceso de preparación de la fórmula. Así, la temperatura ambiente debe ser de 25 ± 5 °C, y la humedad relativa, inferior o igual al 60 %. Existen excepciones en las que estas condiciones pueden variar.

MATERIALES Y EQUIPOS GENERALES

- Sistema de agitación mecánico o manual.
- Sistema de producción de calor.
- Recipientes para contener volúmenes como vasos de precipitado.
- Mortero y pistilo.

MÉTODO DE ELABORACIÓN PATRÓN

- **Pastas acuosas:**

1. Pesar todos los elementos que componen la fórmula.
2. Mezclar el principio activo y el absorbente en un vaso de precipitado o recipiente adecuado.
3. Agitar de forma mecánica o manual, según procedimiento.
4. Añadir el principio activo sobre agua purificada. Agitar hasta su completa disolución. Si el principio activo no es termolábil, se puede aplicar calor a la mezcla para acelerar el proceso de disolución.
5. Añadir poco a poco la disolución de conservante sobre la mezcla obtenida en el punto 3. Agitar.
6. Limpiar el material y equipos utilizados.

- **Pastas grasas:**

1. Pesar todos los elementos que componen la fórmula.
2. Calentar el vehículo lipófilo a la temperatura de su punto de fusión.
3. Precalentar un mortero de porcelana, llenándolo de agua purificada caliente. Secar con papel que no libere fibras. Mezclar en el mortero el principio activo y el absorbente. Empastar la mezcla de principio activo y absorbente con el excipiente lipófilo previamente fundido.
4. En el caso de que el principio activo sea termolábil, empastar el absorbente con el excipiente lipófilo previamente fundido. Una vez fría la mezcla, incorporarla poco a poco sobre el principio activo.
5. Limpiar el material y equipos utilizados.

NOTA: la velocidad y el tiempo de agitación están establecidas en función de las características de cada formulación.

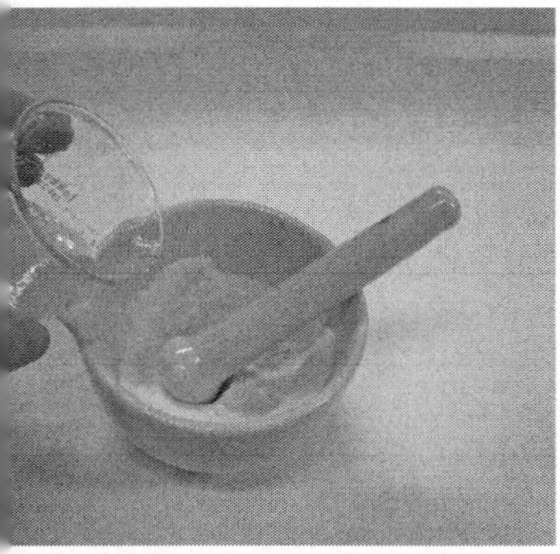

...zclar en el mortero precalentado ...principio activo y el absorbente ...on el excipiente lipófilo fundido.

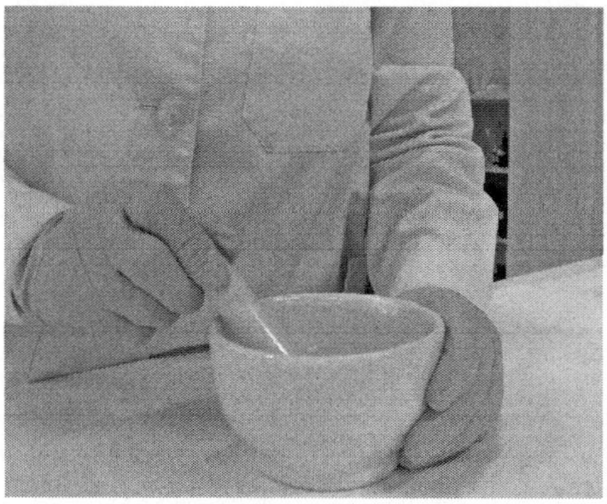

Empastar en el mortero.

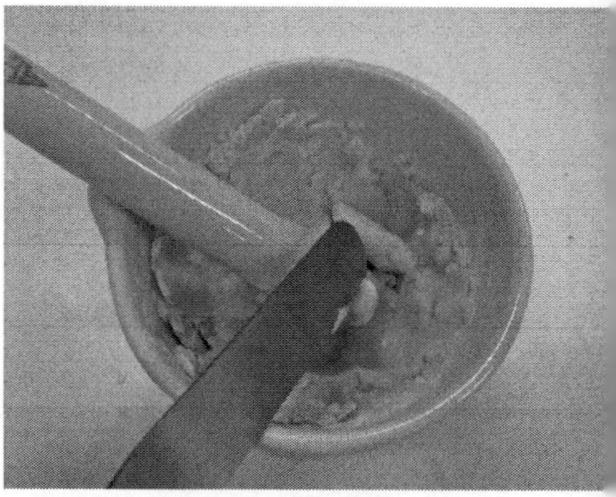

Retirar los restos adheridos al pistilo con ayuda de una espátula.

ACONDICIONAMIENTO

El envase debe ser compatible y adecuado con la formulación. El acondicionamiento de la fórmula se realizará en función de las especificaciones de cada pasta.

CONTROLES DEL PRODUCTO TERMINADO

- **Fórmulas magistrales:**
  - Examen de los caracteres organolépticos.
- **Fórmulas magistrales tipificadas y preparados oficinales:** controles establecidos en el Formulario Nacional:
  - Examen de los caracteres organolépticos.
  - Verificación de masa final.
- **Elaboración de lotes:**
  - Extensibilidad.
  - Control microbiológico.
  - Controles requeridos por las exigencias que figuran en la Real Farmacopea Española.

PRÁCTICA 38.1 Pasta al agua de nistatina

FORMA FARMACÉUTICA

Pasta.

VÍA DE ADMINISTRACIÓN

Tópica.

INDICACIONES

Profilaxis y tratamiento de la candidiasis cutánea.

FÓRMULA ESTÁNDAR

Componentes	Cantidad	Sinónimos	Finalidad	Monografía RFE
Nistatina	0,6 g	*Nystatinum*, micostatina, fungicidina	Antifúngico con acción fungistática	0517
Óxido de zinc	25 g	*Zinci oxidum, zinc oxide*, blanco de zinc	Astringente, antiséptico, protector cutáneo	0252
Talco	25 g	*Talcum, talc*, silicato magnésico hidratado, esteatita, creta de Venecia, piedra de jabón, talco purificado	Absorbente	0438*
Glicerol	25 g	*Glycerolum, glycerin*, glicerina, 1,2,3-propanotriol	Agente higroscópico, humectante	0496
Agua purificada	25 g	*Aqua*	Vehículo hidrófilo	0008

* Datos referidos a la 3.ª edición.

PROTOCOLO DE ELABORACIÓN

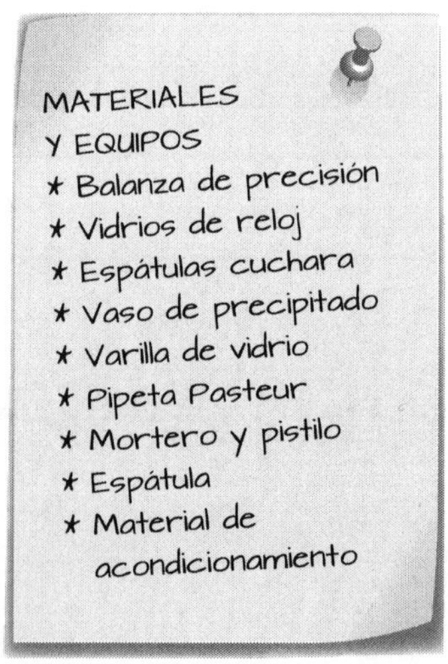

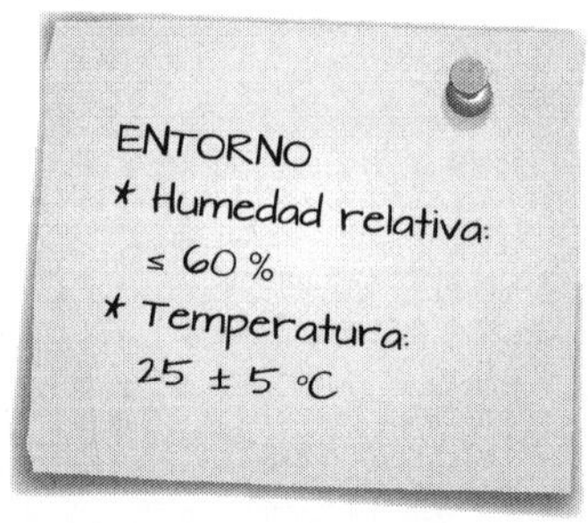

1. Pesar los distintos elementos que componen la fórmula.
2. Mezclar en un vaso de precipitado, el agua purificada y el glicerol. Agitar con varilla de vidrio.
3. Pulverizar finamente con mortero y pistilo la nistatina, el óxido de zinc y el talco.
4. Mezclar en el mortero la nistatina, el óxido de zinc y el talco, según lo especificado en el procedimiento general de homogeneización.
5. Añadir poco a poco a la mezcla anterior la glicerina y el agua purificada. Trabajar con la mano del mortero y con una espátula hasta que quede una pasta muy fina y homogénea.
6. Envasar en frasco de plástico con cierre hermético.
7. Etiquetar.

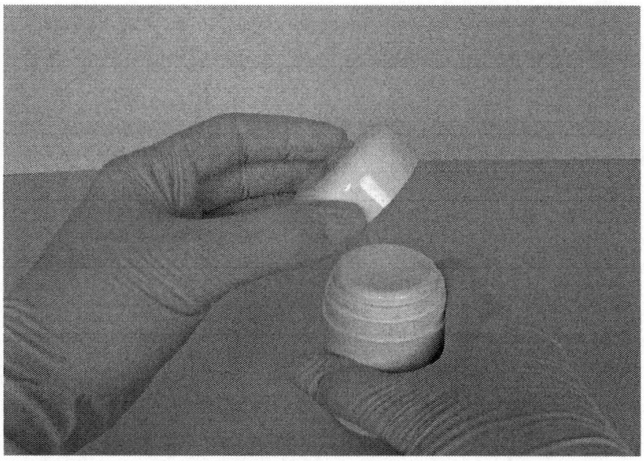

Envasar en frasco de plástico con cierre hermético.

ENVASADO

Frasco de plástico con cierre hermético.

CADUCIDAD

3 meses.

CARACTERÍSTICAS DEL PRODUCTO TERMINADO

Pasta de color blanco, viscosa.

CONDICIONES DE CONSERVACIÓN

Conservar a temperatura inferior a 30 ºC en envase herméticamente cerrado.

PNT RELACIONADOS

- ☐ PN/OF de pesada.
- ☐ PN/OF de pulverización.
- ☐ PN/OF de homogeneización.
- ☐ PN/FF elaboración de pastas.
- ☐ PN/PG etiquetado.

CONTROL DEL PRODUCTO TERMINADO

- ☐ Examen de los caracteres organolépticos.
- ☐ Verificación de masa final.

PRÁCTICA 38.2 Ácido salicílico en pasta Lassar

FORMA FARMACÉUTICA

Pasta.

VÍA DE ADMINISTRACIÓN

Tópica.

INDICACIONES

Psoriasis y dermatitis seborreica.

FÓRMULA ESTÁNDAR

Componentes	Cantidad	Sinónimos	Finalidad	Monografía RFE
Salicílico, ácido	2 g	*Acidum salicylicum*, *salicylic acid*, ácido o-hidroxibenzoico, ácido 2-hidroxibencenocarboxílico	Antifúngico, antiséptico, queratolítico	0366
Óxido de zinc	25 g	*Zinci oxidum*, *zinc oxide*, blanco de zinc	Astringente, antiséptico, protector cutáneo	0252
Almidón de arroz	25 g	*Oryzae amylum*	Absorbente, emoliente	0349
Vaselina blanca	c.s.p. 100 g	*Vaselinum album*, vaselina filante, parafina blanda	Vehículo lipófilo	1799

PROTOCOLO DE ELABORACIÓN

1. Pesar los distintos elementos que componen la fórmula.
2. Disponer la vaselina blanca en un vaso de precipitado, llevar al baño maría y fundir a una temperatura de 50-55 °C.
3. Pulverizar, con un mortero precalentado, el óxido de zinc y el almidón de arroz.
4. Mezclar en el mortero el ácido salicílico, el óxido de zinc y el talco, según lo especificado en el procedimiento general de homogeneización.
5. Interponer los sólidos sobre la vaselina fundida, agitando con el pistilo caliente hasta formar una pasta uniforme.

MATERIALES Y EQUIPOS
* Balanza de precisión
* Vidrios de reloj
* Espátulas cuchara
* Vaso de precipitado
* Varillas de vidrio
* Baño maría
* Termómetro
* Mortero y pistilo
* Espátula
* Material de acondicionamiento

6. Envasar en tarro con cierre hermético.
7. Etiquetar.

ENTORNO
* Humedad relativa: ≤ 60 %
* Temperatura: 25 ± 5 °C

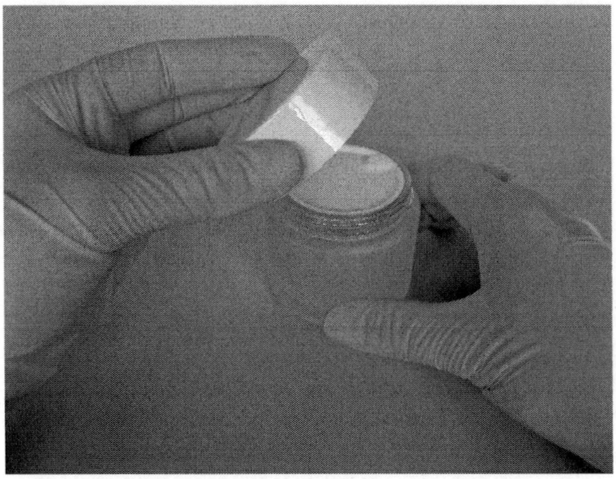

Envasar en tarro con cierre hermético.

NOTA: el ácido salicílico se puede solubilizar previamente en etanol. Al incorporarlo a la vaselina caliente, el etanol se evaporará.

ENVASADO

Tarro con cierre hermético.

CADUCIDAD

3 meses.

CARACTERÍSTICAS DEL PRODUCTO TERMINADO

Pasta de color blanco, consistente.

CONDICIONES DE CONSERVACIÓN

Conservar a temperatura inferior a 30 °C en envase herméticamente cerrado.

PNT RELACIONADOS

- ☐ PN/OF de pesada.
- ☐ PN/OF de pulverización.
- ☐ PN/OF de homogeneización.
- ☐ PN/FF elaboración de pastas.
- ☐ PN/PG etiquetado.

CONTROL DEL PRODUCTO TERMINADO

- ☐ Examen de los caracteres organolépticos.
- ☐ Verificación de masa final.

PRÁCTICA 39 Procedimiento general de elaboración de geles

FÓRMULA ESTÁNDAR

La fórmula patrón de los geles, ya sean hidrófilos o lipófilos, es la siguiente:

- Principio activo: C %.
- Excipientes en cantidad suficiente:
  - — Gelificante o gelificantes.
  - — Regulador del pH (cuando proceda).
  - — Diluyente.

CONDICIONES DEL ENTORNO PARA LA ELABORACIÓN

Existen formulaciones que requieren unas condiciones del entorno específicas. Para el resto, la temperatura ambiente debe ser de 25 ± 5 °C, y la humedad relativa, inferior o igual al 60 %.

MATERIALES Y EQUIPOS GENERALES

- Sistema de agitación mecánico o manual.
- Recipientes para contener volúmenes como vasos de precipitado.
- pH-metro o tiras indicadoras de pH.

MÉTODO DE ELABORACIÓN PATRÓN

1. Pesar todos los elementos que componen la fórmula.
2. Disponer parte del diluyente de la fórmula en un vaso de precipitado y dispersar el o los agentes gelificantes, por toda la superficie, de forma que se impida la formación de grumos.
3. Dejar reposar la mezcla hasta que se haya producido la imbibición total del diluyente.
4. Agitar de forma continua, mediante un sistema de agitación mecánica o manual, hasta formar un gel uniforme. Evitar la incorporación de aire en la fórmula durante el proceso de agitación.
5. En caso de ser necesario, comprobar el pH.
6. Añadir el principio activo disuelto en el volumen restante de diluyente. En el caso de no ser soluble en el diluyente, disolver el principio activo en la menor cantidad posible de un disolvente adecuado.
7. Incorporar el principio activo disuelto al gel. Agitar continuamente durante la incorporación.
8. Si el proceso de gelificación lo requiere, agregar el regulador de pH. A continuación, medir el pH mediante tiras indicadoras de pH o con un pH-metro. En caso de que sea necesario, ajustar el pH y repetir la determinación de pH.
9. Limpiar el material y equipos utilizados.

NOTA: cada formulación debe indicar las condiciones de agitación más adecuadas: velocidad, tiempo y temperatura. Si el procedimiento lo permite, incorporar el principio activo disuelto en el diluyente antes de elaborar el gel.

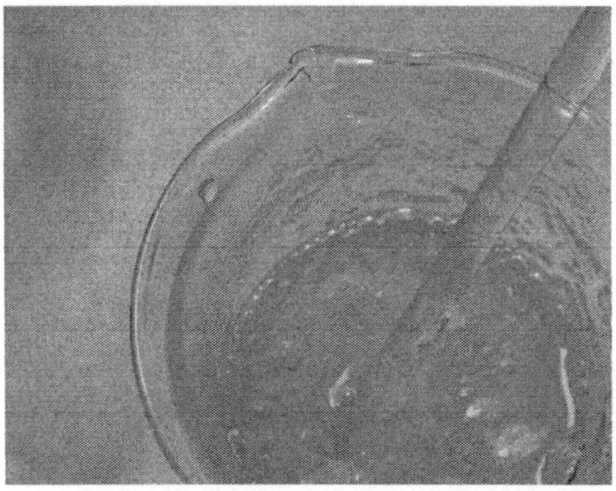

Dispersar el o los agentes gelificantes.

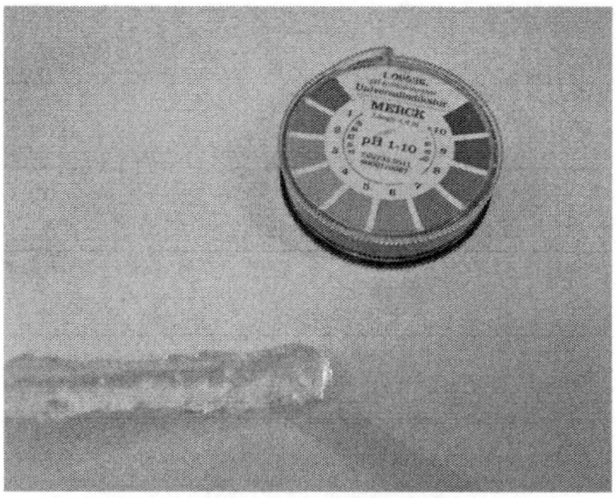

Comprobar el pH.

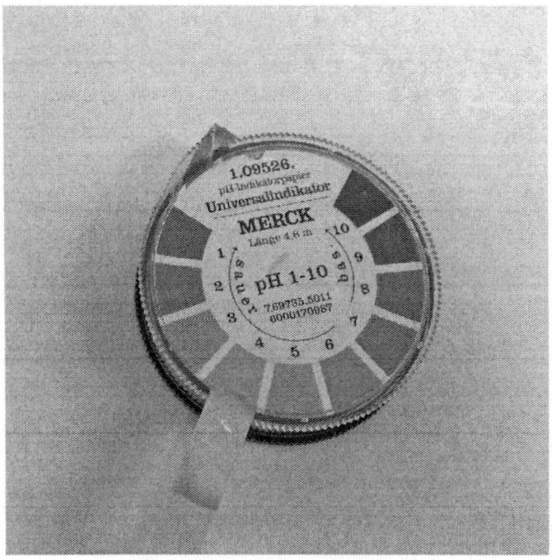

Si es necesario agregar el regulador de pH.

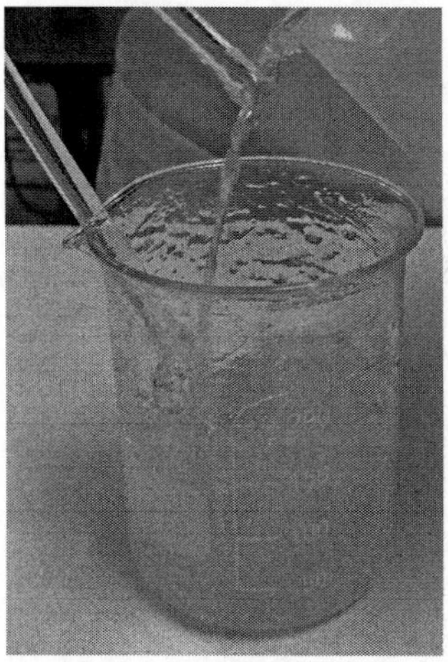

Añadir el principio activo disuelto en el volumen restante de diluyente.

ACONDICIONAMIENTO

El acondicionamiento de la fórmula debe realizarse en un envase adecuado. El tipo de envase debe ser compatible y apropiado para el gel que contenga.

CONTROLES DEL PRODUCTO TERMINADO

- **Fórmulas magistrales:**
  - Examen de los caracteres organolépticos.
- **Fórmulas magistrales tipificadas y preparados oficinales:** controles establecidos en el Formulario Nacional:
  - Examen de los caracteres organolépticos.
  - Verificación de masa final.
- **Elaboración de lotes:**
  - Extensibilidad.
  - Control microbiológico.
  - Control de pH.
  - Controles requeridos por las exigencias que figuran en la Real Farmacopea Española.

PRÁCTICA 39.1 Gel de metronidazol

FORMA FARMACÉUTICA

Gel.

VÍA DE ADMINISTRACIÓN

Tópica.

INDICACIONES

Acné rosácea.

FÓRMULA ESTÁNDAR

Componentes	Cantidad	Sinónimos	Finalidad	Monografía RFE
Metronidazol	1 g	*Metronidazolum*, 2-metil-5-nitroimidazol-1-etanol	Antibiótico, antiparasitario	0675
Carbómero (940)	1 g	Carbomera, Carbopol® 940, *carbomer*, carboxipolimetileno, ácido poliacrílico, polímero carboxivinílico	Viscosizante, suspensor, gelificante	1299
Propilenglicol	5 g	*Propylenglycolum*, *propylene glycol*, 1,2-propanodiol, 1,2-dihidroxipropano	Humectante, hidratante, disolvente	0430
Agua conservante	c.s.p. 100 g	*Agua conservans*	Diluyente, conservante	—
Trolamina	c.s.	*Trolaminum*, *triethanolemine*, trietanolamina, trilamina, trihidroxitrietilamina, trietilolamina	Regulador de pH, gelificante, viscosizante	1577*

* Datos referidos a la 3.ª edición.

PROTOCOLO DE ELABORACIÓN

1. Pesar los distintos elementos que componen la fórmula.
2. Verter el agua conservante en un vaso de precipitado y añadir el propilenglicol.
3. Desagregar el carbómero con ayuda de un tamiz.
4. Dispersar el carbómero (Carbopol® 940) en la disolución obtenida en el punto 2 con ayuda de una varilla de vidrio.
5. Dejar en reposo 24 horas.
6. Completar la gelificación ajustando el pH. Añadir trolamina en c.s. para obtener un pH igual a 6-6,5. Agitar continuamente durante la incorporación de trolamina. Evitar la incorporación de aire en la fórmula durante el proceso de agitación.
7. Comprobar el pH mediante tiras indicadoras de pH.
8. Dispersar el metronidazol en una mínima cantidad propilenglicol. Formar una pasta homogénea en el mortero.
9. Añadir sobre la pasta el gel neutro elaborado previamente (punto 6). Mezclar con el pistilo.
10. Envasar en tarro opaco.
11. Etiquetar.

MATERIALES Y EQUIPOS
* Balanza de precisión
* Vidrios de reloj
* Espátulas cuchara
* Vaso de precipitado
* Varilla de vidrio
* Tamiz
* Mortero y pistilo
* Tiras indicadoras de pH
* Pipeta Pasteur
* Material de acondicionamiento

ENTORNO
* Humedad relativa: ≤ 60 %
* Temperatura: 25 ± 5 °C

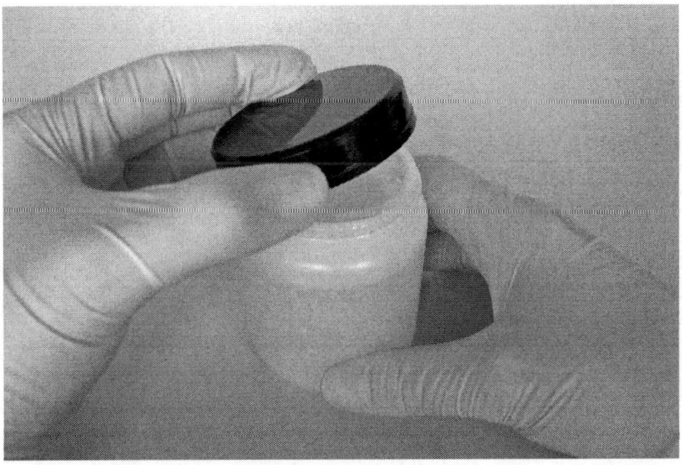

Envasar en tarro opaco.

ENVASADO

Tarro opaco.

CADUCIDAD

3 meses.

CARACTERÍSTICAS DEL PRODUCTO TERMINADO

Gel consistente, transparente e incoloro.

CONDICIONES DE CONSERVACIÓN

Conservar a temperatura inferior a 30 °C en envase bien cerrado y proteger de la luz.

PNT RELACIONADOS

- ☐ PN/OF de pesada.
- ☐ PN/OF de desagregación.
- ☐ PN/FF de elaboración de geles.
- ☐ PN/PG etiquetado.

CONTROL DEL PRODUCTO TERMINADO

- ☐ Examen de los caracteres organolépticos.
- ☐ Verificación de masa final.

PRÁCTICA 39.2 Gel postafeitado

FORMA FARMACÉUTICA

Gel.

VÍA DE ADMINISTRACIÓN

Tópica.

INDICACIONES

Procesos irritativos tras el afeitado.

FÓRMULA ESTÁNDAR

Componentes	Cantidad	Sinónimos	Finalidad	Monografía RFE
Mentol racémico	0,2 g	*Mentholum racemicum*, *menthol*, alcohol mentólico, alcanfor de menta, hexahidrotimol	Antipruriginoso, refrescante	0623
Alantoína	0,3 g	*Allantoinum*, *allantoin*, glioxildiuerido, 5-ureidohidantoína	Cicatrizante, queratoplástico, reepitelizante	1288

→

Componentes	Cantidad	Sinónimos	Finalidad	Monografía RFE
Etanol al 96 por ciento	30 g	*Ethanolum* (*96 per centum*), alcohol etílico 96°	Antiséptico, facilita la evaporación del preparado	1317
Carbómero (940)	1 g	Carbomera, Carbopol® 940, *carbomer*, carboxipolimetileno, ácido poliacrílico, polímero carboxivinílico	Viscosizante, suspensor, gelificante	1299
Glicerol	5 g	*Glycerolum, glycerin*, glicerina, 1,2,3-propanotriol	Humectante, emoliente no graso	0496
Parahidroxibenzoato de metilo	0,1 g	*Methylis parahydroxybenzoas, methylparaben*, metilparabén, nipagín	Antimicrobiano de amplio espectro, conservante	0409*
Parahidroxibenzoato de propilo	0,02 g	*Propylis parahydroxybenzoas, propylparaben*, propilparabén, nipasol	Antimicrobiano de amplio espectro, conservante	0431*
Agua purificada	c.s.p. 100 g	*Aqua*	Diluyente	0008
Trolamina	c.s.	*Trolaminum, triethanolamine*, trietanolamina, trilamina, trihidroxitrietilamina, trietilolamina	Regulador de pH, gelificante, viscosizante	1577*

* Datos referidos a la 3.ª edición.

PROTOCOLO DE ELABORACIÓN

1. Pesar los distintos elementos que componen la fórmula.
2. Disponer el etanol en un vaso de precipitado. Añadir el mentol, la alantoína y el glicerol. Añadir los conservantes, el parahidroxibenzoato de metilo y el parahidroxibenzoato de propilo. Agitar con varilla de vidrio hasta su completa disolución.
3. Verter el agua de la fórmula sobre la mezcla anterior y agitar hasta obtener una solución homogénea.
4. Desagregar el carbómero con ayuda de un tamiz.
5. Dispersar el carbómero (Carbopol® 940), con ayuda de una varilla de vidrio, en la disolución obtenida.
6. Dejar en reposo 24 horas.

MATERIALES Y EQUIPOS
* Balanza de precisión
* Vidrios de reloj
* Espátulas cuchara
* Vaso de precipitado
* Varillas de vidrio
* Tamiz
* Tiras indicadoras de pH
* Pipetas Pasteur
* Material de acondicionamiento

7. Completar la gelificación ajustando el pH, añadir trolamina en c.s. para obtener un pH igual a 5,5. Agitar continuamente durante la incorporación de trietanolamina. Evitar la incorporación de aire en la fórmula durante el proceso de agitación.
8. Comprobar el pH mediante tiras indicadoras de pH.
9. Envasar en tarro opaco.
10. Etiquetar.

ENTORNO
* Humedad relativa: ≤ 60 %
* Temperatura: 25 ± 5 °C

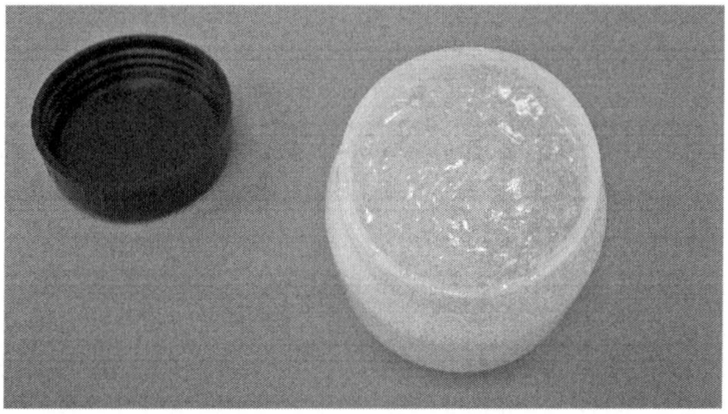

Envasar en un tarro opaco.

ENVASADO

Tarro opaco.

CADUCIDAD

6 meses.

CARACTERÍSTICAS DEL PRODUCTO TERMINADO

Gel de consistencia media, transparente e incoloro.

CONDICIONES DE CONSERVACIÓN

Conservar a temperatura inferior a 25 °C en envase bien cerrado y proteger de la humedad.

PNT RELACIONADOS

- ☐ PN/OF de pesada.
- ☐ PN/OF de desagregación.
- ☐ PN/FF de elaboración de geles.
- ☐ PN/PG etiquetado.

CONTROL DEL PRODUCTO TERMINADO

- ☐ Examen de los caracteres organolépticos.
- ☐ Verificación de masa final.

PRÁCTICA 40 Aceite desmaquillante de ojos

FORMA FARMACÉUTICA

Emulsión.

VÍA DE ADMINISTRACIÓN

Tópica.

INDICACIONES

Desmaquillado de máscara de pestañas resistente al agua.

FÓRMULA ESTÁNDAR

Componentes	Cantidad	Sinónimos	Finalidad	Monografía RFE
Parafina líquida	76 g	*Paraffinum liquidum*, vaselina líquida, aceite de parafina, *mineral oil*	Disolvente, emoliente	0239
Aceite de jojoba	12,5 g	*Simmondsia chinensis oil*, Pur-Oba®	Emoliente, acondicionador	1579
Aceite de almendras dulces	12,5 g	*Prunus amygdalus dulcis oil, sweet almond oil, amygdalae oleum raffinatum*	Agente nutritivo, emoliente	1579
Miristato de isopropilo	10,4 g	*Isopropylis myristas, isopropyl myristate*	Emoliente	0725
Sorbitan, oleato de (80)	1 g	*Sorbitani oleas, sorbitan oleate*, Span® 80, sorbitan monooleato	Tensioactivo lipofílico no iónico	1041
Kathon®	0,1 g	Kathon-CG (mezcla de 5-cloro-2-metil-4-isotiazolín-3-ona y 2-metil-4-isotiazolín-3-ona)	Conservante	—

PROTOCOLO DE ELABORACIÓN

1. Pesar los distintos elementos que componen la fórmula.
2. En un vaso de precipitado, disponer la parafina líquida, el aceite de almendras dulces, el miristato de isopropilo, y el Kathon®. Agitar con varilla de vidrio.
3. Llevar el vaso de precipitado con la mezcla anterior al baño maría y calentar a 40 °C.
4. Agregar a la mezcla anterior el Span® 80 bajo agitación continua.
5. Agitar hasta que la solución sea homogénea y retirar del baño maría.
6. Envasar en frasco de plástico opaco.
7. Etiquetar.

MATERIALES Y EQUIPOS
* Balanza de precisión
* Vidrios de reloj
* Espátulas cuchara
* Pipetas Pasteur
* Baño maría
* Termómetro
* Varillas de vidrio
* Material de acondicionamiento

ENTORNO
* Humedad relativa: ≤ 60 %
* Temperatura: 25 ± 5 °C

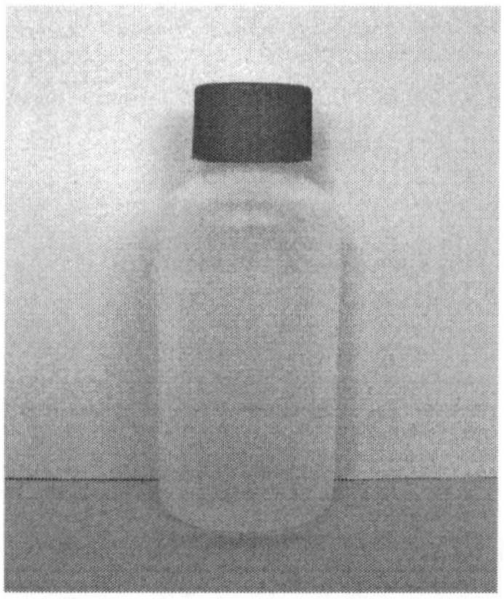

Envasar en frasco de plástico opaco.

ENVASADO

Frasco de plástico opaco.

CADUCIDAD

6 meses.

CARACTERÍSTICAS DEL PRODUCTO TERMINADO

Solución transparente, amarillenta.

CONDICIONES DE CONSERVACIÓN

Conservar a temperatura inferior a 30 °C en envase bien cerrado y proteger de la luz.

PNT RELACIONADOS

- ☐ PN/OF de pesada.
- ☐ PN/FF de elaboración de emulsiones.
- ☐ PN/PG etiquetado.

CONTROL DEL PRODUCTO TERMINADO

- ☐ Examen de los caracteres organolépticos.
- ☐ Verificación de masa final.

PRÁCTICA 41 Crema de manos

FORMA FARMACÉUTICA

Emulsión.

VÍA DE ADMINISTRACIÓN

Tópica.

INDICACIONES

Manos agrietadas, irritadas o con rojeces.

FÓRMULA ESTÁNDAR

Componentes	Cantidad	Sinónimos	Finalidad	Monografía RFE
Alcohol cetoestearílico	2 g	Eumulgin® B-1, Eumulgin® C-700, éter glicólico de alcoholes grasos	Emulgente no iónico	—
Glicerol	35 g	*Glycerolum, glycerin*, glicerina, 1,2,3-propanotriol	Humectante, disolvente	0496
Carbómero (940)	0,75 g	Carbomera, Carbopol® 940, *carbomer*, carboxipolimetileno, ácido poliacrílico, polímero carboxivinílico	Viscosizante, suspensor, gelificante	1299

→

Componentes	Cantidad	Sinónimos	Finalidad	Monografía RFE
Trolamina	1,5 g	*Trolaminum, triethanolemine,* trietanolamina, trilamina, trihidroxitrietilamina, trietilolamina	Regulador de pH, gelificante, viscosizante	1577*
Parahidroxibenzoato de metilo	0,2 g	*Methylis parahydroxybenzoas, methylparaben,* metilparabén, nipagín	Antimicrobiano de amplio espectro, conservante	0409*
Agua purificada	c.s.p. 100 g	*Aqua*	Disolvente	0008

* Datos referidos a la 3.ª edición.

PROTOCOLO DE ELABORACIÓN

1. Pesar los distintos elementos que componen la fórmula.
2. Desagregar el carbómero con ayuda de un tamiz.
3. En un vaso de precipitado, verter aproximadamente la mitad del agua purificada de la fórmula, dispersar el carbómero (Carbopol® 940), agitando con ayuda de una varilla de vidrio.
4. Mezclar el alcohol cetoestearílico y el glicerol en un vaso de precipitado, llevar al baño maría y calentar a 40 °C. Agitar y enfriar.
5. Agregar a la mezcla anterior (punto 4) el carbómero dispersado en agua (punto 3). Agitar con varilla de vidrio.
6. Añadir la trolamina sobre la otra mitad del agua de la fórmula dispuesta en un vaso de precipitado. Añadir el parahidroxibenzoato de metilo y agitar continuamente hasta obtener una solución homogénea.
7. Formar la emulsión vertiendo la solución obtenida en el punto 6 sobre la mezcla preparada previamente, punto 5. Agitar continuamente con varilla de vidrio hasta formar la emulsión.
8. Cargar la emulsión obtenida en una jeringa y envasar en tarro opaco.
9. Etiquetar.

MATERIALES Y EQUIPOS
* Balanza de precisión
* Vidrios de reloj
* Espátulas cuchara
* Tamiz
* Baño maría
* Termómetro
* Varillas de vidrio
* Pipeta Pasteur
* Jeringa
* Material de acondicionamiento

ENTORNO
* Humedad relativa: ≤ 60 %
* Temperatura: 25 ± 5 °C

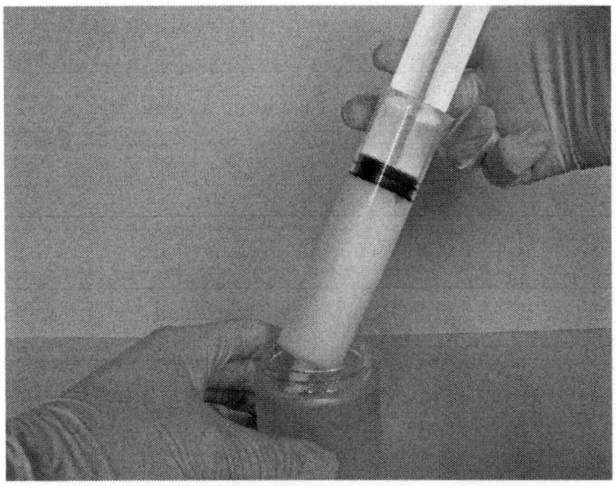

Cargar la emulsión en una jeringa, tener la precaución de que no queden burbujas de aire.

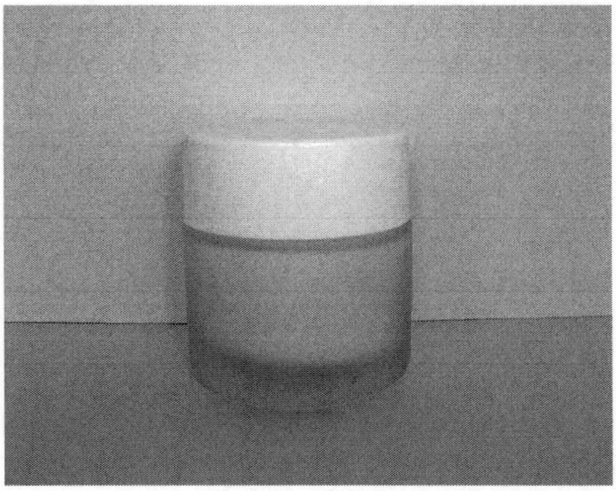

Envasar en tarro opaco.

ENVASADO

Tarro opaco.

CADUCIDAD

6 meses.

CARACTERÍSTICAS DEL PRODUCTO TERMINADO

Emulsión blanca de consistencia media.

CONDICIONES DE CONSERVACIÓN

Conservar a temperatura inferior a 25 °C en envase bien cerrado.

PNT RELACIONADOS

- ☐ PN/OF de pesada.
- ☐ PN/OF de desagregación.
- ☐ PN/FF de elaboración de emulsiones.
- ☐ PN/PG etiquetado.

CONTROL DEL PRODUCTO TERMINADO

- ☐ Examen de los caracteres organolépticos.
- ☐ Verificación de masa final.

PRÁCTICA 42 Crema despigmentante

FORMA FARMACÉUTICA

Emulsión.

VÍA DE ADMINISTRACIÓN

Tópica.

INDICACIONES

Hiperpigmentación de la piel.

FÓRMULA ESTÁNDAR

Componentes	Cantidad	Sinónimos	Finalidad	Monografía RFE
Hidroquinona	4 g	Hidroquinol, quinol, *p*-difenol, 1,4-dihidroxibenceno	Despigmentante, inhibidor de la síntesis de melanina	—
Ácido glicólico	4 g	Ácido hidroxietanoico, ácido α-hidroxiacético	Queratoplástico	—
Crema base de Beeler	c.s.p. 100 g	—	Excipiente	—
Agua purificada	c.s.	*Aqua*	Disolvente	0008

FÓRMULA CREMA BASE DE BEELER

Componentes	Cantidad	Sinónimos	Finalidad	Monografía RFE
Cetílico, alcohol	15 g	*Alcohol cetylicus, cetyl alcohol*, 1-hexadecanol, cetanol	Emoliente, emulgente estabilizador, opacificante	0540
Cera blanca de abeja	1 g	Cera alba, *beeswax*, cera de abejas virgen	Emoliente, emulgente, estabilizador, controlador de la viscosidad	0069

→

Componentes	Cantidad	Sinónimos	Finalidad	Monografía RFE
Propilenglicol	10 g	*Propylenglycolum, propylene glycol,* 1,2-propanodiol, 1,2-dihidroxipropano	Humectante, hidratante, disolvente	0430
Laurilsulfato de sodio	2 g	*Natrii laurilsulfas, sodium lauryl sulfate*	Emulsificante, tensioactivo aniónico	0098
Agua conservante	c.s.p. 100 g	*Agua conservans*	Disolvente, conservador	—

PROTOCOLO DE ELABORACIÓN

1. Pesar los distintos elementos que componen la fórmula.
2. Elaborar la crema base de Beeler.
3. Disolver la hidroquinona y el ácido glicólico en la mínima cantidad de agua purificada.
4. Añadir la base de Beeler sobre la hidroquinona y el ácido glicólico solubilizados. Homogeneizar la emulsión agitando con varilla de vidrio.
5. Con ayuda de una espátula de aluminio, envasar la emulsión en tarro teniendo la precaución de que no queden burbujas de aire.
6. Etiquetar.

MATERIALES Y EQUIPOS
* Balanza de precisión
* Vidrios de reloj
* Espátulas cuchara
* Vasos de precipitado
* Termómetro
* Baño maría
* Varillas de vidrio
* Pipeta Pasteur
* Espátula de aluminio
* Material de acondicionamiento

ENTORNO
* Humedad relativa: ≤ 60 %
* Temperatura: 25 ± 5 °C

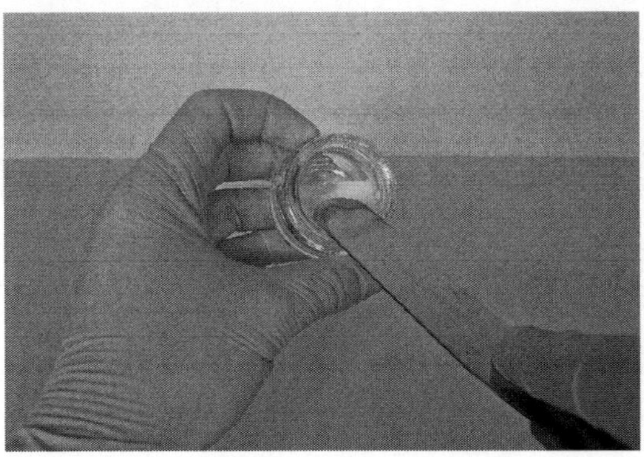
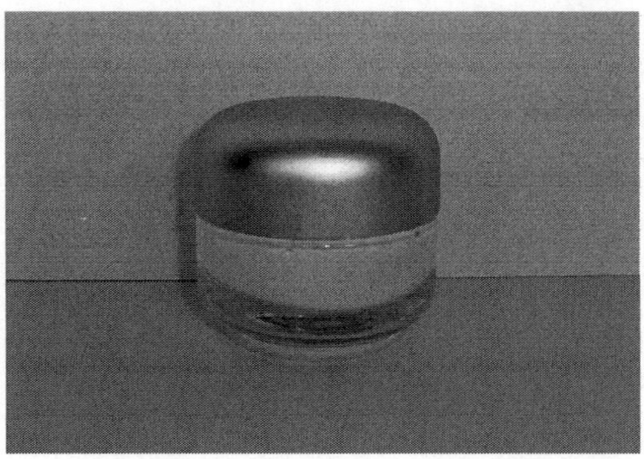

Envasar en un tarro opaco con ayuda de una espátula.

ENVASADO

Tarro opaco.

CADUCIDAD

6 meses.

CARACTERÍSTICAS DEL PRODUCTO TERMINADO

Emulsión color blanco, consistente.

CONDICIONES DE CONSERVACIÓN

Conservar a temperatura inferior a 30 °C en envase bien cerrado.

PNT RELACIONADOS

- ☐ PN/OF de pesada.
- ☐ PN/FF de elaboración de emulsiones.
- ☐ PN/PG etiquetado.

CONTROL DEL PRODUCTO TERMINADO

- ☐ Examen de los caracteres organolépticos.
- ☐ Verificación de masa final.

PRÁCTICA 43 Mascarilla arcillosa

FORMA FARMACÉUTICA

Emulsión.

VÍA DE ADMINISTRACIÓN

Tópica.

INDICACIONES

Limpieza del cutis. Indicada para todo tipo de piel.

FÓRMULA ESTÁNDAR

Componentes	Cantidad	Sinónimos	Finalidad	Monografía RFE
Caolín	35 g	*Kaolinum, kaolin,* silicato de aluminio hidratado, tierra de porcelana	Absorbente, desodorizante, antiséptico	0503*
Bentonita	5 g	*Bentonitum, bentonite,* bentonita sódica, tailorita, silicatos de aluminio coloidal hidratados, jabón de arcilla	Estabilizador, adsorbente, controlador de la viscosidad	0467*
Cetílico, alcohol	2 g	*Alcohol cetylicus, cetyl* alcohol, 1-hexadecanol, cetanol	Emoliente, emulgente estabilizador, opacificante	0540
Laurilsulfato de sodio	0,1 g	*Natrii laurilsulfas, sodium lauryl sulfate*	Emulsificante, tensioactivo aniónico	0098
Glicerol	10 g	*Glycerolum,glycerin,* glicerina,1,2,3-propanotriol	Humectante, disolvente	0496
Parahidroxibenzoato de metilo	0,1 g	*Methylis parahydroxybenzoas, methylparaben,* metilparabén, nipagín	Antimicrobiano de amplio espectro, conservante	0409*
Agua purificada	c.s.p. 100 g	*Aqua*	Disolvente	0008
Limón, aceite esencial de	c.s.	*Limonis aetheroleum,* aroma de limón, aceite de limón, aceite volátil de limón	Aromatizante	0620

* Datos referidos a la 3.ª edición.

PROTOCOLO DE ELABORACIÓN

1. Pesar la bentonita.
2. Disponer la bentonita en un vaso de precipitado y añadir el agua de la fórmula. Dejar en reposo 24 horas para que gelifique.
3. Pesar el resto de los componentes de la fórmula.
4. Añadir el alcohol cetílico en un vaso de precipitado y situar en el baño maría a una temperatura comprendida entre 40 y 45 °C. Fundir.
5. En el vaso que contiene la bentonita gelificada, añadir el laurilsulfato sódico, el glicerol y el parahidroxibenzoato de metilo. Agitar con varilla de vidrio.

MATERIALES Y EQUIPOS

* Balanza de precisión
* Vidrios de reloj
* Espátulas cuchara
* Vasos de precipitado
* Baño maría
* Termómetro
* Varillas de vidrio
* Pipeta Pasteur
* Material de acondicionamiento

6. Calentar la mezcla anterior a 45 °C en baño maría y verter sobre el alcohol cetílico fundido cuando haya alcanzado dicha temperatura. Agitar con varilla de vidrio.
7. Añadir poco a poco el caolín sobre la mezcla anterior manteniendo una temperatura de 45 °C. Agitar continuamente para evitar la formación de grumos.
8. Retirar el vaso de precipitado del baño y dejar enfriar.
9. Añadir 2 o 3 gotas de aceite esencial de limón. Homogeneizar.
10. Envasar en tarro opaco.
11. Etiquetar.

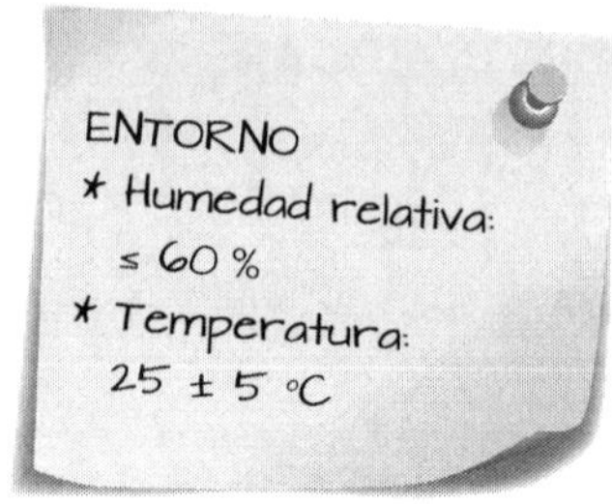

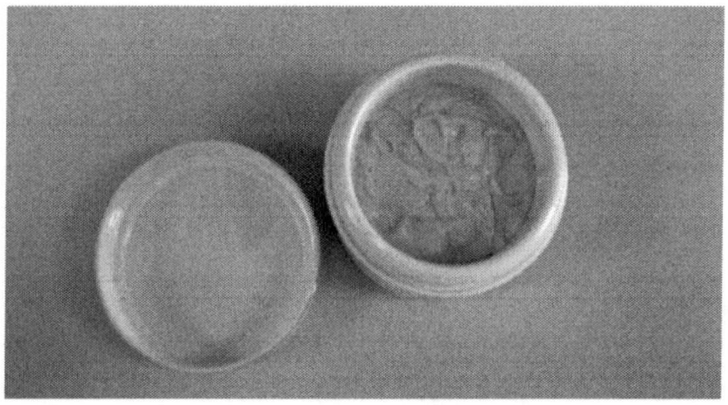

Envasar en tarro opaco.

ENVASADO

Tarro opaco.

CADUCIDAD

6 meses.

CARACTERÍSTICAS DEL PRODUCTO TERMINADO

Emulsión grisácea con ligero olor a limón.

CONDICIONES DE CONSERVACIÓN

Conservar a temperatura inferior a 25 °C en envase bien cerrado.

PNT RELACIONADOS

- ☐ PN/OF de pesada.
- ☐ PN/FF de elaboración de emulsiones.
- ☐ PN/PG etiquetado.

CONTROL DEL PRODUCTO TERMINADO

- ☐ Examen de los caracteres organolépticos.
- ☐ Verificación de masa final.

PRÁCTICA 44 Champú anticaída

FORMA FARMACÉUTICA

Emulsión.

VÍA DE ADMINISTRACIÓN

Tópica.

INDICACIONES

Mantenimiento y prevención de la caída capilar.

FÓRMULA ESTÁNDAR

Componentes	Cantidad	Sinónimos	Finalidad	Monografía RFE
Dexpantenol	5 g	*Dexpanthenolum*, pantenol, *panthenol*, alcohol pantotenílico, pantotenol, provitamina B_5	Hidratante, humectante, cicatrizante	0761
Tricopéptidos	5 g	Péptidos capilares (solución acuosa al 15 %)	Aporte de aminoácidos esenciales al cuero cabelludo	
Lauril éter sulfato sódico	30 g	*Sodium laureth sulfate*, Texapón N-40®, alquil éter sulfato	Tensioactivo aniónactivo, detergente	—
Tegobetaína L-7®	15 g	Cocoamidopropilbetaína, 1-alquilamino-3-dimetilamonio-propano-3 carboximetilbetaína	Tensioactivo secundario anfótero, detergente, viscosizante, estabilizador de la espuma	—
Tagat-L	8,5 g	PEG-30 *glyceryl laurate*, monolaurato de polioxietilén-(30)-glicerina, *polyoxyethylene* glycerol *monolaurate*	Solubilizante de esencia, perfume y vitaminas oleosas	—
Dietanolamida de los ácidos grasos de coco	3 g	Comperlan®-KD, Espesamida® 397, Empilan® 2502, Comperlan®-COD	Espesante, espumante, ligeramente detergente, suavizante	—

Componentes	Cantidad	Sinónimos	Finalidad	Monografía RFE
Kathon®	0,75 g	Kathon-CG (mezcla de 5-cloro-2-metil-4-isotiazolín-3-ona y 2-metil-4-isotiazolín-3-ona)	Conservante	—
Esencia	0,25 g	Perfume	Aromatizante	—
Agua purificada	c.s.p. 100 g	*Aqua*	Disolvente	0008

PROTOCOLO DE ELABORACIÓN

1. Pesar los distintos elementos que componen la fórmula.
2. En un vaso de precipitado, disponer el agua purificada de la fórmula y la Tegobetaína L-7®, agitar con varilla de vidrio. Llevar al baño maría y calentar a 50 °C.
3. En otro vaso de precipitado añadir el lauril éter sulfato sódico, llevar al baño maría y calentar a 50 °C.
4. Una vez calientes las dos fases, añadir la Tegobetaína L-7® con el agua sobre el lauril éter sulfato sódico. Agitar con una varilla de vidrio.
5. Llevar la mezcla obtenida en el punto anterior al agitador magnético. Añadir el resto de los componentes de la formula.
6. Mantener en agitación suave hasta obtener una emulsión estable y homogénea.
7. Envasar en frasco de plástico opaco.
8. Etiquetar.

MATERIALES Y EQUIPOS
* Balanza de precisión
* Vidrios de reloj
* Espátulas cuchara
* Pipetas Pasteur
* Baño maría
* Termómetro
* Varillas de vidrio
* Agitador magnético
* Cápsula de agitación
* Varilla recogeimanes
* Material de acondicionamiento

ENTORNO
* Humedad relativa: ≤ 60 %
* Temperatura: 25 ± 5 °C

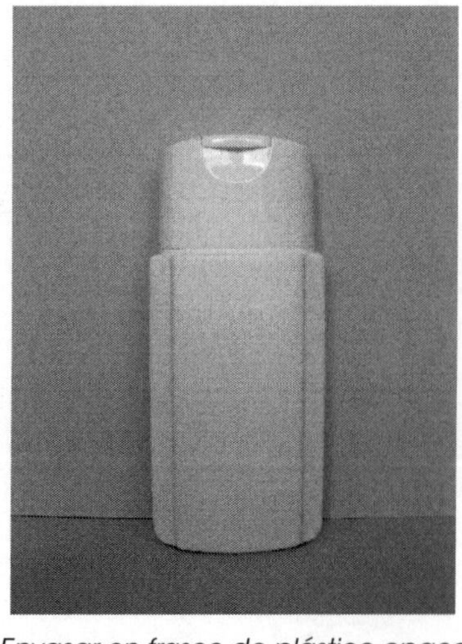

Envasar en frasco de plástico opaco.

NOTA: se puede utilizar una esencia con aroma compatible tipo Baby 1000 o Netelia.

ENVASADO

Frasco de plástico opaco.

CADUCIDAD

6 meses.

CARACTERÍSTICAS DEL PRODUCTO TERMINADO

Champú líquido, transparente, ligeramente amarillento.

CONDICIONES DE CONSERVACIÓN

Conservar a temperatura inferior a 30 °C en envase bien cerrado.

PNT RELACIONADOS

- ☐ PN/OF de pesada.
- ☐ PN/FF de elaboración de emulsiones.
- ☐ PN/PG etiquetado.

CONTROL DEL PRODUCTO TERMINADO

- ☐ Examen de los caracteres organolépticos.
- ☐ Verificación de masa final.

PRÁCTICA 45 Gel de baño anticelulítico

FORMA FARMACÉUTICA

Emulsión.

VÍA DE ADMINISTRACIÓN

Tópica.

INDICACIONES

Celulitis y adiposidades localizadas.

FÓRMULA ESTÁNDAR

Componentes	Cantidad	Sinónimos	Finalidad	Monografía RFE
Extracto glicólico de fucus	10 g	Extracto glicólico de *Fucus vesiculosus* L.	Estimulante del metabolismo de las grasas	0765
Extracto glicólico de hiedra	5 g	Extracto glicólico de *Hedera helix* L.	Analgésico, lipolítico	0765
Lauril éter sulfato sódico	20 g	*Sodium laureth sulfate*, Texapón N-40®, alquil éter sulfato	Tensioactivo aniónico, espumante, detergente	—
Tegobetaína L-7®	45 g	Cocoamidopropilbetaína, 1-alquilamino-3-dimetilamonio-propano-3 carboximetilbetaína	Tensioactivo secundario anfótero, detergente, viscosizante, estabilizador de la espuma	—
Dietanolamida de los ácidos grasos de coco	7 g	Comperlan®-KD, Espesamida 397, Empilan® 2502, Comperlan®-COD	Espesante, activador del poder detergente, suavizante	—
Kathon®	0,75 g	Kathon-CG (mezcla de 5-cloro-2-metil-4-isotiazolín-3-ona y 2-metil-4-isotiazolín-3-ona)	Conservante	—
Menta piperita, aceite esencial de	0,2 g	*Menthae piperitae aetheroleum*, esencia de menta, aceite de menta, aceite volátil de menta	Aromatizante	—
Agua purificada	c.s.p. 100 g	*Aqua*	Disolvente	0008

PROTOCOLO DE ELABORACIÓN

1. Pesar los distintos elementos que componen la fórmula.
2. En un vaso de precipitado, disponer el agua purificada de la fórmula y la Tegobetaína L-7®, llevar al baño maría y calentar a 50 °C.
3. En otro vaso de precipitado, añadir el lauril éter sulfato sódico, llevar al baño maría y calentar a 50 °C.
4. Una vez calientes las dos fases, añadir la Tegobetaína L-7® con el agua purificada sobre el lauril éter sulfato sódico. Agitar con una varilla de vidrio.

5. Llevar la mezcla obtenida en el punto 4 al agitador magnético y añadir el Comperlan®-KD y el Kathon®. Agitar hasta completa homogeneización. Mantener en agitación suave hasta enfriamiento.
6. Agregar el extracto glicólico de fucus, el extracto glicólico de hiedra y el aceite esencial de menta. Mantener en agitación hasta obtener una emulsión estable y homogénea.
7. Envasar en frasco de plástico opaco.
8. Etiquetar.

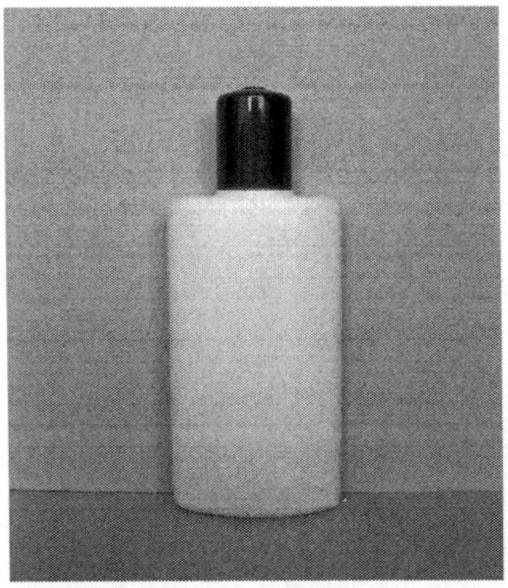

Envasar en frasco de plástico opaco.

MATERIALES Y EQUIPOS
* Balanza de precisión
* Vidrios de reloj
* Espátulas cuchara
* Pipetas Pasteur
* Baño maría
* Termómetro
* Varillas de vidrio
* Agitador magnético
* Cápsula de agitación
* Varilla recogeimanes
* Material de acondicionamiento

ENTORNO
* Humedad relativa: ≤ 60 %
* Temperatura: 25 ± 5 °C

ENVASADO

Frasco de plástico opaco.

CADUCIDAD

6 meses.

CARACTERÍSTICAS DEL PRODUCTO TERMINADO

Emulsión de consistencia semifluida, ligeramente amarillenta.

CONDICIONES DE CONSERVACIÓN

Conservar a temperatura inferior a 30 °C en envase bien cerrado, proteger de la luz.

PNT RELACIONADOS

- ☐ PN/OF de pesada.
- ☐ PN/FF de elaboración de emulsiones.
- ☐ PN/PG etiquetado.

CONTROL DEL PRODUCTO TERMINADO

- ☐ Examen de los caracteres organolépticos.
- ☐ Verificación de masa final.

PRÁCTICA 46 Alcohol iodado

FORMA FARMACÉUTICA

Solución.

VÍA DE ADMINISTRACIÓN

Tópica.

INDICACIONES

Antiséptico cutáneo, desinfección de heridas y piel intacta.

FÓRMULA ESTÁNDAR

Componentes		Cantidad	Sinónimos	Finalidad	Monografía RFE
Iodo		1 g	*Iodum*, yodo, iodo resublimado, yodo metaloide	Antiséptico de amplio espectro	0031
Ioduro de potasio		1,25 g	*Kalii iodidum*, potasio ioduro, yoduro potásico	Coadyuvante, facilita la disolución del iodo en alcohol	0186
Alcohol 70°	Etanol al 96 por ciento	c.s.p. 100 ml	*Ethanolum* (96 *per centum*), alcohol etílico 96°	Disolvente, antiséptico con acción bactericida y desinfectante	1317
	Agua purificada		*Aqua*	Disolvente	0008

PROTOCOLO DE ELABORACIÓN

1. Pesar o medir los distintos elementos que componen la fórmula.
2. Elaborar el alcohol de 70°.
3. Verter, aproximadamente, el 75 % del volumen del alcohol de 70° en un matraz aforado. Con ayuda de un embudo, añadir el iodo y el ioduro de potásico. Agitar hasta completa disolución.

4. Enrasar el matraz aforado con el resto del alcohol de 70° de la fórmula. Tapar.
5. Agitar hasta completa disolución.
6. Envasar en frasco de cristal topacio.
7. Etiquetar.

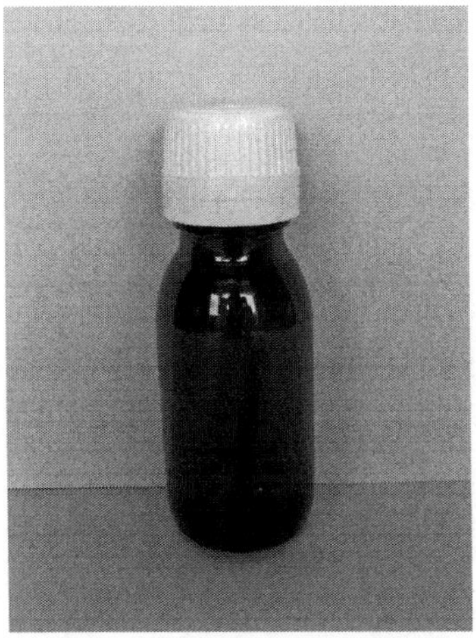

Envasar en frasco de cristal topacio.

ENVASADO

Frasco de cristal topacio.

CADUCIDAD

3 meses.

CARACTERÍSTICAS DEL PRODUCTO TERMINADO

Solución color marrón oscuro de aroma característico.

CONDICIONES DE CONSERVACIÓN

Conservar a temperatura inferior a 30 °C y proteger de la luz.

PNT RELACIONADOS

- ☐ PN/OF de pesada.
- ☐ PN/FF de elaboración de soluciones.
- ☐ PN/PG etiquetado.

CONTROL DEL PRODUCTO TERMINADO

- ☐ Examen de los caracteres organolépticos.
- ☐ Verificación del volumen final.

MATERIALES Y EQUIPOS
* Balanza de precisión
* Vidrio de reloj
* Espátula cuchara
* Pipetas graduadas
* Prepipetas
* Pipeta Pasteur
* Embudo
* Matraz aforado
* Tapón
* Material de acondicionamiento

ENTORNO
* Humedad relativa: ≤ 60 %
* Temperatura: 25 ± 5 °C

PRÁCTICA 47 Agua de colonia de lavanda

FORMA FARMACÉUTICA

Solución.

VÍA DE ADMINISTRACIÓN

Tópica (superficial).

INDICACIONES

Perfume.

FÓRMULA ESTÁNDAR

Componentes	Cantidad	Sinónimos	Finalidad	Monografía RFE
Extracto fluido de lavanda	5 g	Extracto fluido de *Lavandula angustifolia* P. Mill.	Aromatizante	—
Etanol al 96 por ciento	75 ml	*Ethanolum* (*96 per centum*), alcohol etílico 96°	Disolvente, conservante	1317
Agua purificada	25 ml	*Aqua*	Disolvente	0008

PROTOCOLO DE ELABORACIÓN

1. Pesar o medir los elementos que componen la fórmula.
2. En un vaso de precipitado, mezclar los tres componentes en el orden en el que aparecen en la fórmula. Agitar con varilla de vidrio.
3. Transvasar a un frasco de vidrio topacio y mantener en nevera a 4 °C durante 15 días.
4. Elaborar un filtro de pliegues y disponerlo sobre el embudo.
5. Realizar una filtración, añadiendo lentamente la solución sobre las paredes del filtro con ayuda de una varilla de vidrio.

MATERIALES Y EQUIPOS
* Balanza de precisión
* Vasos de precipitado
* Pipetas Pasteur
* Pipetas graduadas
* Prepipetas
* Probeta
* Embudo
* Soporte pie de plato
* Aro
* Nuez
* Varilla de vidrio
* Papel de filtro
* Material de acondicionamiento

ENTORNO
* Humedad relativa: ≤ 60 %
* Temperatura: 25 ± 5 °C

6. Esperar hasta que la filtración sea completa.
7. Recoger el líquido filtrado.
8. Envasar en frasco de vidrio.
9. Etiquetar.

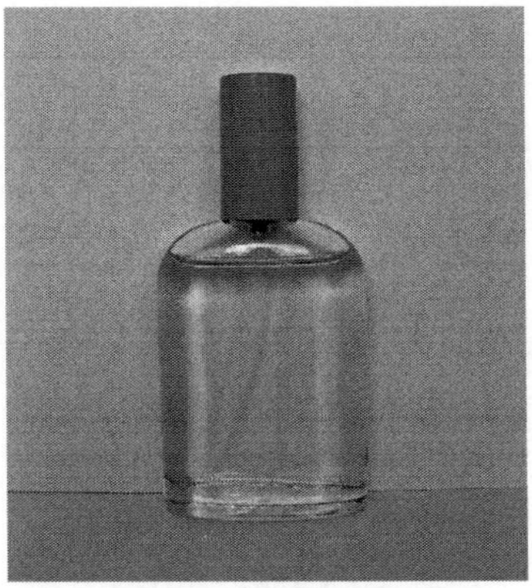

Envasar en frasco de vidrio.

ENVASADO

Frasco de vidrio.

CADUCIDAD

6 meses.

CARACTERÍSTICAS DEL PRODUCTO TERMINADO

Solución transparente, ligeramente amarilla, de aroma característico.

CONDICIONES DE CONSERVACIÓN

Conservar en envase perfectamente cerrado, proteger de la luz.

PNT RELACIONADOS

- ☐ PN/OF de pesada.
- ☐ PN/OF de filtración.
- ☐ PN/FF de elaboración de soluciones.
- ☐ PN/PG etiquetado.

CONTROL DEL PRODUCTO TERMINADO

- ☐ Examen de los caracteres organolépticos.
- ☐ Verificación de volumen final.

PRÁCTICA 48 Agua de colonia familiar

FORMA FARMACÉUTICA

Solución.

VÍA DE ADMINISTRACIÓN

Tópica (superficial).

INDICACIONES

Colonia con bajo contenido alcohólico, apropiada especialmente para usar después del baño, apta para toda la familia.

FÓRMULA ESTÁNDAR

Componentes	Cantidad	Sinónimos	Finalidad	Monografía RFE
Etanol al 96 por ciento	65 ml	*Ethanolum* (*96 per centum*), alcohol etílico 96°	Disolvente, conservante	1317
Agua purificada	25 ml	*Aqua*	Disolvente	0008
Glicerol	1,5 g	*Glycerolum*, *glycerin*, glicerina, 1,2,3-propanotriol	Rehidratante	0496
Esencia	1 g	Perfume	Aromatizante	—

PROTOCOLO DE ELABORACIÓN

1. Pesar o medir los elementos que componen la fórmula.
2. En un vaso de precipitado, disponer aproximadamente el 75 % del etanol de la fórmula. Agregar la esencia y agitar con varilla de vidrio.
3. En otro vaso de precipitado, mezclar el agua purificada, el glicerol y el resto del etanol de la fórmula. Agitar con varilla de vidrio.
4. Verter, bajo agitación, la mezcla obtenida en el punto 3 sobre la mezcla obtenida en el punto 2. Agitar con varilla de vidrio hasta su completa homogeneización.
5. Transvasar a un frasco de vidrio topacio y mantener en nevera a 4 °C durante 15 días.

MATERIALES Y EQUIPOS

* Balanza
* Vasos de precipitado
* Pipetas Pasteur
* Pipetas graduadas
* Prepipetas
* Probeta
* Embudo
* Soporte pie de plato
* Aro
* Nuez
* Varillas de vidrio
* Papel de filtro
* Material de acondicionamiento

6. Elaborar un filtro de pliegues y disponerlo sobre el embudo.
7. Realizar una filtración, añadiendo lentamente la solución sobre las paredes del filtro con ayuda de una varilla de vidrio.
8. Esperar hasta que la filtración sea completa.
9. Recoger el líquido filtrado.
10. Envasar en frasco de vidrio o plástico provisto de vaporizador.
11. Etiquetar.

ENTORNO
* Humedad relativa: ≤ 60 %
* Temperatura: 25 ± 5 °C

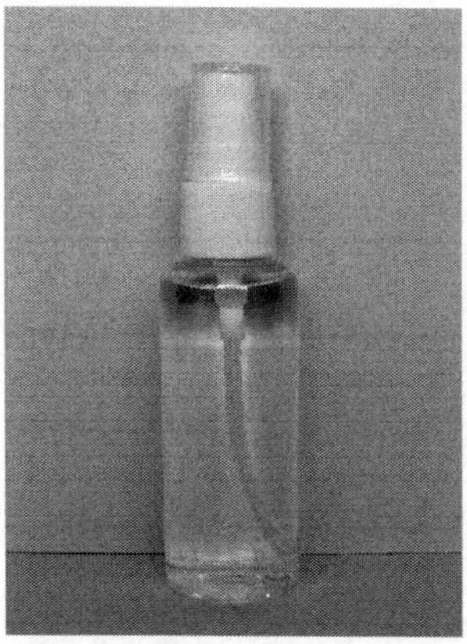

Envasar en frasco con vaporizador.

NOTA: utilizar esencias cítricas o con aromas frescos.

ENVASADO

Frasco de vidrio o plástico.

CADUCIDAD

6 meses.

CARACTERÍSTICAS DEL PRODUCTO TERMINADO

Solución transparente, incolora.

CONDICIONES DE CONSERVACIÓN

Conservar en envase perfectamente cerrado, proteger de la luz.

PNT RELACIONADOS

- ☐ PN/OF de pesada.
- ☐ PN/OF de filtración.
- ☐ PN/FF de elaboración de soluciones.
- ☐ PN/PG etiquetado.

CONTROL DEL PRODUCTO TERMINADO

- ☐ Examen de los caracteres organolépticos.
- ☐ Verificación de volumen final.

PROTOCOLOS PRÁCTICOS 8

INTRODUCCIÓN

En los tres bloques anteriores encontramos prácticas de formas farmacéuticas orales y tópicas, las más usuales en formulación magistral. Aquí agrupamos los procedimientos prácticos de formas galénicas óticas, nasales, rectales y vaginales en diferentes estados. Las operaciones básicas desarrolladas anteriormente son también de aplicación a estas prácticas.

Estos protocolos prácticos corresponden a la Unidad 14 del libro *Formulación magistral.*

Otras formas galénicas

ÍNDICE DE PRÁCTICAS

PRÁCTICA 49 Gotas óticas de ketoconazol

FORMA FARMACÉUTICA

Solución.

VÍA DE ADMINISTRACIÓN

Ótica.

INDICACIONES

Otomicosis.

FÓRMULA ESTÁNDAR

Componentes	Cantidad	Sinónimos	Finalidad	Monografía RFE
Ketoconazol	1 g	*Ketoconazolum, ketoconazole*	Antifúngico	0921
Propilenglicol	25 g	*Propylenglycolum, propylene glycol*, 1,2-propanodiol, 1,2-dihidroxipropano	Humectante, disolvente	0430
Bencílico, alcohol	1 g	*Alcohol benzylicus*, fenilmetanol, α-hidroxitolueno, fenilcarbinol	Antimicrobiano	0256
Etanol al 96 por ciento	50 ml	*Ethanolum* (96 *per centum*), alcohol etílico 96°	Disolvente, conservante	1317
Agua purificada	c.s.p. 100 ml	*Aqua*	Disolvente	0008

PROTOCOLO DE ELABORACIÓN

1. Pesar o medir los elementos que componen la fórmula.
2. Disponer, aproximadamente, el 75 % del agua purificada de la fórmula en un vaso de precipitado y añadir el resto de los componentes de la fórmula.
3. Agitar con varilla de vidrio hasta la completa disolución.
4. Con ayuda de un embudo, llevar a un matraz aforado. Lavar el vaso de precipitado con una pequeña cantidad de agua purificada. Verter el agua de lavado en el matraz aforado.

5. Enrasar con agua purificada.
6. Tapar el matraz y agitar.
7. Envasar en frasco de vidrio topacio con cuentagotas.
8. Etiquetar.

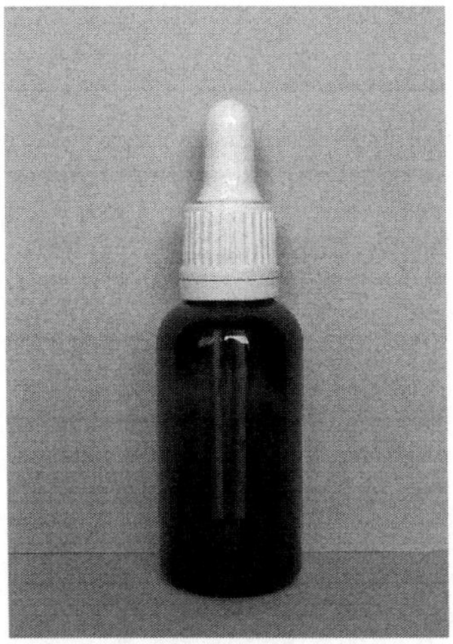

Envasar las gotas óticas en un frasco de vidrio topacio con cuentagotas.

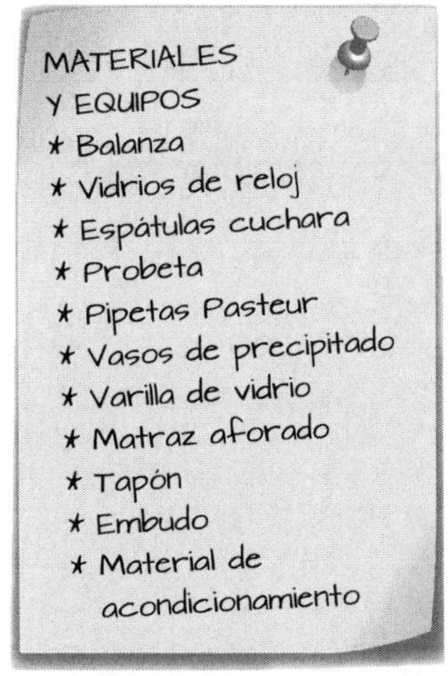

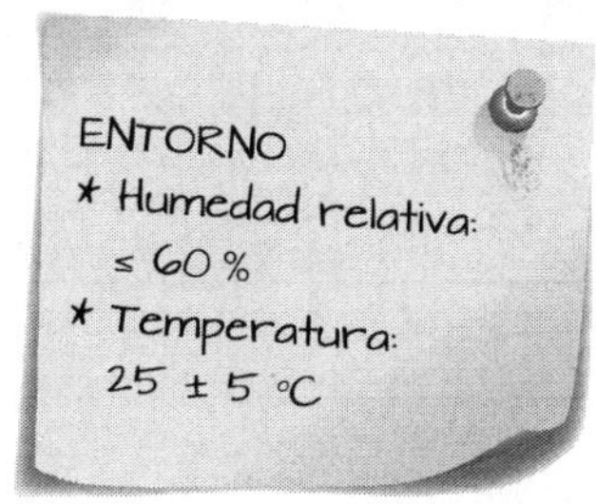

ENVASADO

Frasco de vidrio topacio con cuentagotas.

CADUCIDAD

6 meses.

CARACTERÍSTICAS DEL PRODUCTO TERMINADO

Solución transparente, incolora.

CONDICIONES DE CONSERVACIÓN

Conservar a temperatura inferior a 30 °C, proteger de la luz y la humedad.

PNT RELACIONADOS

- ☐ PN/OF de pesada.
- ☐ PN/FF de elaboración de soluciones.
- ☐ PN/PG etiquetado.

CONTROL DEL PRODUCTO TERMINADO

- ☐ Examen de los caracteres organolépticos.
- ☐ Verificación de volumen final.

PRÁCTICA 50 Vaselina mentolada

FORMA FARMACÉUTICA

Pomada.

VÍA DE ADMINISTRACIÓN

Nasal.

INDICACIONES

Costras, escoriaciones nasales.

FÓRMULA ESTÁNDAR

Componentes	Cantidad	Sinónimos	Finalidad	Monografía RFE
Mentol racémico	0,5 g	*Mentholum racemicum*, *menthol*, alcohol mentólico, alcanfor de menta, hexahidrotimol	Antiinflamatorio, analgésico local, vasodilatador, calmante	0623
Vaselina blanca	c.s.p. 100 g	*Vaselinum album*, vaselina filante, parafina blanda	Vehículo lipófilo, emoliente	1799

PROTOCOLO DE ELABORACIÓN

1. Pesar los elementos que componen la fórmula.
2. Pulverizar finamente con mortero y pistilo el mentol.
3. Incorporar poco a poco la vaselina filante, al mentol pulverizado existente en el mortero. Mezclar con ayuda del pistilo hasta la perfecta interposición de los dos componentes.
4. Envasar en tubo de pomada de aluminio o tarro de vidrio opaco.
5. Etiquetar.

MATERIALES Y EQUIPOS
* Balanza de precisión
* Vidrios de reloj
* Espátulas cuchara
* Mortero y pistilo
* Espátula de aluminio
* Material de acondicionamiento

ENTORNO
* Humedad relativa: ≤ 60 %
* Temperatura: 25 ± 5 °C

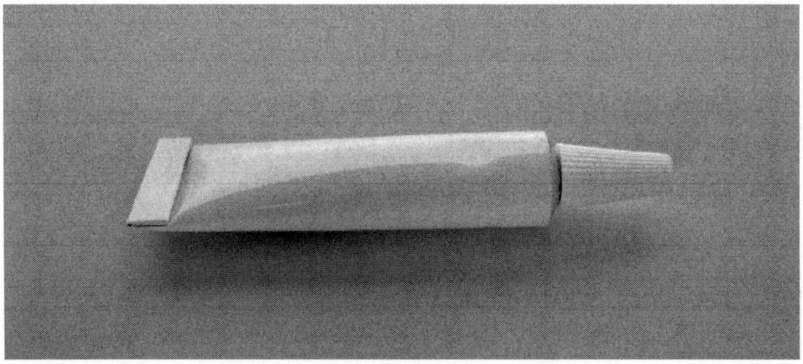

Envasar en tubo de pomada de aluminio.

ENVASADO

Tubo de pomada de aluminio o tarro de vidrio opaco.

CADUCIDAD

3 meses.

CARACTERÍSTICAS DEL PRODUCTO TERMINADO

Pomada untuosa, blanca brillante, con olor característico a mentol.

CONDICIONES DE CONSERVACIÓN

Conservar a temperatura inferior a 25 °C y proteger de la luz y la humedad.

PNT RELACIONADOS

- ☐ PN/OF de pesada.
- ☐ PN/FF de elaboración de pomadas.
- ☐ PN/PG etiquetado.

CONTROL DEL PRODUCTO TERMINADO

- ☐ Examen de los caracteres organolépticos.
- ☐ Verificación de masa final.

NOTA: durante el envasado, facilitar la caída de la vaselina en el tubo practicando ligeros golpes.

PRÁCTICA 51 Solución para inhalación

FORMA FARMACÉUTICA

Solución.

VÍA DE ADMINISTRACIÓN

Nasal por inhalación.

INDICACIONES

Congestión nasal.

FÓRMULA ESTÁNDAR

<table>
<tr><th colspan="2">Componentes</th><th>Cantidad</th><th>Sinónimos</th><th>Finalidad</th><th>Monografía RFE</th></tr>
<tr><td colspan="2">Eucalipto, aceite esencial de</td><td>28 g</td><td>Eucalypti aetheroleum aetheroleum, esencia de eucalipto, aceite de eucalipto, aceite volátil de eucalipto</td><td>Expectorante, balsámico</td><td>0390*</td></tr>
<tr><td colspan="2">Pino albar, aceite esencial de</td><td>12 g</td><td>Pini sylvestris aetheroleum, aceite esencial de pino, aceite de pino, aceite volátil de pino, esencia de pino albar</td><td>Expectorante</td><td>1842</td></tr>
<tr><td colspan="2">Mentol racémico</td><td>3 g</td><td>Mentholum racemicum, menthol, alcohol mentólico, alcanfor de menta, hexahidrotimol</td><td>Descongestionante nasofaríngeo</td><td>0623</td></tr>
<tr><td rowspan="2">Alcohol 95°</td><td>Etanol al 96 por ciento</td><td rowspan="2">57 g</td><td>Ethanolum (96 per centum), alcohol etílico 96°</td><td>Disolvente, conservante</td><td>1317</td></tr>
<tr><td>Agua purificada</td><td>Aqua</td><td>Disolvente</td><td>0008</td></tr>
</table>

* Datos referidos a la 3.ª edición.

PROTOCOLO DE ELABORACIÓN

1. Pesar los elementos que componen la fórmula.
2. Elaborar el alcohol de 95° necesario.
3. Pulverizar finamente con mortero y pistilo el mentol.
4. Disponer el alcohol de 95° en un vaso de precipitado, agregar el mentol y agitar con varilla de vidrio.
5. Incorporar el aceite esencial de eucalipto y el aceite esencial de pino. Agitar con varilla de vidrio hasta obtener una solución homogénea.
6. Envasar en frasco de vidrio topacio.
7. Etiquetar.

MATERIALES Y EQUIPOS

- Balanza de precisión
- Vidrios de reloj
- Espátulas cuchara
- Pipetas Pasteur
- Vasos de precipitado
- Varillas de vidrio
- Mortero y pistilo
- Material de acondicionamiento

ENTORNO

- Humedad relativa: ≤ 60 %
- Temperatura: 25 ± 5 °C

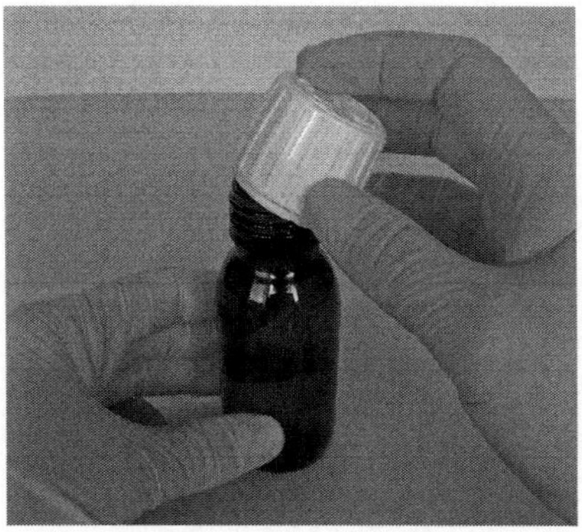

Envasar en frasco de vidrio topacio.
Se puede usar un tapón cuentagotas de rosca.

ENVASADO

Frasco de vidrio topacio.

CADUCIDAD

6 meses.

CARACTERÍSTICAS DEL PRODUCTO TERMINADO

Solución transparente, amarillenta, de olor característico.

CONDICIONES DE CONSERVACIÓN

Conservar a temperatura inferior a 25 °C, en envase perfectamente cerrado y proteger de la luz.

PNT RELACIONADOS

- ☐ PN/OF de pesada.
- ☐ PN/FF de elaboración de soluciones.
- ☐ PN/PG etiquetado.

CONTROL DEL PRODUCTO TERMINADO

- ☐ Examen de los caracteres organolépticos.
- ☐ Verificación de masa final.

PRÁCTICA 52 Supositorios de glicerina

FORMA FARMACÉUTICA

Supositorios.

VÍA DE ADMINISTRACIÓN

Rectal.

INDICACIONES

Estreñimiento transitorio y ocasional.

FÓRMULA ESTÁNDAR

Componentes	Cantidad	Sinónimos	Finalidad	Monografía RFE
Glicerol	91 g	*Glycerolum*, *glycerin*, glicerina, 1,2,3-propanotriol	Lubricante, disolvente	0496
Estearato de sodio	9 g	*Natrii stearas*, sal de sodio del ácido esteárico	Solidificante	2058
Agua purificada	5 g	*Aqua*	Codisolvente	0008

PROTOCOLO DE ELABORACIÓN

1. Calcular la cantidad necesaria de cada componente para el número de supositorios que se van a elaborar.
2. Pesar los elementos que componen la fórmula.
3. Verter el glicerol y el agua purificada en un vaso de precipitado y calentar en placa calefactora.
4. Añadir poco a poco el estearato de sodio agitando continuamente con ayuda de una varilla de vidrio. Agitar hasta completa homogeneización.
5. Rellenar los alveolos del molde de los supositorios, tapar y dejar enfriar la masa.

MATERIALES Y EQUIPOS
* Balanza de precisión
* Vidrio de reloj
* Espátula cuchara
* Vasos de precipitado
* Varillas de vidrio
* Espátula de acero inoxidable
* Placa calefactora
* Material de acondicionamiento

6. Cuando los supositorios hayan solidificado, retirar el exceso de masa de la base del molde. Formar un ángulo de 45° con la hoja de una espátula de acero inoxidable y raspar la masa a ras de la base de los supositorios.
7. Desmoldar con cuidado. Si se usan moldes desechables retirar los capuchones del molde y sacar los supositorios empujándolos suavemente por la base.
8. Envasar en frasco de vidrio herméticamente cerrado.
9. Etiquetar.

ENTORNO
* Humedad relativa: ≤ 60 %
* Temperatura: 25 ± 5 °C

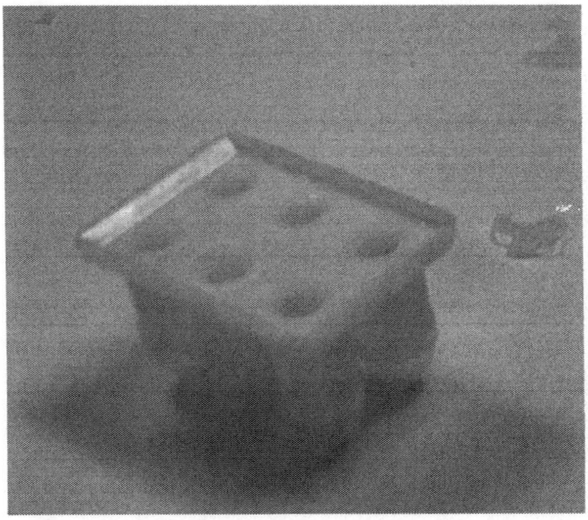

Desmoldar los supositorios.

NOTA: al realizar los cálculos, añadir la cantidad necesaria para un supositorio más para compensar las pérdidas que puedan producirse durante el proceso de elaboración.

Evitar que al calentar la mezcla de glicerol y agua purificada se alcancen temperaturas elevadas, ya que puede formarse acroleína un compuesto tóxico que amarillea la forma galénica.

Si los supositorios obtenidos son opacos debido a la presencia de restos de estearato sódico, añadir trietanolamina.

ENVASADO

Frasco de vidrio.

CADUCIDAD

6 meses.

CARACTERÍSTICAS DEL PRODUCTO TERMINADO

Supositorio transparente, incoloro, con aspecto homogéneo en superficie y profundidad.

CONDICIONES DE CONSERVACIÓN

Conservar a temperatura inferior a 25 °C en envase herméticamente cerrado y proteger de la humedad.

PNT RELACIONADOS

- ☐ PN/OF de pesada.
- ☐ PN/PG etiquetado.

CONTROL DEL PRODUCTO TERMINADO

- ☐ Examen de los caracteres organolépticos.
- ☐ Uniformidad de masa.

PRÁCTICA 53 Supositorios de paracetamol

FORMA FARMACÉUTICA

Supositorios.

VÍA DE ADMINISTRACIÓN

Rectal.

INDICACIONES

Fiebre y/o dolor.

FÓRMULA ESTÁNDAR (DOSIS UNITARIA)

Componentes	Cantidad	Sinónimos	Finalidad	Monografía RFE
Paracetamol	0,1 g	*Paracetamolum*, N-(4-hidroxifenil) acetamida, *acetaminophen*	Analgésico, antipirético	0049
Masa estearina de tipo B	c.s.	*Massa Estearinum*® B	Excipiente lipófilo, emoliente	—
Parafina líquida	c.s.	*Paraffinum liquidum*, vaselina líquida, aceite de parafina, *mineral oil*	Lubricante	0239

PROTOCOLO DE ELABORACIÓN

Cálculo de la cantidad necesaria de excipiente

Elaborar supositorios en blanco de masa estearina de tipo B, por ejemplo, con 18 g de excipiente lipófilo.

1. Pesar la masa estearina, disponerla en un vaso de precipitado y fundir en el baño maría.
2. Lubricar los alveolos del molde de supositorios vertiendo unas gotas de parafina líquida con ayuda de una pipeta Pasteur.
3. Rellenar el molde en exceso con la masa estearina fundida y tapar. Dejar solidificar.

4. Abrir el molde, eliminar el exceso de masa con una espátula de aluminio raspando la masa a ras de la base de los supositorios.
5. Desmoldar los supositorios.
6. Pesar los supositorios de excipiente y calcular la masa media.

Elaborar supositorios en de masa estearina de tipo B y una cantidad conocida de principio activo.

1. Pesar el paracetamol y la masa estearina tipo B necesarios.
2. Fundir en baño maría una cantidad de masa estearina menor a la necesaria para llenar los alveolos del molde y añadir una cantidad conocida de principio activo por supositorio (*X*).
3. Lubricar los alveolos del molde de supositorios vertiendo unas gotas de parafina líquida con ayuda de una pipeta Pasteur.
4. Verter la mezcla anterior (punto 2) en el molde y llenar los alveolos completamente con excipiente lipófilo fundido previamente. Tapar y dejar enfriar.
5. Abrir el molde. Eliminar el exceso de masa con una espátula de aluminio raspando la masa a ras de la base de los supositorios.
6. Desmoldar los supositorios.
7. Pesar los supositorios de principio activo más excipiente y calcular la masa media.
8. Calcular el factor de desplazamiento.

MATERIALES Y EQUIPOS
* Balanza de precisión
* Vidrios de reloj
* Espátulas cuchara
* Vasos de precipitado
* Varillas de vidrio
* Baño maria
* Termómetro
* Pipetas Pasteur
* Espátula de acero inoxidable
* Material de acondicionamiento

ENTORNO
* Humedad relativa ≤ 60 %
* Temperatura: 25 ± 5 °C

Elaboración de los supositorios de paracetamol

1. Pesar los distintos elementos que componen la fórmula.
2. Disponer la masa estearina en un vaso de precipitado y llevar al baño maría.
3. Cuando el excipiente esté fundido añadir el paracetamol poco a poco, bajo constante agitación.
4. Lubricar los alveolos del molde de supositorios vertiendo unas gotas de parafina líquida con ayuda de una pipeta Pasteur.
5. Llenar los alveolos de los moldes con la mezcla de masa estearina y paracetamol realizada anteriormente.
6. Tapar el molde y dejar enfriar.
7. Cuando los supositorios hayan solidificado, retirar el exceso de masa de la base del molde. Formar un ángulo de 45° con la hoja de una espátula de acero inoxidable y raspar la masa a ras de la base de los supositorios.
8. Desmoldar con cuidado. Si se usan moldes desechables retirar los capuchones del molde y sacar los supositorios empujándolos suavemente por la base.
9. Envasar en frasco de vidrio herméticamente cerrado.
10. Etiquetar.

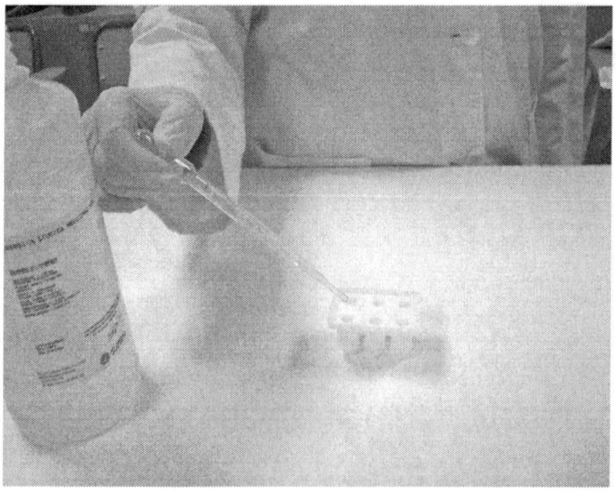

Lubricar los alveolos del molde.

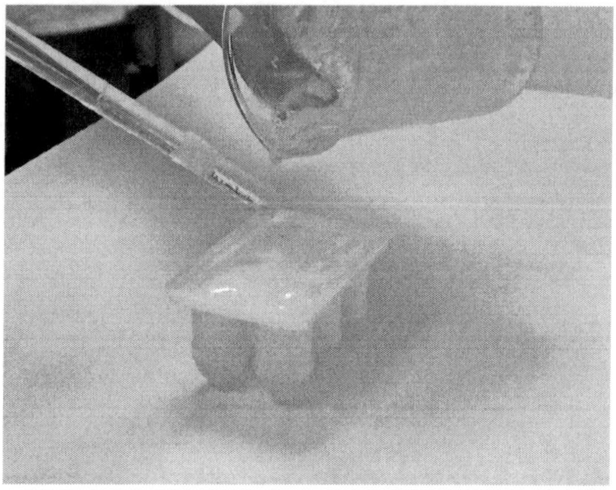

Llenar los alveolos del molde.

Cálculos

1. Calcular la masa media de los supositorios de excipiente (A), sumando la masa total de los supositorios elaborados de excipiente y dividiendo el resultado por el número total de unidades:

$$\text{Masa media (A)} = \frac{m_{\text{supositorios excipiente}}}{\text{número de supositorios}}$$

2. Calcular la masa media de los supositorios de principio activo más excipiente (B) sumando la masa total de los supositorios elaborados de principio activo y excipiente y dividiendo el resultado por el número total de unidades:

$$\text{Masa media (B)} = \frac{m_{\text{supositorios principio activo + excipiente}}}{\text{número de supositorios}}$$

3. Calcular el factor de desplazamiento:

El factor de desplazamiento (*F*) es la cantidad de excipiente en gramos que es desplazada por 1 g de principio activo. Depende de la densidad de ambos componentes.
Si no conocemos las densidades de los componentes, podemos usar la fórmula siguiente:

$$F = \frac{A - (B - X)}{X}$$

Donde *A* - (*B* - *X*) es el excipiente desplazado por *X* gramos de principio activo.

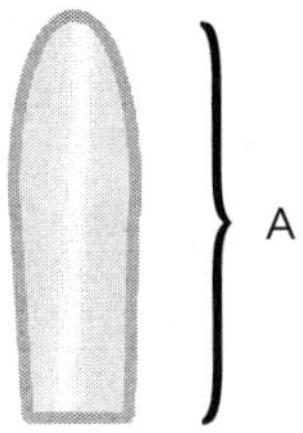

Masa media de los supositorios de excipiente

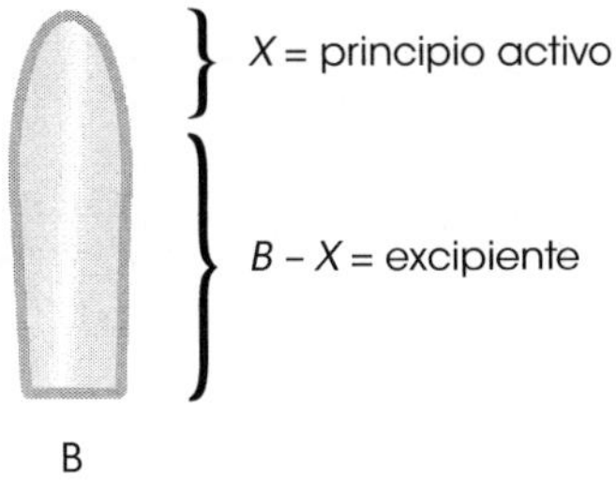

Masa media de los supositorios de principio activo y excipiente

4. Calcular los gramos de excipiente necesarios (E) para elaborar un supositorio con una cantidad determinada de principio activo (X).

$$E = A - (F \cdot X)$$

ENVASADO

Frasco de vidrio.

CADUCIDAD

6 meses.

CARACTERÍSTICAS DEL PRODUCTO TERMINADO

Supositorio blanco, superficie brillante, lisa y sin fisuras.

CONDICIONES DE CONSERVACIÓN

Conservar a temperatura inferior a 25 °C en envase herméticamente cerrado, proteger de la humedad.

PNT RELACIONADOS

- ☐ PN/OF de pesada.
- ☐ PN/PG etiquetado.

CONTROL DEL PRODUCTO TERMINADO

- ☐ Examen de los caracteres organolépticos.
- ☐ Uniformidad de masa.

PRÁCTICA 54 Enema laxante

FORMA FARMACÉUTICA

Solución.

VÍA DE ADMINISTRACIÓN

Rectal.

INDICACIONES

Evacuación intestinal rectal. Laxante salino.

FÓRMULA ESTÁNDAR

Componentes	Cantidad	Sinónimos	Finalidad	Monografía RFE
Dihidrogenofosfato de sodio dihidrato	18 g	*Natrii dihydrogenophosphas dihydricus*, fosfato sódico dihidrato	Emoliente, purgante	0194
Hidrogenofosfato de sodio dihidrato	4 g	*Dinatrii phosphas dihydricus*, fosfato disódico dihidrato	Purgante, laxativo	0602
Agua purificada	c.s.p. 100 ml	*Aqua*	Disolvente	0008

PROTOCOLO DE ELABORACIÓN

1. Pesar o medir los elementos que componen la fórmula.
2. Verter, aproximadamente, el 75 % del volumen del agua purificada de la fórmula en un matraz aforado, con ayuda de un embudo añadir el fosfato sódico y el fosfato disódico dihidratados. Lavar el embudo con una pequeña cantidad de agua purificada. Agitar hasta completa disolución.
3. Enrasar el matraz aforado con el resto del agua purificada. Tapar.
4. Agitar hasta completa disolución.
5. Envasar en frasco de plástico opaco.
6. Etiquetar.

MATERIALES Y EQUIPOS
* Balanza de precisión
* Vidrios de reloj
* Espátulas cuchara
* Pipeta Pasteur
* Vaso de precipitado
* Matraz aforado
* Tapón
* Embudo
* Material de acondicionamiento

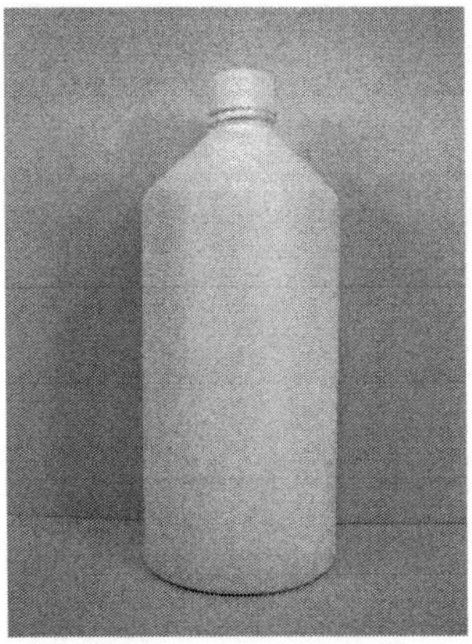

Envasar en frasco de plástico opaco.

ENTORNO
* Humedad relativa: ≤ 60 %
* Temperatura: 25 ± 5 °C

ENVASADO

Frasco de plástico opaco.

CADUCIDAD

3 meses.

CARACTERÍSTICAS DEL PRODUCTO TERMINADO

Solución transparente, incolora.

CONDICIONES DE CONSERVACIÓN

Conservar a temperatura inferior a 30 °C, proteger de la luz y la humedad.

PNT RELACIONADOS

- ☐ PN/OF de pesada.
- ☐ PN/FF de elaboración de soluciones.
- ☐ PN/PG etiquetado.

CONTROL DEL PRODUCTO TERMINADO

- ☐ Examen de los caracteres organolépticos.
- ☐ Verificación de volumen final.

NOTA: para facilitar la disolución, disponer 2/3 del agua purificada de la fórmula en un vaso de precipitado, adicionar los principios activos y llevar a un agitador magnético. Finalmente, envasar en un matraz aforado.

PRÁCTICA 55 Óvulos vaginales de ácido bórico

FORMA FARMACÉUTICA

Óvulos.

VÍA DE ADMINISTRACIÓN

Vaginal.

INDICACIONES

Infecciones vaginales, candidiasis.

FÓRMULA ESTÁNDAR (DOSIS UNITARIA)

Componentes	Cantidad	Sinónimos	Finalidad	Monografía RFE
Bórico, ácido	0,6 g	*Acidum boricum, boric acid,* ácido ortobórico	Bacteriostático débil, fungicida	0001
Macrogol (400)	0,6 g	Macrogola 400, polietilénglicol 400, polioxietilenglicol 400, PEG 400	Excipiente hidrófilo, humectante, disolvente	1444
Macrogol (4000)	0,4 g	Macrogola 4000, polietilenglicol 4000, polioxietilenglicol 4000, PEG 4000	Excipiente hidrófilo, humectante, disolvente, controlador de la consistencia	1444

PROTOCOLO DE ELABORACIÓN

1. Calcular la cantidad necesaria de cada componente para el número de óvulos que se van a elaborar.
2. Pesar los elementos que componen la fórmula.
3. Disponer el macrogol 4000 en un vaso de precipitado y llevar al baño maría. Fundir a 55 °C.
4. Calentar el macrogol 400 a la misma temperatura, 55 °C.
5. Verter el macrogol 400 sobre el macrogol 4000 sin retirar del baño maría. Agitar hasta homogeneización con ayuda de una varilla de vidrio.
6. Retirar el vaso de precipitado con la mezcla del baño maría y agregar el ácido bórico bajo agitación continua. Agitar con varilla de vidrio hasta su completa homogeneización.

MATERIALES Y EQUIPOS

* Balanza de precisión
* Vidrios de reloj
* Espátulas cuchara
* Vasos de precipitado
* Varillas de vidrio
* Baño maría
* Termómetro
* Espátula de acero inoxidable
* Material de acondicionamiento

7. Llenar el molde de los óvulos y tapar.
8. Esperar a que solidifiquen los óvulos vaginales. Retirar el exceso de masa de la base del molde. Formar un ángulo de 45° con la hoja de una espátula de acero inoxidable y raspar la masa a ras de la base de los óvulos.
9. Desmoldar. Si se usan moldes desechables abrir la parte inferior de cada alveolo y sacar los óvulos con cuidado.
10. Envasar en frasco de vidrio.
11. Etiquetar.

ENTORNO
* Humedad relativa: ≤ 60 %
* Temperatura: 25 ± 5 °C

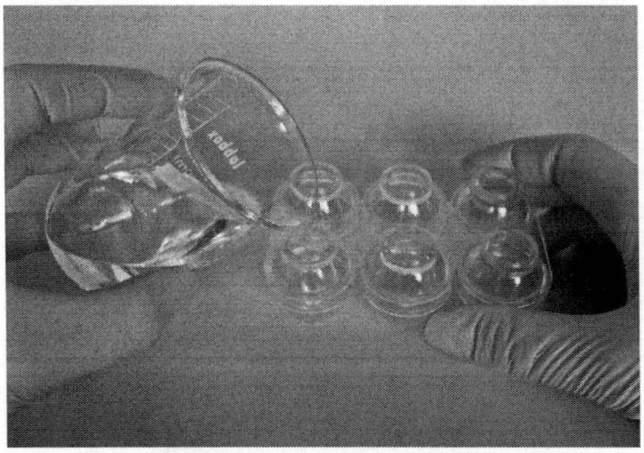

Llenar el molde de los óvulos.

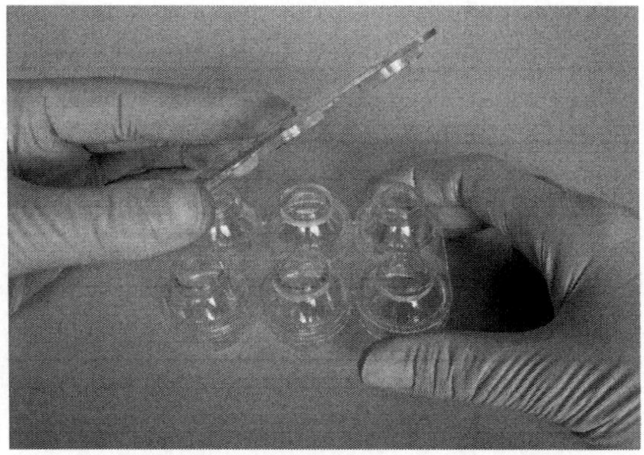

Tapar el molde.

ENVASADO

Frasco de vidrio.

CADUCIDAD

6 meses.

CARACTERÍSTICAS DEL PRODUCTO TERMINADO

Óvulo blanco, superficie brillante, lisa y sin fisuras.

CONDICIONES DE CONSERVACIÓN

Conservar en frío o sitio fresco, de 8 °C a 15 °C, proteger de la humedad.

PNT RELACIONADOS

- ☐ PN/OF de pesada.
- ☐ PN/PG etiquetado.

CONTROL DEL PRODUCTO TERMINADO

- ☐ Examen de los caracteres organolépticos.
- ☐ Verificación de volumen final.

PROTOCOLOS PRÁCTICOS 9

INTRODUCCIÓN

La medicina homeopática no se utiliza tanto en formulación magistral como la medicina alopática. A pesar de ello, cada vez son más los laboratorios de formulación magistral que elaboran medicamentos homeopáticos. Este bloque describe las operaciones específicas de elaboración de gotas y gránulos.

Estos protocolos prácticos corresponden a la Unidad 15 del libro *Formulación magistral.*

Formas galénicas homeopáticas

ÍNDICE DE PRÁCTICAS

PRÁCTICA 56 Belladona 5 CH gotas

FORMA FARMACÉUTICA

Solución.

VÍA DE ADMINISTRACIÓN

Sublingual.

INDICACIONES

Síndromes inflamatorios.

FÓRMULA ESTÁNDAR

<table>
<tr><th colspan="2">Componentes</th><th>Cantidad</th><th>Sinónimos</th><th>Finalidad</th><th>Monografía RFE</th></tr>
<tr><td colspan="2">Belladona, tintura normalizada de hoja de</td><td>0,01 ml</td><td>Belladonnae folii tinctura normata, TM Belladona tintura madre para preparaciones homeopáticas</td><td>Analgésico, antiinflamatorio</td><td>2029</td></tr>
<tr><td rowspan="2">Alcohol 30°</td><td>Etanol al 96 por ciento</td><td rowspan="2">c.s.</td><td>Ethanolum (96 per centum), alcohol etílico 96°</td><td>Vehículo</td><td>1317</td></tr>
<tr><td>Agua purificada</td><td>Aqua</td><td>Vehículo</td><td>0008</td></tr>
</table>

PROTOCOLO DE ELABORACIÓN

1. Preparar el alcohol de 30°.
2. Medir 10 µl de tintura madre de belladona y verter en un frasco de vidrio topacio de 30 ml de capacidad.
3. Añadir 990 µl de alcohol de 30° en el frasco de vidrio que contiene la cepa.
4. Tapar el frasco y dinamizar mediante agitación enérgica o con dinamizador. Se obtiene así la primera potenciación o dilución 1 CH.
5. Abrir el frasco y medir 10 µl de la dilución 1 CH y verter en otro frasco de vidrio con las mismas características del anterior.

MATERIALES Y EQUIPOS
* Pipetas automáticas
* Pipetas graduadas
* Prepipetas
* Frascos de vidrio topacio
* Tapones
* Material de acondicionamiento

6. Verter 990 µl de alcohol de 30° en el frasco de vidrio que contiene 10 µl de la dilución 1 CH.
7. Tapar el frasco y dinamizar mediante agitación enérgica o con dinamizador. Se obtiene así la segunda potenciación o dilución 2 CH.
8. Repetir los pasos anteriores (del punto 5 al punto 7) realizando diluciones sucesivas hasta llegar a la dilución 5 CH. En la última dilución, coger 0,3 ml de la dilución 4 CH y agregar 29,7 ml de alcohol de 30° para obtener 30 ml de dilución 5 CH.
9. Envasar en frasco de vidrio topacio, usar un tapón cuentagotas de rosca.
10. Etiquetar.

ENTORNO
* Humedad relativa:
≤ 60 %
* Temperatura:
25 ± 5 °C

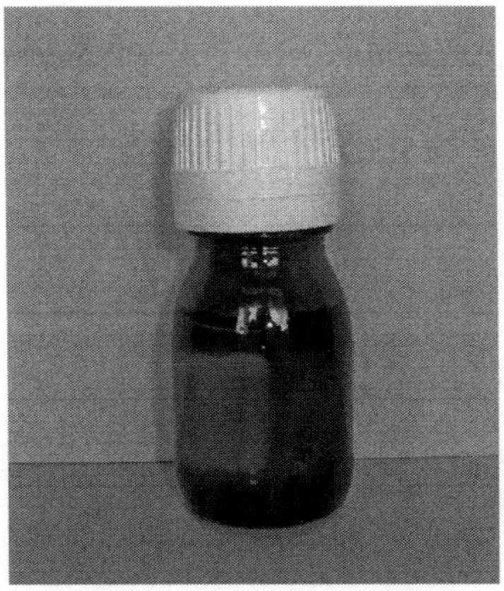

Envasar en frasco de vidrio topacio.
Utilizar un tapón cuentagotas de rosca.

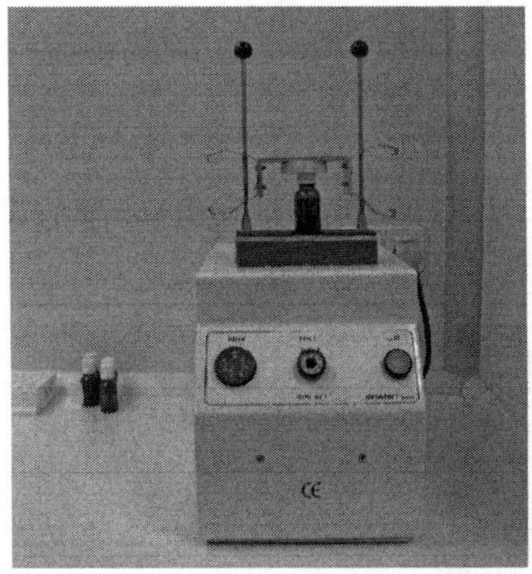

Exponer los frascos a dinamización.

ENVASADO

Frasco de vidrio topacio con cuentagotas.

CADUCIDAD

6 meses.

CARACTERÍSTICAS DEL PRODUCTO TERMINADO

Solución incolora, transparente.

CONDICIONES DE CONSERVACIÓN

Conservar en envase perfectamente cerrado, proteger de la luz y la humedad.

PNT RELACIONADOS

- ☐ PN/FF de elaboración de soluciones.
- ☐ PN/PG etiquetado.

CONTROL DEL PRODUCTO TERMINADO

- ☐ Examen de los caracteres organolépticos.
- ☐ Verificación de volumen final.

PRÁCTICA 57 Gránulos homeopáticos para procesos febriles

FORMA FARMACÉUTICA

Gránulos.

VÍA DE ADMINISTRACIÓN

Sublingual.

INDICACIONES

Fiebre, transpiración.

FÓRMULA ESTÁNDAR

Componentes		Cantidad	Sinónimos	Finalidad	Monografía RFE
Belladona 9 CH gotas	Belladona, tintura normalizada de hoja de	0,4 ml	*Belladonnae folii tinctura normata,* TM belladona, tintura madre para preparaciones homeopáticas	Antipirético	—
	Alcohol 30°		*Ethanolum (30 per centum),* alcohol etílico 30°	Vehículo	
Gránulos de homeopatía		4 g	*Globuli velati,* gránulos neutros de homeopatía, gránulos de lactosa y sacarosa para impregnar	Excipiente, soporte	—

PROTOCOLO DE ELABORACIÓN

1. Elaborar 1 ml de belladona 9 CH en gotas.
2. Pesar los gránulos de homeopatía.

3. Realizar una impregnación con 0,4 ml de dilución de belladona 9 CH. Disponer los gránulos en un impregnador o, en su defecto, en vaso de precipitado. Verter la dilución de belladona y agitar en sentido de las agujas del reloj con el vaso inclinado.
4. Secar los gránulos a una temperatura no superior a 40 °C.
5. Una vez secos los gránulos. envasar en un tubo de gránulos.
6. Etiquetar.

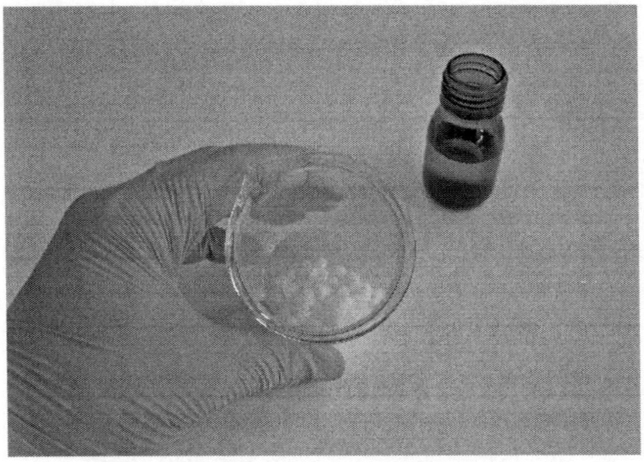

Realizar la impregnación de los gránulos.

MATERIALES Y EQUIPOS
* Balanza de precisión
* Vidrio de reloj
* Espátula cuchara
* Pipetas automáticas
* Frascos de vidrio topacio
* Tapones
* Vaso de precipitado
* Material de acondicionamiento

ENTORNO
* Humedad relativa: ≤ 60 %
* Temperatura: 25 ± 5 °C

ENVASADO

Tubo de gránulos.

CADUCIDAD

6 meses.

CARACTERÍSTICAS DEL PRODUCTO TERMINADO

Gránulos esféricos, blancos, con ligero olor.

CONDICIONES DE CONSERVACIÓN

Conservar en lugar seco, proteger de la luz.

PNT RELACIONADOS

- ☐ PN/OF de pesada.
- ☐ PN/PG etiquetado.

CONTROL DEL PRODUCTO TERMINADO

- ☐ Examen de los caracteres organolépticos.
- ☐ Verificación de peso final.

PROTOCOLOS PRÁCTICOS 10

INTRODUCCIÓN

En función de la forma farmacéutica que se haya preparado, y si se trata de una fórmula magistral, una fórmula magistral tipificada, un preparado oficinal o se ha elaborado un lote, la legislación exige realizar un tipo de control de calidad. Los protocolos prácticos están organizados por el tipo de control a realizar, adaptándose según el caso, un mismo procedimiento, a varias formas farmacéuticas. Estos exámenes van a servir para aceptar o rechazar el producto elaborado, dependiendo de las características del mismo y de los límites de variación permitidos.

Control de calidad del producto terminado

ÍNDICE DE PRÁCTICAS

En muchas ocasiones, el control de calidad del producto terminado no puede realizarse con los medios disponibles en las oficinas de farmacia o servicios farmacéuticos. Al seguir un protocolo normalizado en la elaboración de fórmulas magistrales, los controles de calidad se ven reducidos, como mínimo, a un análisis de las características organolépticas (color, olor, homogeneidad, turbidez, etcétera). Respecto a la elaboración de fórmulas magistrales tipificadas y preparados oficinales, el Formulario Nacional establece los controles que hay que realizar en cada caso.

A continuación, se expone una tabla con los controles de las distintas formas farmacéuticas. Cuando se elabora un lote, también deben realizarse los controles indicados para las fórmulas magistrales tipificadas o preparados oficinales. Asimismo se deben realizar los controles indicados en la Real Farmacopea Española.

TABLA RESUMEN. CONTROL DE FORMAS FARMACÉUTICAS

Forma farmacéutica	Fórmula magistral	Fórmula magistral tipificada o preparado oficinal	Elaboración de lotes
Cápsulas	Examen de los caracteres organolépticos	Examen de los caracteres organolépticos Uniformidad de masa	Ensayo de disgregación Control microbiológico
Emulsiones	Examen de los caracteres organolépticos	Examen de los caracteres organolépticos Verificación de masa final	Control de pH (emulsiones O/A) Determinación del signo de la emulsión Extensibilidad Control microbiológico
Geles	Examen de los caracteres organolépticos	Examen de los caracteres organolépticos Verificación de masa final	Extensibilidad Control de pH Control microbiológico
Granulados	Examen de los caracteres organolépticos	Examen de los caracteres organolépticos Verificación de masa final	Uniformidad de masa Uniformidad de contenido Uniformidad de masa de las preparaciones multidosis Control microbiológico
Papeles	Examen de los caracteres organolépticos	Examen de los caracteres organolépticos Uniformidad de masa	Ensayo de disgregación Control microbiológico
Pastas y pomadas	Examen de los caracteres organolépticos	Examen de los caracteres organolépticos Verificación de masa final	Extensibilidad Control microbiológico

Forma farmacéutica	Fórmula magistral	Fórmula magistral tipificada o preparado oficinal	Elaboración de lotes
Soluciones y jarabes	Examen de los caracteres organolépticos	Examen de los caracteres organolépticos Verificación de masa y/o volumen final	Grado de coloración Limpidez y grado de opalescencia Densidad relativa Control de pH Control microbiológico
Suspensiones	Examen de los caracteres organolépticos	Examen de los caracteres organolépticos Verificación de masa y/o volumen final	Control de pH Determinación de la velocidad de sedimentación Viscosidad Densidad relativa Control microbiológico
Supositorios y óvulos	Examen de los caracteres organolépticos	Examen de los caracteres organolépticos Uniformidad de masa	Ensayo de disgregación Control microbiológico

PRÁCTICA 58 Examen de los caracteres organolépticos

El Real Decreto 175/2001, de 23 de febrero, por el que se aprueban las normas de correcta elaboración y control de calidad de fórmulas magistrales y preparados oficinales, establece que, como mínimo, se realizará un examen de los caracteres organolépticos del producto terminado cuando se trate de una fórmula magistral. El examen de las características organolépticas puede variar en función de la vía de administración y de la forma galénica eleborada. Este tipo de control del producto terminado se realiza principalmente por observación directa de la fórmula.

PRÁCTICA 58.1 Examen de los caracteres organolépticos: soluciones

1. **Color.**
2. **Olor.**
3. **Aspecto externo general:**
   a. Grado de transparencia.
   b. Ausencia de partículas en suspensión: Sí ☐ No ☐
   c. Ausencia de coloraciones imprevistas: Sí ☐ No ☐
   d. Ausencia de precipitaciones imprevistas: Sí ☐ No ☐

PRÁCTICA 58.2 Examen de los caracteres organolépticos: emulsiones

1. **Color.**

2. **Olor.**

3. **Consistencia aparente:** análisis de la fluidez y de la resistencia al ser agitadas con una varilla de vidrio:

   - ☐ Líquida: consistencia fluida, agitación sin resistencia.
   - ☐ Semilíquida: consistencia semifluida, agitación apenas sin resistencia.
   - ☐ Cremosa: consistencia media, agitación con resistencia moderada.
   - ☐ Altamente cremosa: consistencia alta, agitación con resistencia alta.

4. **Extensibilidad aparente:**

   - ☐ Baja extensibilidad aparente.
   - ☐ Media extensibilidad aparente.
   - ☐ Alta extensibilidad aparente.

   Sobre el dorso de la muñeca, colocar una pequeña cantidad de la emulsión a analizar (0,5-1 g). Extender hacia el antebrazo con la yema de los dedos. Valorar su extensibilidad.

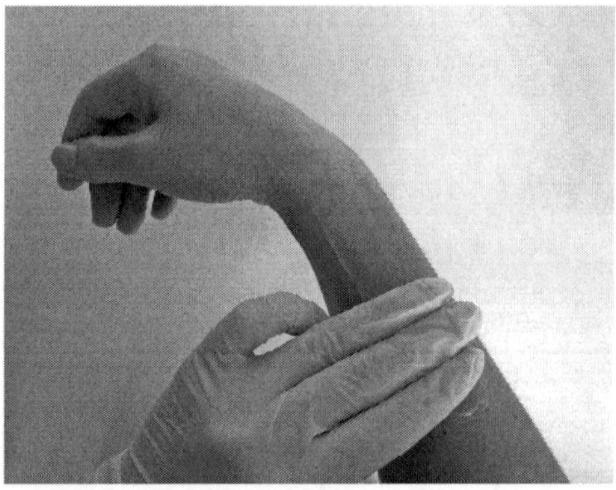

Extender una pequeña cantidad de emulsión en el dorso de la muñeca.

5. **Homogeneidad:**

   - ☐ Sí.
   - ☐ No:
     - ☐ Elevado número de grumos: mala interposición de principios activos pulverulentos.
     - ☐ Pequeños grumos grasos: solidificación de la fase oleosa.
     - ☐ Gotículas de agua: inestabilidad/ruptura de la emulsión.
     - ☐ Burbujas de aire: inestabilidad/ruptura de la emulsión.

   Sobre un portaobjetos, realizar una extensión de la emulsión, situarla sobre una superficie negra y observar con una lupa.

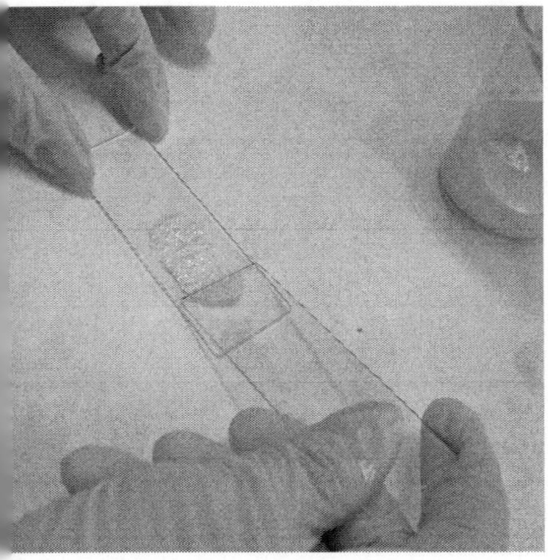

Realizar una extensión.

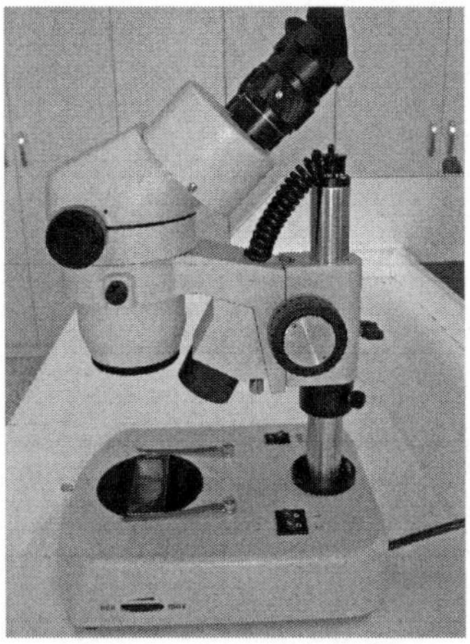

Situar sobre una superficie negra.

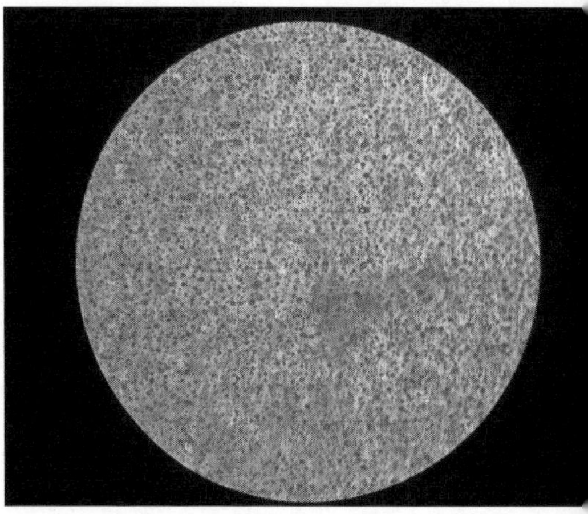

Observar con lupa

6. **Evanescencia:**

   - ☐ Baja evanescencia/oclusividad alta: presencia de residuo graso, habitualmente brillante.
   - ☐ Alta evanescencia/oclusividad baja: escasamente se forma residuo graso.

   Sobre el dorso de la muñeca, colocar una pequeña cantidad de la emulsión a analizar (0,5-1 g). Extender hacia el antebrazo con la yema de los dedos. Valorar su evanescencia o residuo graso que queda tras ser aplicada sobre la piel.

7. **Poder refrescante:**

   - ☐ Alto poder refrescante: tras unos segundos, produce un efecto refrescante sobre la piel por evaporación del agua de la fórmula.
   - ☐ Sin poder refrescante: tras unos segundos, no se produce un efecto refrescante sobre la piel.

   Sobre el antebrazo, colocar una pequeña cantidad de la emulsión a analizar (0,5-1 g). Extender con la yema de los dedos. Valorar su poder refrescante.

PRÁCTICA 58.3 Examen de los caracteres organolépticos: suspensiones

1. **Color.**
2. **Olor.**
3. **Consistencia aparente:** análisis de la fluidez y de la resistencia al ser agitadas:

   - ☐ Líquida: consistencia fluida, agitación sin resistencia.
   - ☐ Semilíquida: consistencia semifluida, agitación apenas sin resistencia.

4. **Homogeneidad:**

   - ☐ Sí: reparto homogéneo y uniforme del elemento suspendido.
   - ☐ No: elevado número de grumos: inadecuada humectación del material pulverulento.

   Agitar la suspensión, colocar una gota sobre un portaobjetos y situarlo encima de una superficie negra. Observar con una lupa.

PRÁCTICA 58.4 Examen de los caracteres organolépticos: geles

1. **Color.**

2. **Olor.**

3. **Consistencia aparente:**

   - ☐ Líquida: consistencia fluida, agitación sin resistencia.
   - ☐ Semilíquida: consistencia semifluida, agitación apenas sin resistencia.
   - ☐ Semisólida de consistencia media, agitación con resistencia moderada.
   - ☐ Semisólida de alta consistencia, agitación con resistencia alta.

   Analizar la fluidez y la resistencia al ser agitados con una varilla de vidrio.

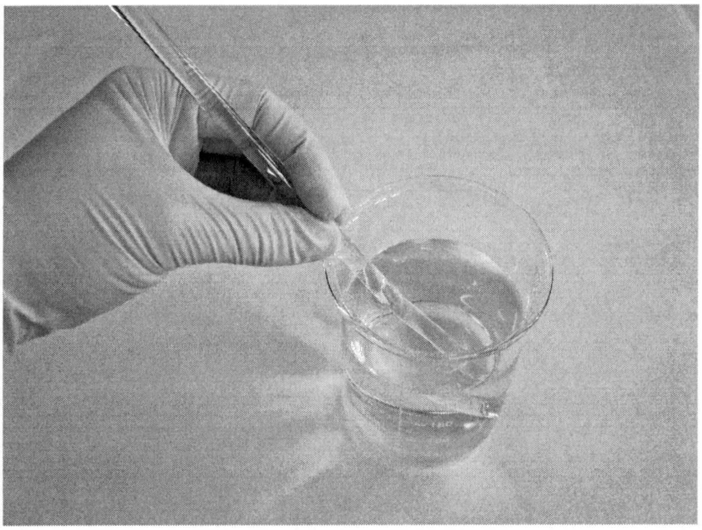

Agitar con una varilla de vidrio el gel para determinar su consistencia.

4. **Extensibilidad aparente:**

   - ☐ Baja extensibilidad aparente.
   - ☐ Media extensibilidad aparente.
   - ☐ Alta extensibilidad aparente.

   Sobre el dorso de la muñeca, colocar una pequeña cantidad del gel a analizar (0,5-1 g). Extender hacia el antebrazo con la yema de los dedos. Valorar su extensibilidad.

5. **Homogeneidad:**

   - ☐ Sí.
   - ☐ No:
     - ☐ Agregados de agente gelificante.
     - ☐ Exudados líquidos.

Observar directamente el gel. Si la formulación incluye sustancias pulverulentas o sustancias líquidas insolubles, sobre un portaobjetos realizar una extensión del gel, situar sobre una superficie negra y observar con una lupa.

6. **Evanescencia:**

- ☐ Baja evanescencia: presencia de una capa fina plástica, hidrosoluble y transpirable.
- ☐ Alta evanescencia: quedan escasos residuos sobre la piel.

Sobre el dorso de la muñeca, colocar una pequeña cantidad del gel a analizar (0,5-1 g). Extender hacia el antebrazo con la yema de los dedos. Valorar su evanescencia, residuo de agente gelificante que queda tras ser aplicado sobre la piel.

7. **Poder refrescante:**

- ☐ Alto poder refrescante: tras unos segundos, produce un efecto refrescante sobre la piel por evaporación del agua de la fórmula.
- ☐ Sin poder refrescante: tras unos segundos no se produce un efecto refrescante sobre la piel.

Sobre el antebrazo, colocar una pequeña cantidad del gel a analizar (0,5-1 g). Extender con la yema de los dedos. Valorar su poder refrescante.

PRÁCTICA 58.5 Examen de los caracteres organolépticos: pomadas y pastas

1. **Color.**

2. **Olor.**

3. **Consistencia aparente:** análisis de la resistencia al ser batidas en mortero con un pistilo:

- ☐ Consistencia baja: batido con poca resistencia.
- ☐ Consistencia media: batido con cierta resistencia.
- ☐ Consistencia alta: batido con alta resistencia.

4. **Extensibilidad aparente:**

- ☐ Baja extensibilidad aparente.
- ☐ Media extensibilidad aparente.
- ☐ Alta extensibilidad aparente.

Sobre el dorso de la muñeca, colocar una pequeña cantidad de la pomada o pasta a analizar (0,5-1 g). Extender hacia el antebrazo con la yema de los dedos. Valorar su extensibilidad.

5. **Homogeneidad:**

- ☐ Sí.
- ☐ No:
  - ☐ Elevado número de grumos: mala interposición de principios activos pulverulentos.
  - ☐ Agregación y coalescencia: en pomadas y pastas acuosas.

Sobre un portaobjetos, realizar una extensión de la pomada o pasta. Situarla sobre una superficie negra y observar con una lupa.

8. **Oclusividad:**

- ☐ Oclusividad alta.
- ☐ Oclusividad baja.
- ☐ Oclusividad moderada.

Sobre el dorso de la muñeca, colocar una pequeña cantidad de la pomada o pasta a analizar (0,5-1 g). Extender hacia el antebrazo con la yema de los dedos. Valorar su evanescencia, residuo graso que queda tras ser aplicada sobre la piel.

PRÁCTICA 58.6 Examen de los caracteres organolépticos: cápsulas

1. **Tamaño:** cápsulas del n.° ____.
2. **Aspecto del polvo antes del encapsulado:** homogéneo Sí ☐ No ☐
3. **Limpieza:** Aceptable Sí ☐ No ☐
4. **Color:** ________________.
5. **Sellado:** Correcto: Sí ☐ No ☐
6. **Cubierta íntegra:** Sí ☐ No ☐
7. **Verificación del número de unidades:** Elaboradas ____ unidades.

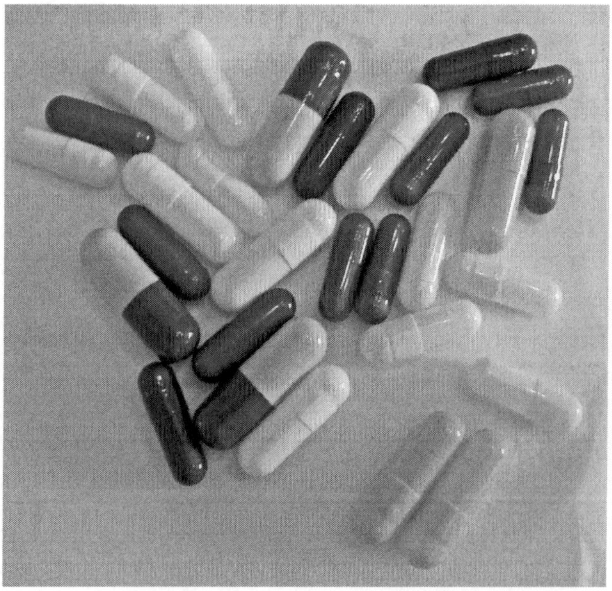

Examinar las características organolépticas de las cápsulas elaboradas.

PRÁCTICA 58.7 Examen de los caracteres organolépticos: papeles

1. **Color del polvo:** ________.
2. **Aspecto del polvo antes del envasado:** Homogéneo Sí ☐ No ☐
3. **Limpieza:** Aceptable Sí ☐ No ☐
4. **Cerrado:** Correcto Sí ☐ No ☐
5. **Verificación del número de unidades:** Elaboradas _____ unidades.

PRÁCTICA 58.8 Examen de los caracteres organolépticos: supositorios y óvulos

1. **Color:** __________________.
2. **Superficie brillante:** Sí ☐ No ☐
3. **Superficie lisa:** Sí ☐ No ☐
4. **Presencia de fisuras:**

   ☐ Sí (enfriamiento brusco o desmoldado prematuro).
   ☐ No
5. **Base plana:**

   ☐ Sí
   ☐ No (mal raspado del exceso de masa durante el desmoldado).
6. **Homogéneo en superficie:**

   ☐ Sí
   ☐ No (cristalización del principio activo, eflorescencias blanquecinas por malas condiciones durante el enfriamiento).
7. **Homogéneo en profundidad:**

   ☐ Sí (ausencia de aglomerados y sedimentación de principio activo).
   ☐ No

   Realizar un corte longitudinal o transversal por la mitad.
8. **Verificación del número de unidades:** Elaboradas _____ unidades.

PRÁCTICA 59 Verificación de la masa final

PROTOCOLO

1. Pesar la fórmula envasada. Anotar masa de la fórmula y del envase (m_1).
2. Vaciar completamente el envase que contiene la fórmula. Pesar el envase de la fórmula vacío. Anotar su masa (m_2).
3. Calcular la masa final del producto acabado, masa real (m_{real}).
4. Calcular el porcentaje de rendimiento.

MATERIALES Y EQUIPOS

- Balanza de precisión

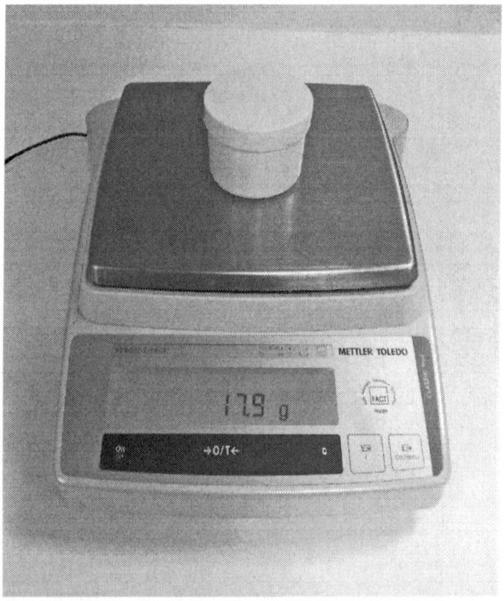

Pesar la fórmula envasada y el envase.

NOTA: siempre que sea posible, pesar el envase vacío antes de realizar el envasado. De esta forma, se reduce el error que pueda producirse al vaciar el envase en la verificación de masa final del producto terminado.

CÁLCULOS

1. Calcular la masa del producto elaborado:

$$m_{real} = m_1 - m_2$$

2. Calcular el porcentaje de rendimiento (% R):

$$\%R = \frac{m_{real}}{m_{teórica}} \times 100$$

La masa teórica ($m_{teórica}$) representa la cantidad que hipotéticamente se ha elaborado según las indicaciones de la fórmula.

RESULTADO

Comparar el porcentaje de rendimiento obtenido con la tolerancia establecida por el Real Decreto 1801/2008, de 3 de noviembre, por el que se establecen normas relativas a las cantidades nominales para productos envasados y al control de su contenido efectivo (*ver* Anexo X).

CONFORMIDAD

Aceptado ☐ Rechazado ☐

PRÁCTICA 60 Verificación del volumen final

PROTOCOLO

1. Medir el volumen que contiene el envase de la fórmula preparada (V_{real}).
2. Determinar el volumen que, teóricamente, debe contener la fórmula elaborada ($V_{teórico}$).
3. Calcular el porcentaje de rendimiento.

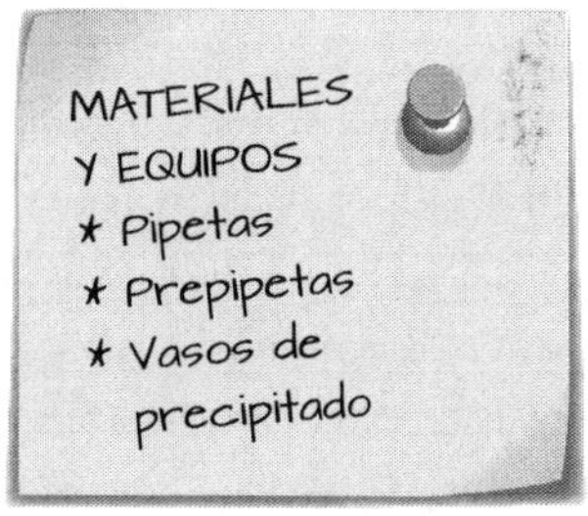

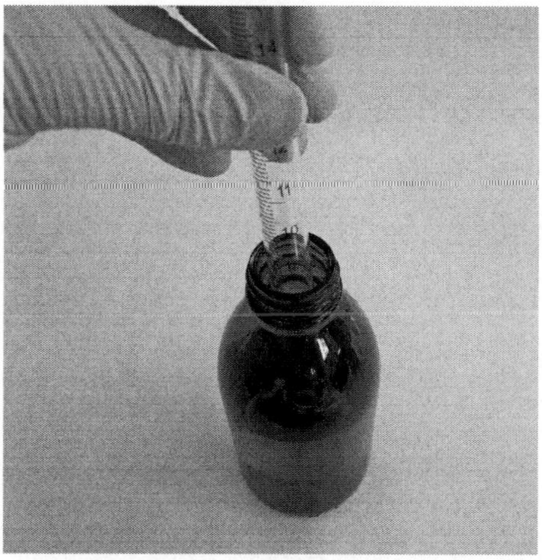

Medir el volumen que contiene el envase.

CÁLCULOS

Calcular el porcentaje de rendimiento (% *R*):

$$\%R = \frac{V_{real}}{V_{teórico}} \times 100$$

El volumen teórico ($V_{teórico}$) representa la cantidad que hipotéticamente se ha elaborado según las indicaciones de la fórmula.

RESULTADO

Comparar el porcentaje de rendimiento obtenido con la tolerancia establecida por el Real Decreto 1801/2008, de 3 de noviembre, por el que se establecen normas relativas a las cantidades nominales para productos envasados y al control de su contenido efectivo (*ver* Anexo X).

CONFORMIDAD

Aceptado ☐ Rechazado ☐

PRÁCTICA 61 Uniformidad de la masa de las preparaciones unidosis

PROTOCOLO

MATERIALES Y EQUIPOS
* Balanza de precisión
* Vidrios de reloj

1. Seleccionar 20 unidades escogidas al azar.
2. Pesar individualmente cada unidad y anotar su masa (m_n).
3. Calcular la masa media.
4. Calcular el error absoluto y el error relativo.
5. Comparar los resultados obtenidos con los límites de error establecidos por la Real Farmacopea Española para preparaciones unidosis.

CÁLCULOS

1. Calcular la masa media de las preparaciones unidosis sumando las masas de cada unidad y dividiendo el resultado por el número total de unidades, que, en este caso, es 20.

$$\text{Masa media } (\overline{X}) = \frac{m_1 + m_2 + m_3 + \ldots + m_{20}}{20}$$

2. Calcular el error absoluto, considerando como valor teórico la masa media del contenido:

$$\text{Error absoluto} = |\ \text{valor teórico} - \text{valor determinado}\ |$$

3. Calcular el porcentaje de error relativo:

$$\text{Error relativo} = \frac{\text{error absoluto}}{\text{valor teórico}}$$

$$\%\ \text{Error relativo} = \left(\frac{\text{error absoluto}}{\text{valor teórico}}\right) \times 100$$

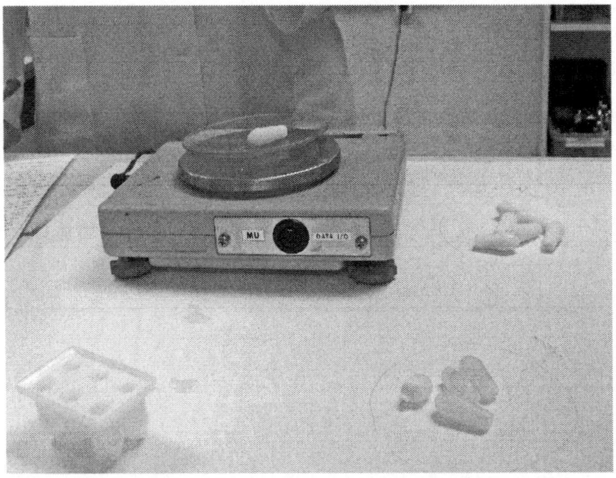

Pesar individualmente cada unidad.

N.° unidad	Masa unidad m_n (g)	Masa teórica ($\bar{X}$) (g)	Error absoluto	% Error relativo
1				
2				
3				
4				
5				
6				
7				
8				
9				
10				
11				
12				
13				
14				
15				
16				
17				
18				
19				
20				
Masa total				

RESULTADO

Los límites de error establecidos por la Real Farmacopea Española indican que no más de 2 de las 20 masas individuales se pueden desviar de la masa media en un porcentaje más elevado que el porcentaje de desviación indicado en la Tabla 2.9.5.-1 de la Real Farmacopea Española y ninguna se desvía en más del doble de ese porcentaje (*ver* Anexo VIII).

CONFORMIDAD

Aceptado ☐ Rechazado ☐

PRÁCTICA 61.1 Uniformidad de la masa de las preparaciones unidosis. Control de calidad de las cápsulas

PROTOCOLO

1. Seleccionar 20 unidades escogidas al azar de las cápsulas elaboradas previamente.
2. Pesar una cápsula llena (m_1).
3. Abrir la cápsula y vaciar su contenido.
4. Pesar la cubierta de la cápsula (m_2).
5. Determinar la masa del contenido de la cápsula (m_c).
6. Repetir el procedimiento descrito con el resto de las cápsulas.
7. Calcular la masa media del contenido de las cápsulas.
8. Calcular el porcentaje de desviación y comparar los resultados obtenidos con los límites de error establecidos por la Real Farmacopea Española para preparaciones unidosis.

MATERIALES Y EQUIPOS
* Balanza de precisión
* Vidrios de reloj o papel de pesada

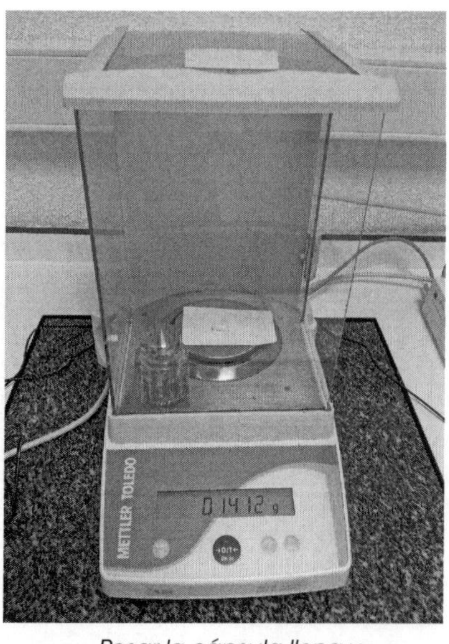

Pesar la cápsula llena y la cubierta de la cápsula.

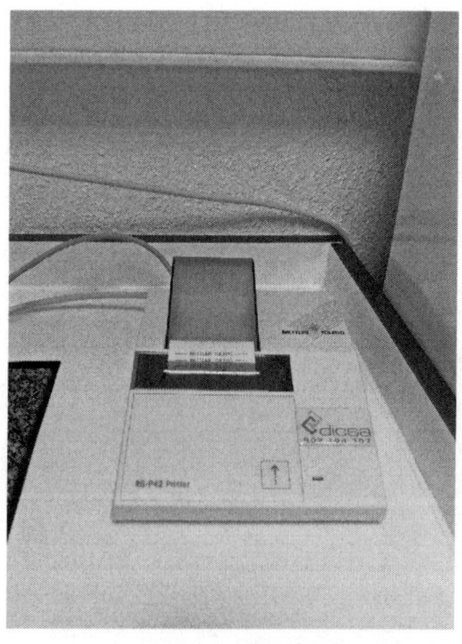

Impresora estadística. Control de calidad de las cápsulas.

CÁLCULOS

1. Calcular la diferencia de masa entre cada cápsula llena y la cubierta correspondiente:

$$\text{Masa contenido de la cápsula } (m_c) = m_1 - m_2$$

2. Calcular la masa media del contenido de las cápsulas sumando las masas del contenido de las cápsulas y dividiendo el resultado por el número total de cápsulas que es 20.

$$\text{Masa media } (\overline{X}) = \frac{m_{C1} + m_{C2} + m_{C3} + \ldots + m_{C20}}{20}$$

3. Calcular el error absoluto, considerando como valor teórico la masa media del contenido de las cápsulas.
4. Calcular el porcentaje de error relativo.

N.º cápsula	Masa cápsula llena m_1 (g)	Masa cubierta de la cápsula m_2 (g)	Masa contenido m_c (g)	Masa teórica del contenido $(\overline{X})$ (g)	Error absoluto	% Error relativo
1						
2						
3						
4						
5						
6						
7						
8						
9						
10						
11						
12						
13						
14						
15						
16						
17						
18						
19						
20						
Masa media del contenido						

RESULTADO

No más de 2 unidades de las 20 masas determinadas se desviarán de la masa media en un porcentaje superior al 10 %, para cápsulas de masa inferior a 300 mg; y no más de 2 unidades de las 20 determinadas, se desvían de la masa media en un porcentaje superior al 7,5 %, para cápsulas de masa igual a superior a 300 mg.

Ninguna cápsula se desvía en más del doble de los porcentajes indicados anteriormente (*ver* Anexo VIII).

CONFORMIDAD

Aceptado ☐ Rechazado ☐

PRÁCTICA 61.2 Uniformidad de la masa de las preparaciones unidosis. Control de calidad de los papeles

PROTOCOLO

1. Seleccionar 20 unidades escogidas al azar de los papeles elaborados previamente.
2. Pesar un papel lleno (m_1).
3. Abrir el papel y vaciar su contenido.
4. Pesar el papel vacío (m_2).
5. Determinar la masa del contenido de los papeles (m_c).
6. Repetir el procedimiento descrito con el resto los papeles.
7. Calcular la masa media del contenido de los papeles.
8. Calcular el error absoluto y el error relativo.
9. Comparar los resultados obtenidos con los límites de error establecidos por la Real Farmacopea Española para preparaciones unidosis.

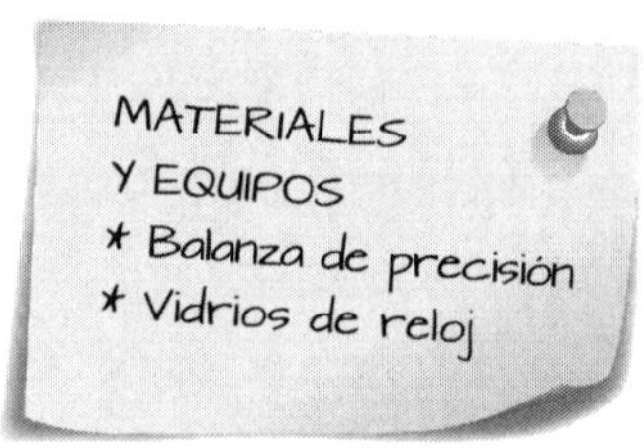

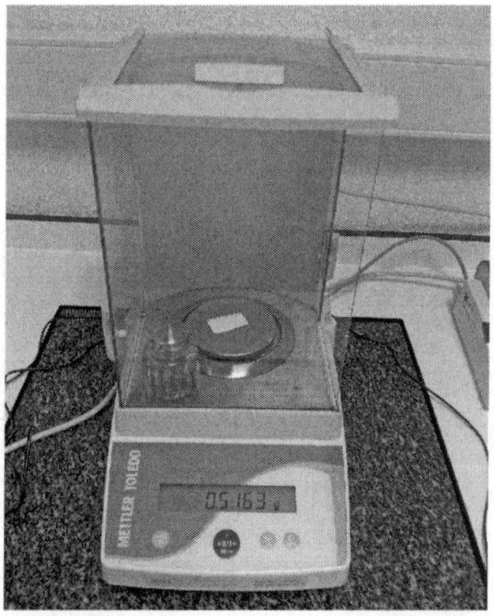

Pesar cada papel lleno y vacío.

N° papel	Masa papel lleno m_1 (g)	Masa papel vacío m_2 (g)	Masa contenido m_c (g)	Masa teórica del contenido $(\bar{X})$ (g)	Error absoluto	% Error relativo
1						
2						
3						
4						
5						
6						
7						
8						
9						
10						
11						
12						
13						
14						
15						
16						
17						
18						
19						
20						
Masa media del contenido						

RESULTADO

No más de 2 unidades de las 20 masas determinadas se desviarán de la masa media en un porcentaje superior al 10 %, para papeles inferiores a 300 mg; y no más de 2 unidades de las 20 determinadas se desviarán de la masa media en un porcentaje superior al 7,5 % para papeles iguales a superiores a 300 mg.

Ningún papel se desviará en más del doble de los porcentajes indicados anteriormente (*ver* Anexo VIII).

CONFORMIDAD

Aceptado ☐ Rechazado ☐

PRÁCTICA 62 Determinación del pH

MÉTODO 1. TIRAS REACTIVAS

Determinaciones que no requieran gran exactitud.

MATERIALES Y EQUIPOS
* Varilla de vidrio
* Tira reactiva de pH

Protocolo

1. Recoger una pequeña fracción de muestra introduciendo una varilla de vidrio en la fórmula problema.
2. Poner en contacto la varilla de vidrio humedecida con la tira reactiva de pH.
3. Esperar unos segundos hasta que se produzca un cambio de color en la tira reactiva. El tiempo de espera puede variar en función del fabricante.
4. Comparar el color de la tira reactiva con la escala coloreada de unidades de pH suministrada por el fabricante.
5. Determinar el pH de la muestra problema y anotar.

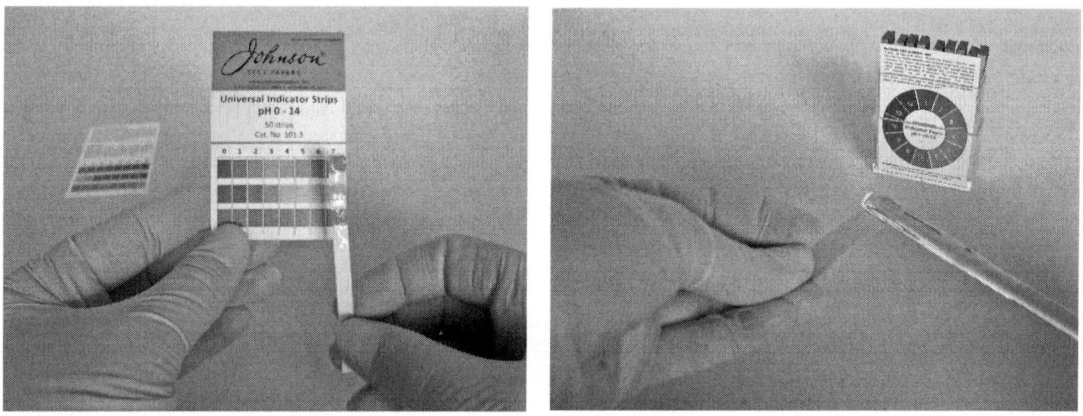

Diferentes tiras reactivas para la determinación de pH.

MÉTODO 2. POTENCIOMÉTRICO

Determinaciones precisas.

Protocolo

1. Calibrar el pH-metro según las indicaciones del fabricante, utilizando disoluciones tampón de referencia (de pH = 4, 7 y 11, generalmente).
2. Medir la temperatura de la muestra problema con un termómetro calibrado. La temperatura de la muestra problema de forma general debe estar comprendida entre 20 y 25 °C.
3. Marcar la temperatura en el pH-metro. La mayoría de los pH-metros incorporan un compensador o regulador de temperatura para medidas no realizadas a 20 °C.
4. Sumergir el electrodo en la muestra a analizar.
5. Realizar la medida de pH en las mismas condiciones que se ha realizado la calibración del pH-metro y anotar.

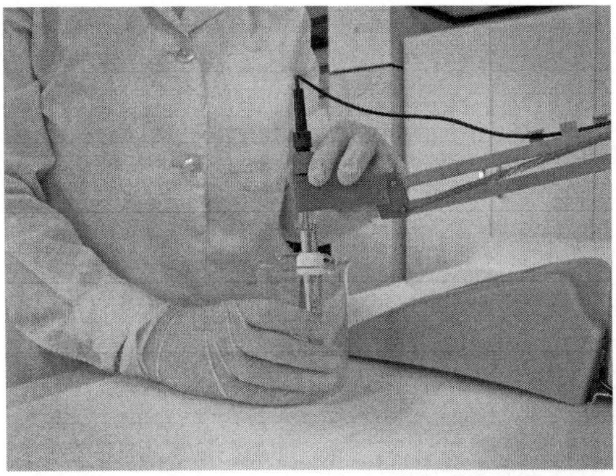

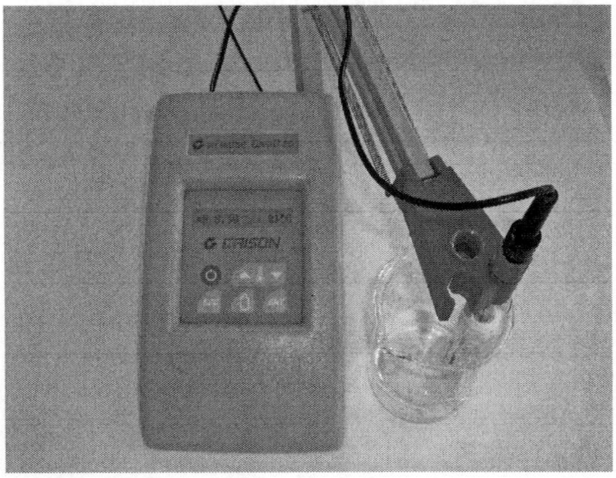

Realizar la medida de pH con un pH-metro.

NOTA: para determinar el pH de la muestra no es necesario realizar una preparación previa de la misma, salvo indicación contraria.

Si es necesario diluir la muestra antes de medir el pH, dispersar aproximadamente 1 g de muestra problema en 10 ml de agua purificada.

CONFORMIDAD

Aceptado ☐ Rechazado ☐

PRÁCTICA 63 Determinación del signo de la emulsión

MÉTODO 1. COLORANTE

Reactivo

Componente	Cantidad	Sinónimos	Finalidad	Monografía RFE
Metiltioninio, cloruro de	c.s.	*Methylthioninii chloridum*, azul de metileno, tetrametiltionina cloruro	Colorante hidrosoluble	1132

Protocolo

1. Depositar una pequeña cantidad de emulsión problema sobre un portaobjetos.
2. Añadir una gota de azul de metileno. No mezclar.

MATERIALES Y EQUIPOS
* Portaobjetos
* Pipetas Pasteur

3. Observar el comportamiento del colorante:
   a. Emulsión O/A: el colorante se dispersa.
   b. Emulsión A/O: la muestra repele el colorante, y no se extiende.

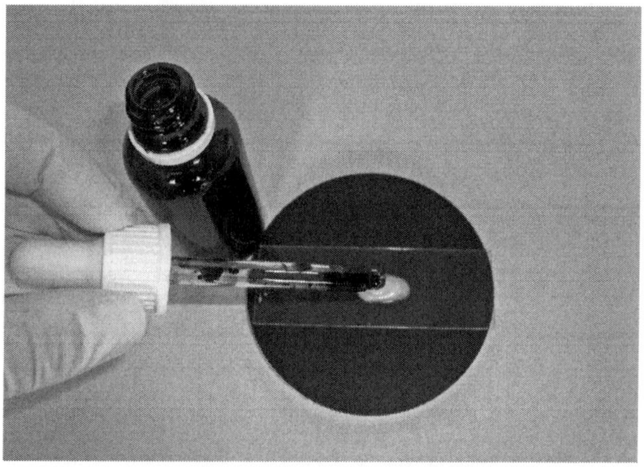

Añadir una gota de azul de metileno sobre una pequeña cantidad de emulsión.

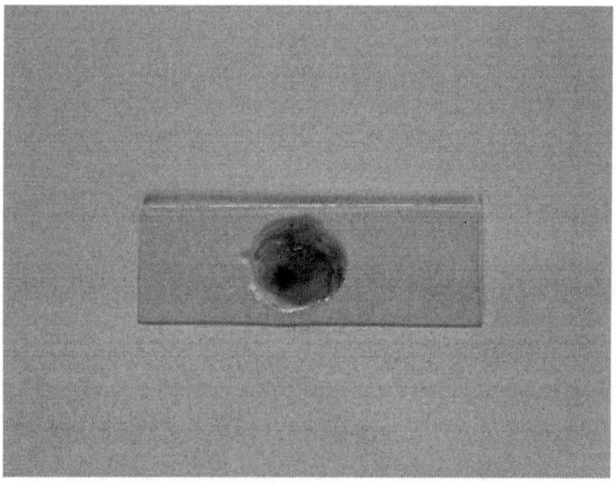

El colorante se dispersa: emulsión O/A.

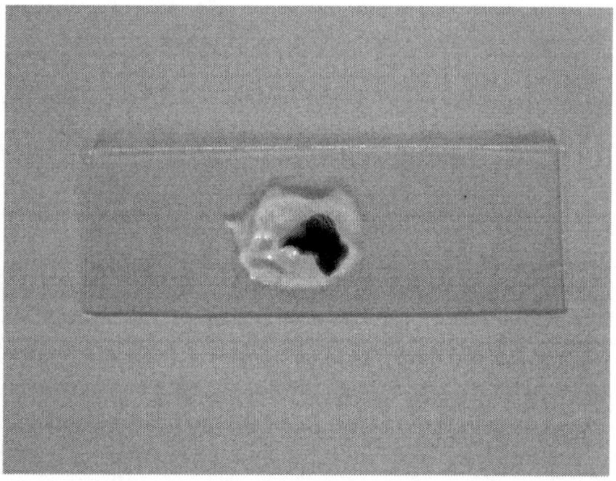

La muestra repele el colorante: emulsión A/O.

MÉTODO 2. DILUCIÓN

Reactivo

Componente	Cantidad	Sinónimos	Finalidad	Monografía RFE
Agua purificada	c.s.	*Aqua*	Líquido de evaluación	0008

Protocolo

1. Verter agua purificada en una probeta.
2. Añadir una pequeña cantidad de la emulsión a analizar. No agitar.
3. Observar el comportamiento de la fracción de la emulsión:

    a. Emulsión O/A: el agua purificada de la probeta se enturbia.

    b. Emulsión A/O: el agua purificada de la probeta no se enturbia.

MATERIALES Y EQUIPOS
* Probeta
* Pipeta Pasteur o espátula

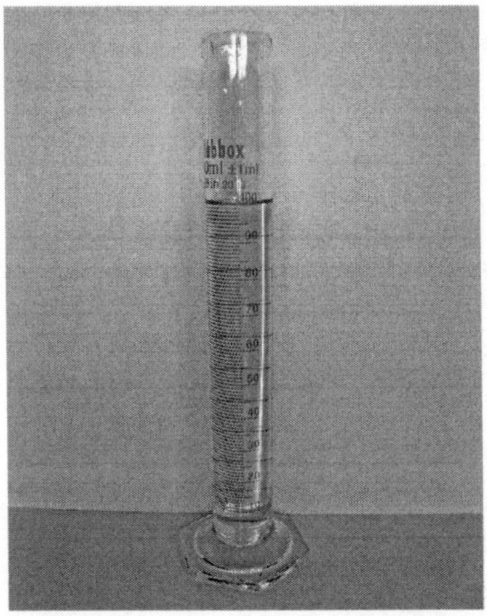

Añadir una pequeña cantidad de emulsión en una probeta que contenga agua purificada.

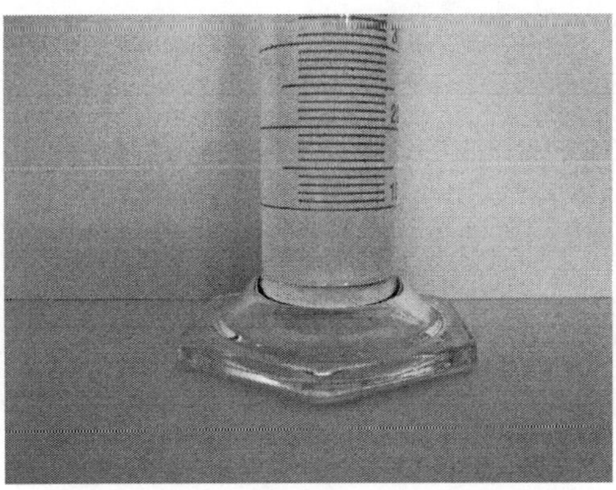

El agua de la probeta se enturbia: emulsión O/A.

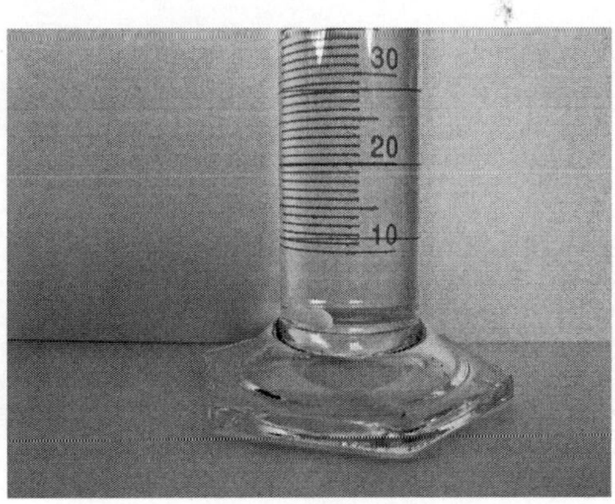

El agua de la probeta no se enturbia: emulsión A/O.

RESULTADO

El signo determinado debe coincidir con el signo de la emulsión preparada. Se puede dar una inversión de fase que afecte a la estabilidad y a las propiedades de la emulsión.

CONFORMIDAD

Aceptado ☐ Rechazado ☐

PRÁCTICA 64 Determinación del índice de extensibilidad en preparaciones semisólidas

PROTOCOLO

1. Situar una placa de vidrio (20 × 20 cm) sobre papel milimetrado. Recuadrar la placa y trazar las diagonales.
2. Pesar 4 gramos de la muestra a analizar en la placa. Poner la muestra en el centro de la placa de vidrio.
3. Pesar la otra placa de vidrio.
4. Situar la placa pesada sobre la placa inferior con la muestra.
5. Transcurrido 1 minuto, medir los dos diámetros del círculo o de la elipse formada.
6. Calcular el diámetro medio y la superficie del círculo o de la elipse formada.
7. Colocar en el centro de la placa superior una pesa, por ejemplo, de 50 g.
8. Medir los dos diámetros del círculo o la elipse formada.
9. Calcular el diámetro medio y la superficie del círculo o la elipse formada.
10. Repetir los pasos anteriores (7 y 8) con masas crecientes (100 g, 200 g, 500 g).
11. Representar gráficamente la extensibilidad.

MATERIALES Y EQUIPOS
* Placas de vidrio
* Regla
* Papel milimetrado
* Balanza de precisión
* Vidrio de reloj
* Espátula cuchara

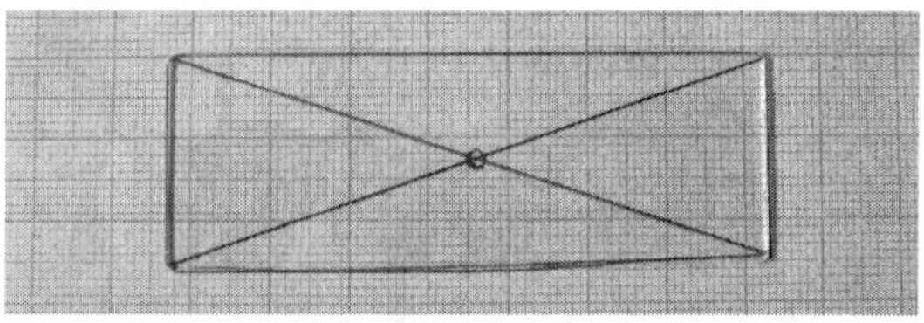

Situar la placa de vidrio sobre papel milimetrado. Recuadrar y marcar las diagonales.

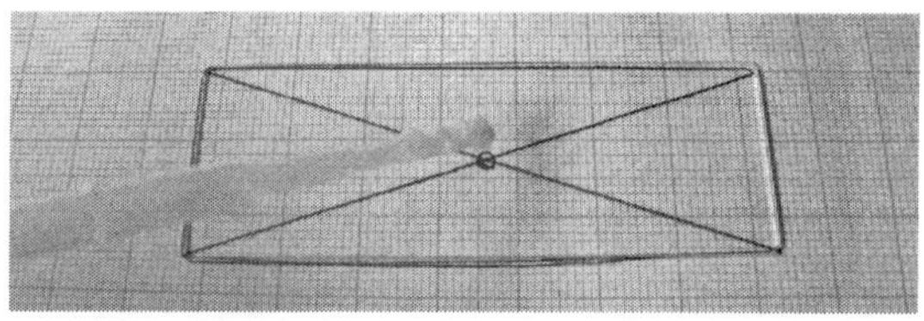

Agregar la muestra sobre el centro.

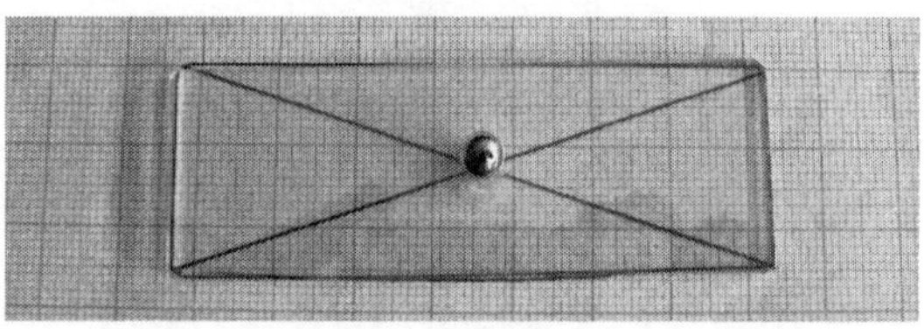

Situar la otra placa sobre la placa inferior con la muestra. Colocar en el centro una pesa.

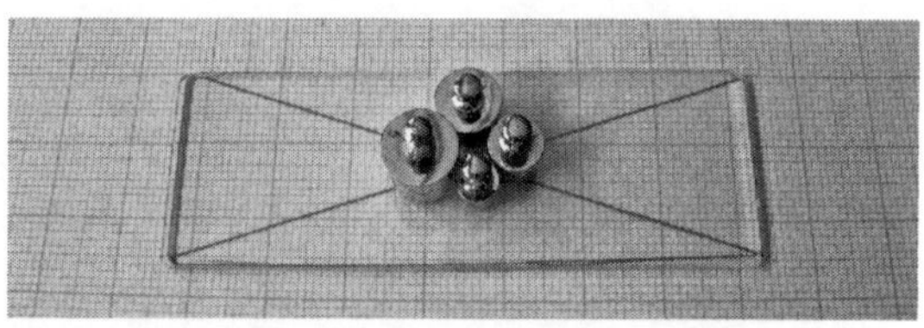

Medir los diámetros de la elipse o el círculo formado. Repetir con pesos crecientes.

CÁLCULOS

1. Diámetro:

a. Diámetro círculo (*d*):

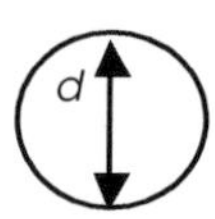

b. Diámetro medio elipse (d_m):

$$d_m = \frac{a+b}{2}$$

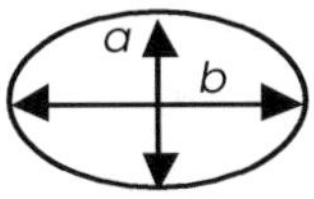

2. Área formada:

$$\text{Área} = \frac{\pi \times d^2}{4}$$

3. Representación gráfica de la extensibilidad:

Representar las distintas masas empleadas en ordenadas (en gramos) frente a las áreas medidas en abscisas (en mm^2).

RESULTADO

Con esta determinación se valora el aumento de superficie de una cantidad de muestra de una preparación semisólida, al someterla a presiones crecientes, en periodos de tiempo iguales. Sirve para comprobar que la elaboración de una forma farmacéutica determinada ha sido reproducida fielmente.

Al no existir datos de referencia del índice de extensibilidad, las oficinas de farmacia y los servicios de farmacia hospitalaria establecen sus propios valores de referencia y los correspondientes límites de tolerancia.

CONFORMIDAD

Aceptado ☐ Rechazado ☐

NOTA: si no se dispone de placas de vidrio de 20 × 20 cm, se pueden utilizar portaobjetos; en ese caso, reducir la cantidad de muestra, por ejemplo, a 0,5 g. También se hace necesario utilizar pesas de menor masa.

PRÁCTICA 65 Determinación de la fluidez en sólidos divididos

PROTOCOLO

1. Pesar 100 g de la muestra a analizar.
2. Disponer en un aro, unido a un soporte, un embudo limpio y seco.
3. Bloquear el orificio inferior del embudo con un medio apropiado.
4. Introducir la muestra pesada previamente en el embudo sin compactar. Proteger de las vibraciones.
5. Desbloquear la abertura inferior del embudo.
6. Cronometrar el tiempo que tarda la muestra en fluir fuera del embudo.
7. Repetir el procedimiento dos veces más.
8. Calcular el tiempo medio expresado en segundos y décimas de segundos para los 100 g de muestra.

MATERIALES Y EQUIPOS
* Balanza de precisión
* Vidrio de reloj
* Espátula cuchara
* Embudo
* Sistema de bloqueo de apertura del embudo
* Soporte pie de plato
* Pinza
* Nuez
* Cronómetro

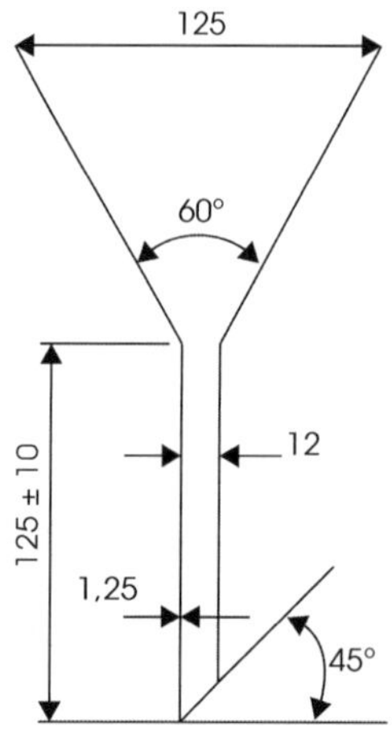

Dimensiones en mm embudo de flujo.

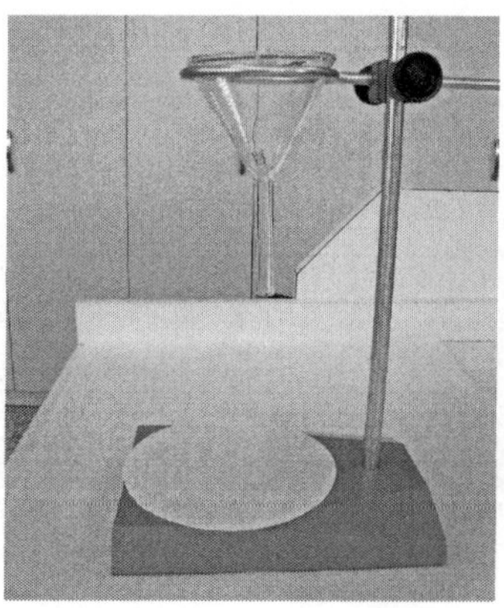

Colocar el embudo sobre un aro unido a un soporte.

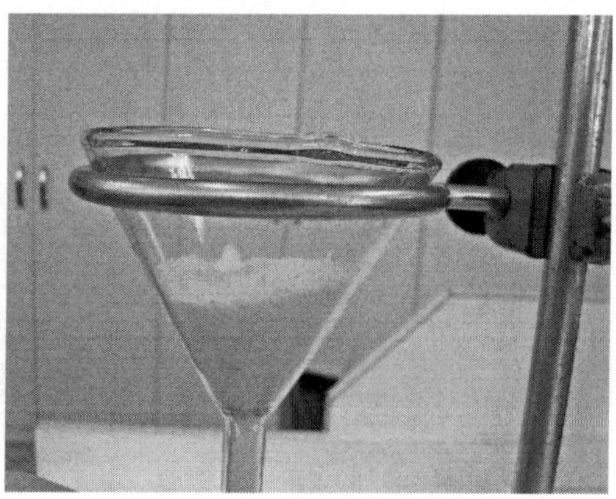

Cronometrar el tiempo que tarda en fluir la muestra fuera del embudo.

RESULTADO

Los resultados obtenidos pueden expresarse de varias formas:

- **Media de las tres determinaciones:** si los valores de las determinaciones individuales presentan una desviación inferior al 10 % respecto a la media.
- **Intervalo de valores extremos:** si los valores de las determinaciones individuales presentan una desviación superior al 10 % respecto a la media.
- **Representación gráfica:** de la masa analizada en gramos frente al tiempo de flujo.
- **Tiempo infinito:** la muestra analizada no cae completamente fuera del embudo.

PRÁCTICA 66 Determinación de la densidad relativa en soluciones

LÍQUIDO DE REFERENCIA

Componente	Cantidad	Sinónimos	Finalidad	Monografía RFE
Agua purificada	c.s.	*Aqua*	Líquido de evaluación	0008

PROTOCOLO. MÉTODO DEL PICNÓMETRO

1. Pesar un picnómetro limpio y seco ($m_{picnómetro}$).
2. Enrasar el picnómetro con agua purificada. Tener la precaución de que no queden burbujas en su interior.
3. Colocar la tapa del picnómetro de forma que el agua rebose y el capilar quede lleno.
4. Secar el exterior del picnómetro con papel.
5. Pesar el picnómetro con el agua purificada ($m_{picnómetro + agua}$).
6. Vaciar el picnómetro.
7. Introducir la muestra a analizar en el picnómetro y enrasar. De nuevo tener la precaución de que no queden burbujas en su interior.
8. Colocar la tapa de forma que la muestra rebose y el capilar quede lleno.
9. Secar el exterior del picnómetro con papel.
10. Pesar el picnómetro con la muestra problema ($m_{picnómetro + muestra}$).
11. Calcular la densidad y la densidad relativa de la muestra problema.

MATERIALES Y EQUIPOS
* Balanza de precisión
* Picnómetro
* Pipeta Pasteur
* Vaso de precipitado
* Papel que no libere fibras

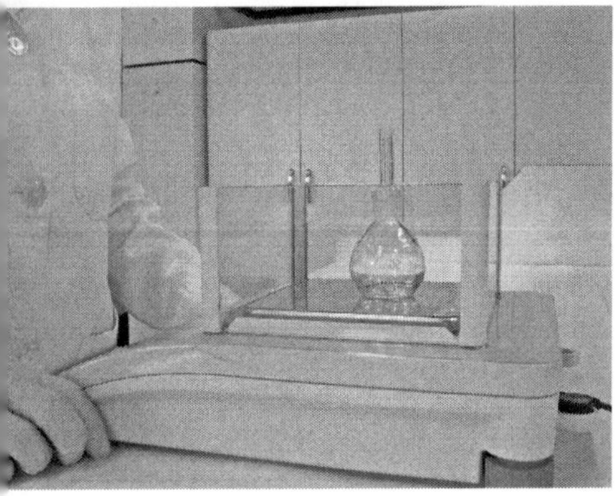

Pesar un picnómetro limpio y seco.

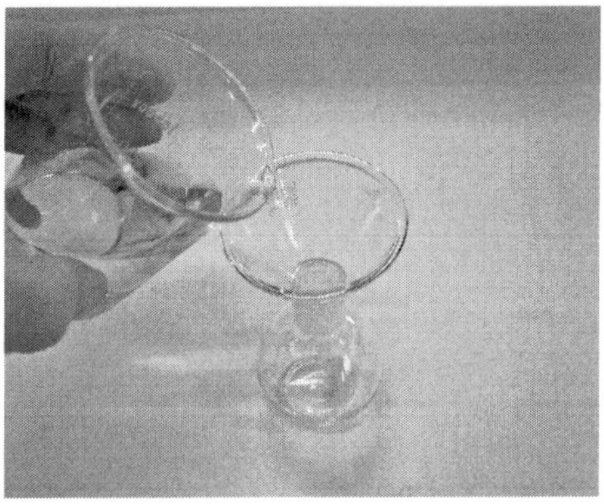

Enrasar el picnómetro con agua purificada.

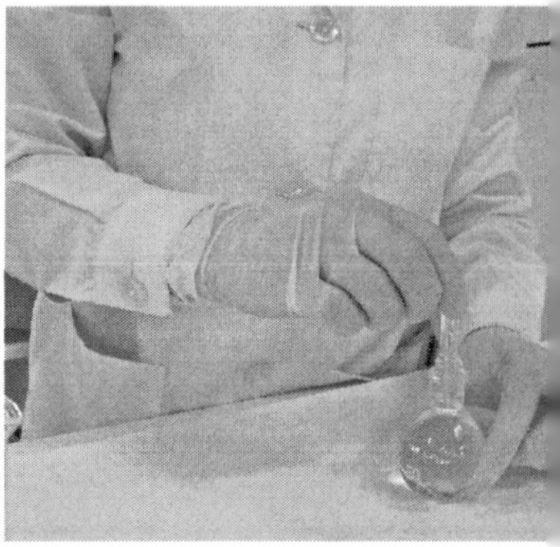

Tapar el picnómetro.

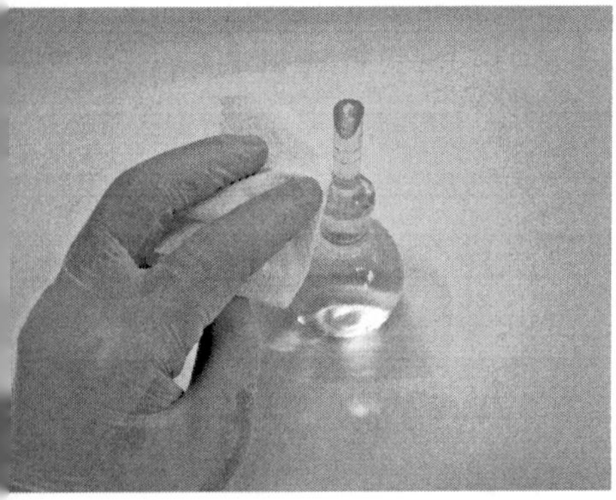

Secar el exterior del picnómetro.

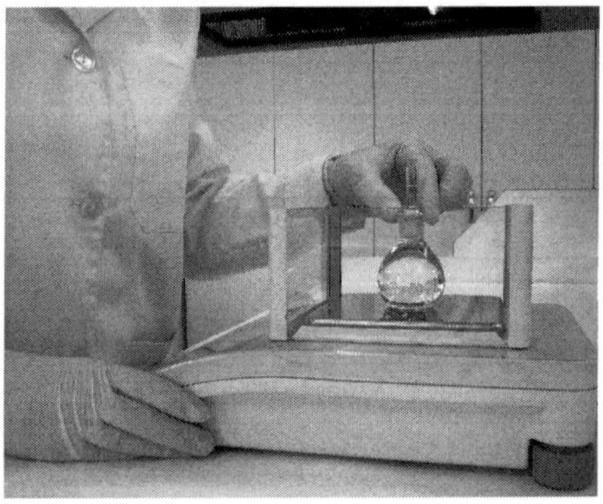

Pesar el picnómetro con el agua purificada.

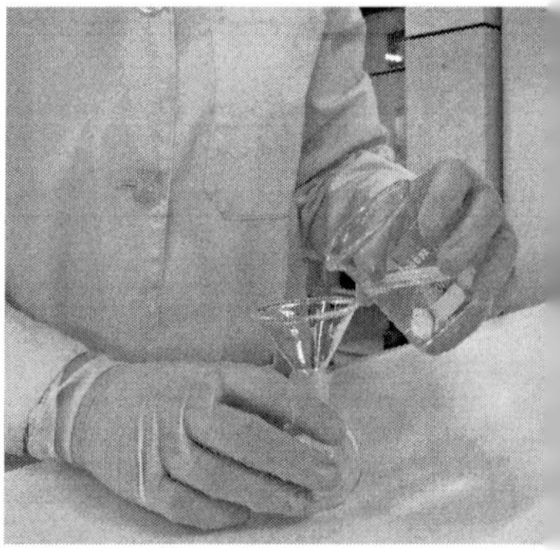

Repetir los pasos anteriores con la muestra problema.

CÁLCULOS

1. Densidad muestra problema:

a. Calcular la diferencia de masa entre el picnómetro lleno con la muestra y el picnómetro vacío, correspondiente a la masa de la muestra problema.

$$m_{muestra} = m_{picnómetro + muestra} - m_{picnómetro}$$

b. Calcular la densidad de la muestra:

$$\rho_m = \frac{m_{muestra}}{V_{muestra}}$$

siendo $V_{muestra}$ el volumen, la capacidad del picnómetro.

2. **Densidad relativa de la muestra problema:** es la relación existente entre la masa de un volumen determinado de muestra y la masa del mismo volumen de agua, medidos ambos a igual temperatura.
Al igual que la densidad, se expresa en kg/m^3 o g/ml.
Lo más frecuente es determinar la densidad relativa a una temperatura de 20 °C, ρ_{20}.

$$\rho_{relativa} = \frac{\rho_{muestra}}{\rho_{agua}} \qquad \rho_{relativa} = \frac{\frac{m_{muestra}}{V_{muestra}}}{\frac{m_{agua}}{V_{agua}}}$$

Como el volumen de la muestra problema va a ser igual al volumen del agua, en este caso, la densidad relativa es:

$$\rho_{relativa} = \frac{m_{muestra}}{m_{agua}}$$

NOTA: la densidad relativa debe determinarse con la precisión de los decimales indicados en la monografía correspondiente. Además de un picnómetro puede utilizarse un hidrómetro o un densitómetro digital.

ANEXOS

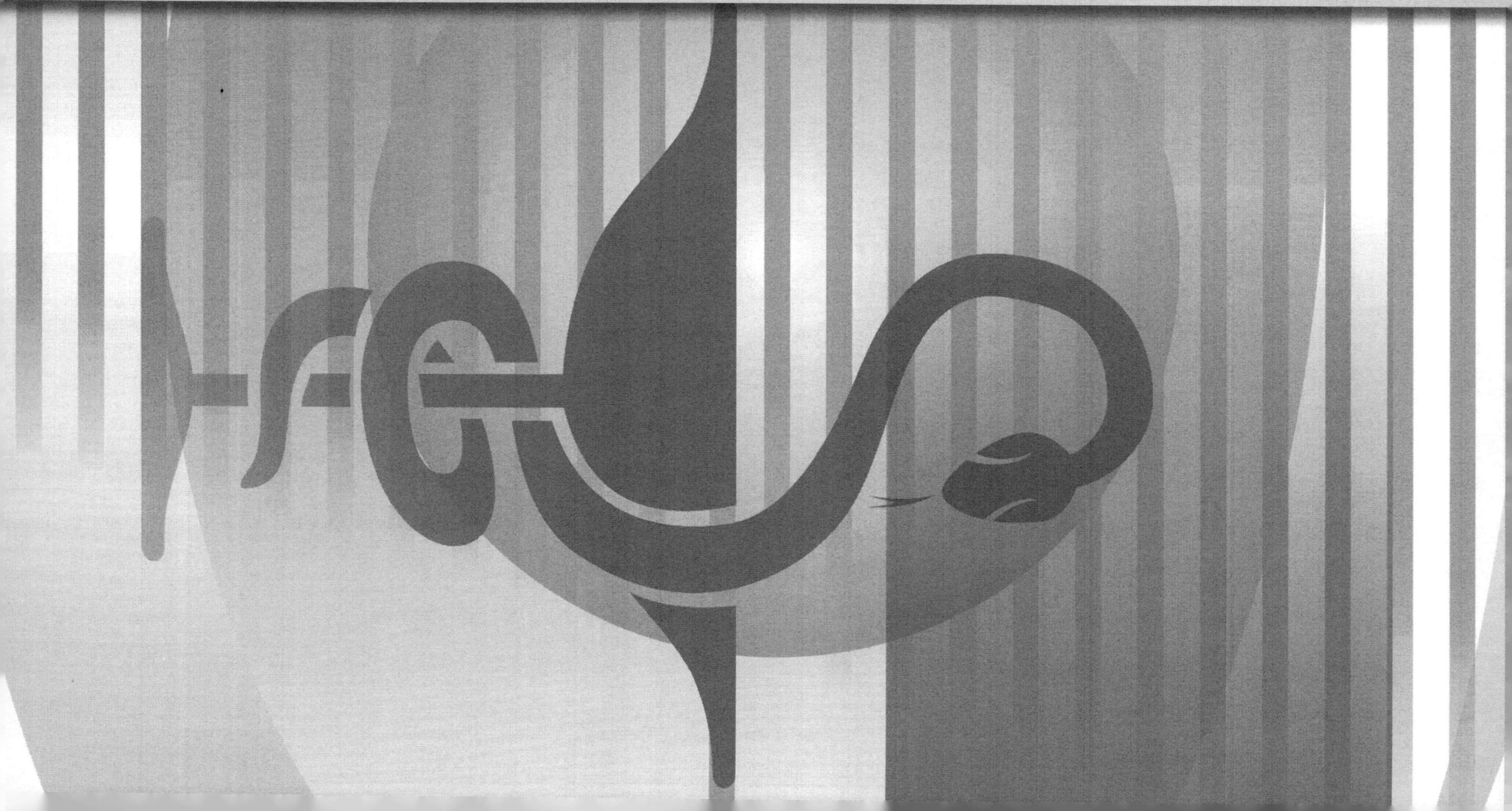

ANEXOS

ÍNDICE DE ANEXOS

ANEXO I Densidad del agua a diferentes temperaturas

Densidad del agua libre de aire (g/ml) a diferentes temperaturas										
T	0,0 °C	0,1 °C	0,2 °C	0,3 °C	0,4 °C	0,5 °C	0,6 °C	0,7 °C	0,8 °C	0,9 °C
0,0	0,999840	0,999846	0,999853	0,999859	0,999865	0,999871	0,999877	0,999883	0,999888	0,999893
1,0	0,999899	0,999903	0,999908	0,999913	0,999917	0,999921	0,999925	0,999929	0,999933	0,999937
2,0	0,999940	0,999943	0,999946	0,999949	0,999952	0,999954	0,999956	0,999959	0,999961	0,999963
3,0	0,999964	0,999966	0,999967	0,999968	0,999969	0,999970	0,999971	0,999971	0,999972	0,999972
4,0	0,999972	0,999972	0,999972	0,999971	0,999971	0,999970	0,499969	0,999968	0,999967	0,999965
5,0	0,999964	0,999962	0,999960	0,999958	0,999956	0,999954	0,999951	0,999949	0,999946	0,999943
6,0	0,999940	0,999937	0,999933	0,999930	0,999926	0,999922	0,999918	0,999914	0,999910	0,999906
7,0	0,999901	0,999896	0,999892	0,999887	0,999881	0,999876	0,999871	0,999865	0,999860	0,999854
8,0	0,999848	0,999842	0,999835	0,999829	0,999822	0,999816	0,999809	0,999802	0,999795	0,999787
9,0	0,999780	0,999773	0,999765	0,999757	0,499749	0,999741	0,999133	0,999725	0,999716	0,999707
10,0	0,999699	0,999690	0,999681	0,999672	0,999662	0,999653	0,999643	0,999634	0,999624	0,999614
11,0	0,999604	0,999594	0,999583	0,999573	0,999562	0,999552	0,999541	0,999530	0,999519	0,999507
12,0	0,999496	0,999485	0,999473	0,999461	0,999449	0,999437	0,999425	0,999413	0,999401	0,999388
13,0	0,999376	0,999363	0,999350	0,999337	0,999324	0,999311	0,999297	0,999284	0,999270	0,999256
14,0	0,999243	0,999229	0,999215	0,999200	0,999186	0,999172	0,999157	0,999142	0,999128	0,999113
15,0	0,999098	0,999083	0,999067	0,999052	0,999036	0,999021	0,999005	0,998989	0,998973	0,998957
16,0	0,998941	0,998925	0,998908	0,998892	0,998875	0,998858	0,998841	0,998824	0,998807	0,998790
17,0	0,998713	0,998755	0,998738	0,998720	0,998702	0,998684	0,998666	0,998648	0,998630	0,998612
18,0	0,998593	0,998575	0,998558	0,998537	0,998519	0,998500	0,9989480	0,998461	0,998442	0,998422
19,0	0,998403	0,998383	0,998364	0,998344	0,998324	0,998704	0,998284	0,998263	0,998243	0,998222
20,0	0,998202	0,998181	0,998160	0,998139	0,998118	0,998097	0,998076	0,998055	0,998033	0,998012
21,0	0,997990	0,997968	0,997947	0,997925	0,997903	0,997881	0,997858	0,997836	0,997814	0,997791
22,0	0,997768	0,997746	0,997723	0,997700	0,997671	0,997654	0,997630	0,991607	0,997584	0,997560
23,0	0,997536	0,997513	0,997489	0,997465	0,997441	0,997417	0,997392	0,997368	0,991344	0,997319
24,0	0,997294	0,997270	0,997243	0,997220	0,997195	0,997170	0,997145	0,997119	0,997094	0,997068
25,0	0,997043	0,997017	0,996991	0,996966	0,996940	0,996913	0,996887	0,996861	0,996835	0,996808
26,0	0,996782	0,996755	0,996728	0,996702	0,996675	0,996648	0,996621	0,996593	0,996566	0,996539
27,0	0,996511	0,996484	0,996456	0,996428	0,996401	0,996313	0,496345	0,996316	0,996288	0,996260
28,0	0,996232	0,996203	0,996175	0,996148	0,996117	0,996088	0,996060	0,996031	0,996001	0,995972
29,0	0,995943	0,995914	0,995884	0,995855	0,995825	0,995795	0,995765	0,995736	0,995706	0,995616
30,0	0,995645	0,995615	0,995585	0,995554	0,995524	0,995493	0,995463	0,995432	0,995401	0,995370
31,0	0,995339	0,995308	0,995277	0,995246	0,995214	0,995183	0,995151	0,995120	0,99508	0,995056

Densidad del agua libre de aire (g/ml) a diferentes temperaturas										
T	0,0 °C	0,1 °C	0,2 °C	0,3 °C	0,4 °C	0,5 °C	0,6 °C	0,7 °C	0,8 °C	0,9 °C
32,0	0,995024	0,994992	0,994960	0,994928	0,994896	0,994864	0,994831	0,994799	0,994766	0,994734
33,0	0,994701	0,994668	0,994635	0,994602	0,994559	0,994536	0,994503	0,994470	0,994436	0,994403
34,0	0,994369	0,994336	0,494302	0,994268	0,994234	0,994201	0,994167	0,994132	0,994098	0,994064
35,0	0,994030	0,993995	0,993961	0,991926	0,993891	0,993857	0,993822	0,993787	0,993752	0,993717
36,0	0,993682	0,993647	0,993611	0,993576	0,993541	0,993505	0,993469	0,993434	0,993398	0,993362
37,0	0,993326	0,993290	0,993254	0,993218	0,993182	0,993146	0,993109	0,993073	0,993036	0,993000
38,0	0,992963	0,992926	0,992889	0,992852	0,992815	0,992778	0,992741	0,992704	0,992667	0,992629
39,0	0,912592	0,992554	0,992517	0,992479	0,992442	0,992404	0,992366	0,992328	0,992290	0,992252
Fuente: Wagenbreth, H. y Blanke, W.: PTB-Mitteilungen 6:71.										

ANEXO II Errores máximos permitidos para matraces aforados y pipetas

Matraces aforados			Pipetas graduadas			
Capacidad nominal (ml)	Tolerancia Errores máximos permitidos		Capacidad nominal (ml)	División más pequeña de la escala (ml)	Tolerancia Errores máximos permitidos	
	Clase A ml	Clase B ml			Clase A, AS ± ml	Clase B ± ml
1	± 0,025	± 0,050	0,1	0,01	0,006	0,01
2	± 0,025	± 0,050	0,2	0,01	0,006	0,01
5	± 0,025	± 0,050	0,5	0,01	0,006	0,0 1
10	± 0,025	± 0,050	1	0,01	0,007	0,01
20	± 0,040	± 0,080	1	0,10	0,007	0,01
25	± 0,040	± 0,080	2	0,02	0,010	0,02
50	± 0,060	± 0,120	2	0,10	0,010	0,02
100	± 0,100	± 0,200	5	0,05	0,030	0,05
200	± 0,250	± 0,500	5	0,10	0,030	0,05
250	± 0,150	± 0,300	10	0,1	0,05	0,1
500	± 0,250	± 0,500	20	0,1	0,1	0,2
1.000	± 0,600	± 1,200	25	0,2	0,1	0,2
Conforme a la Norma UNE-EN ISO 1042:1999.			Conforme a la Norma UNE-EN ISO 835:2007.			

ANEXO III Tiempo de vertido de las pipetas

Tiempo de vertido pipetas graduadas (Tipo 2 y 3)							
Capacidad nominal (ml)	División más pequeña de la escala (ml)	Tiempo de vertido					
		Clase A		Clase AS		Clase B	
		$s_{mín}$	$s_{máx}$	$s_{mín}$	$s_{máx}$	$s_{mín}$	$s_{máx}$
0,1	0,01	1	3	—	—	1	3
0,2	0,01	1	4	—	—	1	4
0,5	0,01	—	—	4	10	2	11
1	0,01	5	7	4	10	2	11
1	0,10	5	7	4	10	2	11
2	0,02	6	9	4	10	2	12
2	0,10	6	9	4	10	2	12
5	0,05	8	11	7	13	5	14
5	0,10	8	11	7	13	5	14
10	0,1	10	13	7	13	5	17
20	0,1	—	—	11	17	9	21
25	0,2	11	16	—	—	9	21
Conforme a la Norma UNE-EN ISO 835:2007.							

Las pipetas de la clase A y B no tienen tiempo de espera. Las pipetas de la clase AS, tienen un tiempo de espera establecido de 5 segundos tras la finalización aparente del vertido del líquido.

Según lo especificado en la Norma UNE-EN ISO 835:2007, las pipetas tipo 2 y 3 tienen las siguientes características:

- **Tipo 2:** Vertido total. Pipetas graduadas ajustadas para verter un líquido desde cualquier línea de medida hasta la punta; el volumen nominal debe venir indicado por la línea de medida más alta.
- **Tipo 3:** Vertido total. Pipetas graduadas ajustadas para verter un líquido desde la línea 0, situada en la parte más alta de la escala graduada, hasta cualquier línea de medida; el volumen nominal se debe obtener con el vertido hasta la punta.

ANEXO IV Tablas alcoholimétricas

Dilución de alcoholes en volumen % V/V								
Concentración deseada	Concentración existente							
	100°	99°	98°	97°	96°	95°	94°	93°
95°	6,5	5,1	3,8	2,5	1,3	—	—	—
90°	13,3	11,8	10,4	9,0	7,7	6,4	5,1	3,8
85°	20,5	19,1	17,6	16,2	14,7	13,3	12,0	10,6
80°	28,6	27,0	25,5	24,0	22,5	21,0	19,5	18,0
75°	37,6	35,9	34,3	32,7	31,1	29,5	28,0	26,4
70°	47,8	46,0	44,3	42,5	40,8	39,2	37,5	35,9
65°	59,4	57,5	55,6	53,8	52,0	50,2	48,5	46,7
60°	72,8	70,8	68,8	66,8	64,9	63,0	61,1	59,2
55°	88,6	86,4	84,3	82,2	80,1	78,0	75,9	73,9
50°	107,4	105,1	102,7	100,4	98,2	95,9	93,6	91,4
45°	130,3	127,7	125,1	122,6	120,1	117,6	115,1	112,6
40°	158,6	155,7	152,8	150,0	147,2	144,5	141,7	138,9
35°	194,6	191,4	188,2	185,0	181,9	178,7	175,6	172,5
30°	242,4	238,7	235,0	231,3	227,7	224,1	220,5	216,9
25°	308,9	304,5	300,2	295,9	291,6	287,3	283,0	278,8
20°	408,5	403,1	397,8	392,5	387,2	381,9	376,6	371,4
15°	574,8	567,4	560,5	553,6	546,6	539,6	532,7	525,8
10°	907,1	886,7	886,4	876,1	865,2	855,6	845,3	835,1

	Concentración existente							
	92°	90°	85°	80°	75°	70°	65°	60°
90°	2,5	—	—	—	—	—	—	—
85°	9,3	6,6	—	—	—	—	—	—
80°	16,6	13,8	6,9	—	—	—	—	—
75°	24,9	21,9	14,5	7,2	—	—	—	—
70°	34,3	31,1	23,1	15,4	7,6	—	—	—
65°	45,0	41,5	33,0	24,7	16,4	8,2	—	—
60°	57,3	53,6	44,5	35,4	26,5	17,6	8,8	—
55°	71·9	76,9	57,9	48,1	38,3	28,6	19,0	9,5
50°	89,2	84,7	73,9	63,0	52,4	41,7	31,3	20,5
45°	110,2	105,3	93,3	81,4	69,5	57,8	46,1	34,5
40°	136,2	130,8	117,3	104,0	90,8	77,6	64,5	51,4
35°	169,4	163,3	148,0	132,9	117,8	lo2,8	87,9	70,1
30°	213,3	206,2	188,6	171,1	153,5	136,3	118,9	101,7
25°	274,5	266,1	245,2	224,3	203,6	182,8	162,2	141,7
20°	366,2	355,8	329,8	304,0	378,3	252,6	226,3	201,4
15°	518,9	505,3	471,0	436,9	402,8	368,8	334,9	301,1
10°	284,9	804,5	753,6	702,9	652,2	601,6	551,1	500,1

* mililitros de agua purificada que hay que añadir a 100 ml del alcohol existente.

Dilución de alcoholes en masa % *m/m*														
Concentración existente	Concentración deseada													
	95°		90°		85°		80°		75°		70°		65°	
	Alcohol (g)	Agua (g)	Alcohol (g)	Agua (g)	Alcohol (g)	Agua (g)	Alcohol (g)	Agua (g)	Alcohol (g)	Agua (g)	Alcohol (g)	Agua (g)	Alcohol (g)	Agua (g)
100°	925	75	858	142	795	205	736	264	679	321	625	375	572	428
99°	940	60	872	128	808	192	748	252	690	310	635	365	582	418
98°	955	45	885	115	821	179	760	240	701	299	645	355	591	409
97°	970	30	899	101	834	166	772	228	713	287	656	344	600	400
96°	985	15	913	87	847	153	784	216	724	276	666	334	610	390
95°	—	—	927	73	860	140	796	204	735	265	676	324	619	381
94°	—	—	942	58	873	127	808	192	746	254	686	314	629	371
93°	—	—	956	44	886	114	820	180	757	243	697	303	638	362
92°	—	—	970	30	900	100	833	167	769	231	707	293	648	352
91°	—	—	985	15	913	87	845	155	780	220	718	282	658	342
90°	—	—	—	—	927	73	858	142	792	208	729	271	668	332
89°	—	—	—	—	941	59	871	129	804	196	740	260	678	322
88°	—	—	—	—	956	44	884	116	817	183	751	249	688	312
87°	—	—	—	—	970	30	898	102	829	171	763	237	699	301
86°	—	—	—	—	985	15	912	88	842	158	774	226	709	291

Dilución de alcoholes en masa % *m/m*														
Concentración existente	Concentración deseada													
	95°		90°		85°		80°		75°		70°		65°	
	Alcohol (g)	Agua (g)	Alcohol (g)	Agua (g)	Alcohol (g)	Agua (g)	Alcohol (g)	Agua (g)	Alcohol (g)	Agua (g)	Alcohol (g)	Agua (g)	Alcohol (g)	Agua (g)
85°	—	—	—	—	—	—	926	74	854	146	786	214	720	280
84°	—	—	—	—	—	—	940	60	868	132	798	202	731	269
83°	—	—	—	—	—	—	955	45	881	119	811	189	743	257
82°	—	—	—	—	—	—	969	31	895	105	823	177	754	246
81°	—	—	—	—	—	—	985	15	909	91	836	164	766	234
80°	—	—	—	—	—	—	—	—	923	77	849	151	778	222
75°	—	—	—	—	—	—	—	—	—	—	920	80	843	157
70°	—	—	—	—	—	—	—	—	—	—	—	—	916	84

Concentración existente	Concentración deseada													
	60°		55°		50°		45°		40°		35°		30°	
	Alcohol (g)	Agua (g)	Alcohol (g)	Agua (g)	Alcohol (g)	Agua (g)	Alcohol (g)	Agua (g)	Alcohol (g)	Agua (g)	Alcohol (g)	Agua (g)	Alcohol (g)	Agua (g)
100°	522	478	473	527	425	575	379	621	334	666	290	710	247	753
99°	531	469	481	519	432	568	385	615	339	661	295	705	251	749
98°	539	461	488	512	439	561	391	609	345	655	299	701	255	745
97°	548	452	496	504	446	554	398	602	350	650	304	696	259	741
96°	556	444	504	496	453	547	404	596	356	644	309	691	263	737

Concentración existente	Concentración deseada													
	60°		55°		50°		45°		40°		35°		30°	
	Alcohol (g)	Agua (g)	Alcohol (g)	Agua (g)	Alcohol (g)	Agua (g)	Alcohol (g)	Agua (g)	Alcohol (g)	Agua (g)	Alcohol (g)	Agua (g)	Alcohol (g)	Agua (g)
95°	565	435	511	489	460	540	410	590	361	639	314	686	267	733
94°	573	427	519	481	467	533	416	584	367	633	318	682	271	729
93°	582	418	527	473	474	526	422	578	372	628	323	677	275	725
92°	591	409	535	465	481	519	429	571	378	622	328	672	279	721
91°	599	401	543	457	488	512	433	567	383	617	333	667	283	717
90°	609	391	551	449	496	504	442	558	389	611	338	662	288	712
89°	618	382	560	440	503	497	449	551	395	605	343	657	292	708
88°	627	373	568	432	511	489	456	594	401	599	348	652	297	703
87°	637	363	577	423	519	481	463	537	488	592	354	646	301	699
86°	647	353	586	414	527	473	470	530	414	586	359	641	306	694
85°	657	343	595	405	535	465	477	523	420	580	365	635	311	689
84°	667	333	604	396	543	457	484	516	427	573	370	630	315	685
83°	677	323	613	387	552	448	492	508	433	567	376	624	320	680
82°	688	312	623	377	560	440	499	501	439	561	382	618	325	675
81°	698	302	633	367	569	431	507	493	447	553	388	612	330	670
80°	709	291	643	357	578	422	515	485	454	546	394	606	336	664

→

Concentración existente	Concentración deseada													
	60°		55°		50°		45°		40°		35°		30°	
	Alcohol (g)	Agua (g)	Alcohol (g)	Agua (g)	Alcohol (g)	Agua (g)	Alcohol (g)	Agua (g)	Alcohol (g)	Agua (g)	Alcohol (g)	Agua (g)	Alcohol (g)	Agua (g)
75°	768	232	696	304	626	374	558	442	492	508	427	573	364	636
70°	835	165	757	243	680	320	606	394	534	466	464	536	395	605
65°	912	88	826	174	743	257	662	338	583	417	506	494	431	569
60°	—	—	906	94	815	185	726	274	640	360	555	445	473	527
55°	—	—	—	—	899	101	801	199	706	294	613	387	522	478
50°	—	—	—	—	—	—	891	109	785	215	682	318	581	419

ANEXO V Tablas alcoholimétricas RFE

% V/V	% m/m	ρ_{20} (kg/m^3)	% V/V	% m/m	ρ_{20} (kg/m^3)	% V/V	% m/m	ρ_{20} (kg/m^3)	% V/V	% m/m	ρ_{20} (kg/m^3)
0,0	0,0	998,20	5,0	3,98	991,06	10,0	8,01	984,71	15,0	12,09	978,97
0,1	0,08	998,05	5,1	4,06	990,92	10,1	8,10	984,59	15,1	12,17	978,86
0,2	0,16	997,90	5,2	4,14	990,79	10,2	8,18	984,47	15,2	12,26	978,75
0,3	0,24	997,75	5,3	4,22	990,65	10,3	8,26	984,35	15,3	12,34	978,64
0,4	0,32	997,59	5,4	4,30	990,52	10,4	8,34	984,23	15,4	12,42	978,53
0,5	0,40	997,44	5,5	4,38	990,39	10,5	8,42	984,11	15,5	12,50	978,42
0,6	0,47	997,29	5,6	4,46	990,26	10,6	8,50	983,99	15,6	12,59	978,31
0,7	0,55	997,14	5,7	4,54	990,12	10,7	8,58	983,88	15,7	12,67	978,20
0,8	0,63	996,99	5,8	4,62	989,99	10,8	8,66	983,76	15,8	12,75	978,09
0,9	0,71	996,85	5,9	4,70	989,86	10,9	8,75	983,64	15,9	12,83	977,98
1,0	0,79	996,70	6,0	4,78	989,73	11,0	8,83	983,52	16,0	12,91	977,87
1,1	0,87	996,55	6,1	4,86	989,60	11,1	8,91	983,40	16,1	13,00	977,76
1,2	0,95	996,40	6,2	4,95	989,47	11,2	8,99	983,29	16,2	13,08	977,65
1,3	1,03	996,25	6,3	5,03	989,34	11,3	9,07	983,17	16,3	13,16	977,55
1,4	1,11	996,11	6,4	5,11	989,21	11,4	9,15	983,05	16,4	13,24	977,44
1,5	1,19	995,96	6,5	5,19	989,08	11,5	9,23	982,94	16,5	13,32	977,33
1,6	1,27	995,81	6,6	5,27	988,95	11,6	9,32	982,82	16,6	13,41	977,22
1,7	1,35	995,67	6,7	5,35	988,82	11,7	9,40	982,70	16,7	13,49	977,11
1,8	1,43	995,52	6,8	5,43	988,69	11,8	9,48	982,59	16,8	13,57	977,00
1,9	1,51	995,38	6,9	5,51	988,56	11,9	9,56	982,47	16,9	13,65	976,89
2,0	1,59	995,23	7,0	5,59	988,43	12,0	9,64	982,35	17,0	13,74	976,79
2,1	1,67	995,09	7,1	5,67	988,30	12,1	9,72	982,24	17,1	13,82	976,68
2,2	1,75	994,94	7,2	5,75	988,18	12,2	9,80	982,12	17,2	13,90	976,57
2,3	1,82	994,80	7,3	5,83	988,05	12,3	9,89	982,01	17,3	13,98	976,46
2,4	1,90	994,66	7,4	5,91	987,92	12,4	9,97	981,89	17,4	14,07	976,35

→

% V/V	% m/m	ρ_{20} (kg/m³)	% V/V	% m/m	ρ_{20} (kg/m³)	% V/V	% m/m	ρ_{20} (kg/m³)	% V/V	% m/m	ρ_{20} (kg/m³)
2,5	1,98	994,51	7,5	5,99	987,79	12,5	10,05	981,78	17,5	14,15	976,25
2,6	2,06	994,37	7,6	6,07	987,67	12,6	10,13	981,67	17,6	14,23	976,14
2,7	2,14	994,23	7,7	6,15	987,54	12,7	10,21	981,55	17,7	14,31	976,03
2,8	2,22	994,09	7,8	6,23	987,42	12,8	10,29	981,44	17,8	14,40	975,92
2,9	2,30	993,95	7,9	6,32	987,29	12,9	10,37	981,32	17,9	14,48	975,81
3,0	2,38	993,81	8,0	6,40	987,16	13,0	10,46	981,21	18,0	14,56	975,71
3,1	2,46	993,66	8,1	6,48	987,04	13,1	10,54	981,10	18,1	14,64	975,60
3,2	2,54	993,52	8,2	6,56	986,91	13,2	10,62	980,98	18,2	14,73	975,49
3,3	2,62	993,38	8,3	6,64	986,79	13,3	10,70	980,87	18,3	14,81	975,38
3,4	2,70	993,24	8,4	6,72	986,66	13,4	10,78	980,76	18,4	14,89	975,28
3,5	2,78	993,11	8,5	6,80	986,54	13,5	10,87	980,64	18,5	14,97	975,17
3,6	2,86	992,97	8,6	6,88	986,42	13,6	10,95	980,53	18,6	15,06	975,06
3,7	2,94	992,83	8,7	6,96	986,29	13,7	11,03	980,42	18,7	15,14	974,95
3,8	3,02	992,69	8,8	7,04	986,17	13,8	11,11	980,31	18,8	15,22	974,85
3,9	3,10	992,55	8,9	7,12	986,05	13,9	11,19	980,19	18,9	15,30	974,74
4,0	3,18	992,41	9,0	7,20	985,92	14,0	11,27	980,08	19,0	15,39	974,63
4,1	3,26	992,28	9,1	7,29	985,80	14,1	11,36	979,97	19,1	15,47	974,52
4,2	3,34	992,14	9,2	7,37	985,68	14,2	11,44	979,86	19,2	15,55	974,42
4,3	3,42	992,00	9,3	7,45	985,56	14,3	11,52	979,75	19,3	15,63	974,31
4,4	3,50	991,87	9,4	7,53	985,44	14,4	11,60	979,64	19,4	15,72	974,20
4,5	3,58	991,73	9,5	7,61	985,31	14,5	11,68	979,52	19,5	15,80	974,09
4,6	3,66	991,59	9,6	7,69	985,19	14,6	11,77	979,41	19,6	15,88	973,99
4,7	3,74	991,46	9,7	7,77	985,07	14,7	11,85	979,30	19,7	15,97	973,88
4,8	3,82	991,32	9,8	7,85	984,95	14,8	11,93	979,19	19,8	16,05	973,77
4,9	3,90	991,19	9,9	7,93	984,83	14,9	12,01	979,08	19,9	16,13	973,66

→

% V/V	% m/m	ρ_{20} (kg/m^3)	% V/V	% m/m	ρ_{20} (kg/m^3)	% V/V	% m/m	ρ_{20} (kg/m^3)	% V/V	% m/m	ρ_{20} (kg/m^3)
20,0	16,21	973,56	25,0	20,38	968,10	30,0	24,61	962,21	35,0	28,91	955,59
20,1	16,30	973,45	25,1	20,47	967,99	30,1	24,69	962,09	35,1	28,99	955,45
20,2	16,38	973,34	25,2	20,55	967,87	30,2	24,78	961,96	35,2	29,08	955,30
20,3	16,46	973,24	25,3	20,63	967,76	30,3	24,86	961,84	35,3	29,17	955,16
20,4	16,55	973,13	25,4	20,72	967,65	30,4	24,95	961,71	35,4	29,26	955,02
20,5	16,63	973,02	25,5	20,80	967,53	30,5	25,03	961,59	35,5	29,34	954,88
20,6	16,71	972,91	25,6	20,88	967,42	30,6	25,12	961,46	35,6	29,43	954,73
20,7	16,79	972,80	25,7	20,97	967,31	30,7	25,20	961,33	35,7	29,52	954,59
20,8	16,88	972,70	25,8	21,05	967,19	30,8	25,29	961,21	35,8	29,60	954,44
20,9	16,96	972,59	25,9	21,14	967,08	30,9	25,38	961,08	35,9	29,69	954,30
21,0	17,04	972,48	26,0	21,22	966,97	31,0	25,46	960,95	36,0	29,78	954,15
21,1	17,13	972,37	26,1	21,31	966,85	31,1	25,55	960,82	36,1	29,87	954,01
21,2	17,21	972,27	26,2	21,39	966,74	31,2	25,63	960,70	36,2	29,95	953,86
21,3	17,29	972,16	26,3	21,47	966,62	31,3	25,72	960,57	36,3	30,04	953,72
21,4	17,38	972,05	26,4	21,56	966,51	31,4	25,80	960,44	36,4	30,13	953,57
21,5	17,46	971,94	26,5	21,64	966,39	31,5	25,89	960,31	36,5	30,21	953,42
21,6	17,54	971,83	26,6	21,73	966,28	31,6	25,97	960,18	36,6	30,30	953,28
21,7	17,62	971,73	26,7	21,81	966,16	31,7	26,06	960,05	36,7	30,39	953,13
21,8	17,71	971,62	26,8	21,90	966,05	31,8	26,15	959,92	36,8	30,48	952,98
21,9	17,79	971,51	26,9	21,98	965,93	31,9	26,23	959,79	36,9	30,56	952,83
22,0	17,87	971,40	27,0	22,06	965,81	32,0	26,32	959,66	37,0	30,65	952,69
22,1	17,96	971,29	27,1	22,15	965,70	32,1	26,40	959,53	37,1	30,74	952,54
22,2	18,04	971,18	27,2	22,23	965,58	32,2	26,49	959,40	37,2	30,83	952,39
22,3	18,12	971,08	27,3	22,32	965,46	32,3	26,57	959,27	37,3	30,92	952,24
22,4	18,21	970,97	27,4	22,40	965,35	32,4	26,66	959,14	37,4	31,00	952,09

→

% V/V	% m/m	ρ_{20} (kg/m^3)	% V/V	% m/m	ρ_{20} (kg/m^3)	% V/V	% m/m	ρ_{20} (kg/m^3)	% V/V	% m/m	ρ_{20} (kg/m^3)
22,5	18,29	970,86	27,5	22,49	965,23	32,5	26,75	959,01	37,5	31,09	951,94
22,6	18,37	970,75	27,6	22,57	965,11	32,6	26,83	958,87	37,6	31,18	951,79
22,7	18,46	970,64	27,7	22,65	964,99	32,7	26,92	958,74	37,7	31,27	951,63
22,8	18,54	970,53	27,8	22,74	964,88	32,8	27,00	958,61	37,8	31,35	951,48
22,9	18,62	970,42	27,9	22,82	964,76	32,9	27,09	958,47	37,9	31,44	951,33
23,0	18,71	970,31	28,0	22,91	964,64	33,0	27,18	958,34	38,0	31,53	951,18
23,1	18,79	970,20	28,1	22,99	964,52	33,1	27,26	958,20	38,1	31,62	951,02
23,2	18,87	970,09	28,2	23,08	964,40	33,2	27,35	958,07	38,2	31,71	950,87
23,3	18,96	969,98	28,3	23,16	964,28	33,3	27,44	957,94	38,3	31,79	950,72
23,4	19,04	969,87	28,4	23,25	964,16	33,4	27,52	957,80	38,4	31,88	950,56
23,5	19,13	969,76	28,5	23,33	964,04	33,5	27,61	957,66	38,5	31,97	950,41
23,6	19,21	969,65	28,6	23,42	963,92	33,6	27,69	957,53	38,6	32,06	950,25
23,7	19,29	969,54	28,7	23,50	963,80	33,7	27,78	957,39	38,7	32,15	950,10
23,8	19,38	969,43	28,8	23,59	963,68	33,8	27,87	957,26	38,8	32,24	949,94
23,9	19,46	969,32	28,9	23,67	963,56	33,9	27,95	957,12	38,9	32,32	949,79
24,0	19,54	969,21	29,0	23,76	963,44	34,0	28,04	956,98	39,0	32,41	949,63
24,1	19,63	969,10	29,1	23,84	963,32	34,1	28,13	956,84	39,1	32,50	949,47
24,2	19,71	968,99	29,2	23,93	963,20	34,2	28,21	956,70	39,2	32,59	949,32
24,3	19,79	968,88	29,3	24,01	963,07	34,3	28,30	956,57	39,3	32,68	949,16
24,4	19,88	968,77	29,4	24,10	962,95	34,4	28,39	956,43	39,4	32,77	949,00
24,5	19,96	968,66	29,5	24,18	962,83	34,5	28,47	956,29	39,5	32,86	948,84
24,6	20,05	968,55	29,6	24,27	962,71	34,6	28,56	956,15	39,6	32,94	948,68
24,7	20,13	968,43	29,7	24,35	962,58	34,7	28,65	956,01	39,7	33,03	948,52
24,8	20,21	968,32	29,8	24,44	962,46	34,8	28,73	955,87	39,8	33,12	948,37
24,9	20,30	968,21	29,9	24,52	962,33	34,9	28,82	955,73	39,9	33,21	948,21

→

% V/V	% m/m	ρ_{20} (kg/m³)	% V/V	% m/m	ρ_{20} (kg/m³)	% V/V	% m/m	ρ_{20} (kg/m³)	% V/V	% m/m	ρ_{20} (kg/m³)
40,0	33,30	948,05	45,0	37,80	939,54	50,0	42,43	930,14	55,0	47,18	919,96
40,1	33,39	947,88	45,1	37,89	939,36	50,1	42,52	929,95	55,1	47,28	919,75
40,2	33,48	947,72	45,2	37,98	939,18	50,2	42,61	929,75	55,2	47,38	919,54
40,3	33,57	947,56	45,3	38,08	939,00	50,3	42,71	929,55	55,3	47,47	919,33
40,4	33,66	947,40	45,4	38,17	938,82	50,4	42,80	929,35	55,4	47,57	919,12
40,5	33,74	947,24	45,5	38,26	938,64	50,5	42,90	929,16	55,5	47,67	918,91
40,6	33,83	947,08	45,6	38,35	938,46	50,6	42,99	928,96	55,6	47,77	918,69
40,7	33,92	946,91	45,7	38,44	938,28	50,7	43,08	928,76	55,7	47,86	918,48
40,8	34,01	946,75	45,8	38,53	938,10	50,8	43,18	928,56	55,8	47,96	918,27
40,9	34,10	946,58	45,9	38,62	937,91	50,9	43,27	928,36	55,9	48,06	918,06
41,0	34,19	946,42	46,0	38,72	937,73	51,0	43,37	928,16	56,0	48,15	917,84
41,1	34,28	946,26	46,1	38,81	937,55	51,1	43,46	927,96	56,1	48,25	917,63
41,2	34,37	946,09	46,2	38,90	937,36	51,2	43,56	927,77	56,2	48,35	917,42
41,3	34,46	945,93	46,3	38,99	937,18	51,3	43,65	927,57	56,3	48,45	917,20
41,4	34,55	945,76	46,4	39,08	937,00	51,4	43,74	927,36	56,4	48,54	916,99
41,5	34,64	945,59	46,5	39,18	936,81	51,5	43,84	927,16	56,5	48,64	916,77
41,6	34,73	945,43	46,6	39,27	936,63	51,6	43,93	926,96	56,6	48,74	916,56
41,7	34,82	945,26	46,7	39,36	936,44	51,7	44,03	926,76	56,7	48,84	916,35
41,8	34,91	945,09	46,8	39,45	936,26	51,8	44,12	926,56	56,8	48,93	916,13
41,9	35,00	944,93	46,9	39,54	936,07	51,9	44,22	926,36	56,9	49,03	915,91
42,0	35,09	944,76	47,0	39,64	935,88	52,0	44,31	926,16	57,0	49,13	915,70
42,1	35,18	944,59	47,1	39,73	935,70	52,1	44,41	925,95	57,1	49,23	915,48
42,2	35,27	944,42	47,2	39,82	935,51	52,2	44,50	925,75	57,2	49,32	915,27
42,3	35,36	944,25	47,3	39,91	935,32	52,3	44,60	925,55	57,3	49,42	915,05
42,4	35,45	944,08	47,4	40,00	935,14	52,4	44,69	925,35	57,4	49,52	914,83

% V/V	% m/m	ρ_{20} (kg/m^3)	% V/V	% m/m	ρ_{20} (kg/m^3)	% V/V	% m/m	ρ_{20} (kg/m^3)	% V/V	% m/m	ρ_{20} (kg/m^3)
42,5	35,54	943,91	47,5	40,10	934,95	52,5	44,79	925,14	57,5	49,62	914,62
42,6	35,63	943,74	47,6	40,19	934,76	52,6	44,88	924,94	57,6	49,72	914,40
42,7	35,72	943,57	47,7	40,28	934,57	52,7	44,98	924,73	57,7	49,81	914,18
42,8	35,81	943,40	47,8	40,37	934,38	52,8	45,07	924,53	57,8	49,91	913,97
42,9	35,90	943,23	47,9	40,47	934,19	52,9	45,17	924,32	57,9	50,01	913,75
43,0	35,99	943,06	48,0	40,56	934,00	53,0	45,26	924,12	58,0	50,11	913,53
43,1	36,08	942,88	48,1	40,65	933,81	53,1	45,36	923,91	58,1	50,21	913,31
43,2	36,17	942,71	48,2	40,75	933,62	53,2	45,46	923,71	58,2	50,31	913,09
43,3	36,26	942,54	48,3	40,84	933,43	53,3	45,55	923,50	58,3	50,40	912,87
43,4	36,35	942,37	48,4	40,93	933,24	53,4	45,65	923,30	58,4	50,50	912,65
43,5	36,44	942,19	48,5	41,02	933,05	53,5	45,74	923,09	58,5	50,60	912,43
43,6	36,53	942,02	48,6	41,12	932,86	53,6	45,84	922,88	58,6	50,70	912,22
43,7	36,62	941,84	48,7	41,21	932,67	53,7	45,93	922,68	58,7	50,80	912,00
43,8	36,71	941,67	48,8	41,30	932,47	53,8	46,03	922,47	58,8	50,90	911,78
43,9	36,80	941,49	48,9	41,40	932,28	53,9	46,13	922,26	58,9	51,00	911,55
44,0	36,89	941,32	49,0	41,49	932,09	54,0	46,22	922,06	59,0	51,10	911,33
44,1	36,98	941,14	49,1	41,58	931,90	54,1	46,32	921,85	59,1	51,19	911,11
44,2	37,07	940,97	49,2	41,68	931,70	54,2	46,41	921,64	59,2	51,29	910,89
44,3	37,16	940,79	49,3	41,77	931,51	54,3	46,51	921,43	59,3	51,39	910,67
44,4	37,25	940,61	49,4	41,86	931,31	54,4	46,61	921,22	59,4	51,49	910,45
44,5	37,35	940,43	49,5	41,96	931,12	54,5	46,70	921,01	59,5	51,59	910,23
44,6	37,44	940,26	49,6	42,05	930,92	54,6	46,80	920,80	59,6	51,69	910,01
44,7	37,53	940,08	49,7	42,14	930,73	54,7	46,90	920,59	59,7	51,79	909,78
44,8	37,62	939,90	49,8	42,24	930,53	54,8	46,99	920,38	59,8	51,89	909,56
44,9	37,71	939,72	49,9	42,33	930,34	54,9	47,09	920,17	59,9	51,99	909,34

% V/V	% m/m	ρ_{20} (kg/m^3)	% V/V	% m/m	ρ_{20} (kg/m^3)	% V/V	% m/m	ρ_{20} (kg/m^3)	% V/V	% m/m	ρ_{20} (kg/m^3)
60,0	52,09	909,11	65,0	57,15	897,65	70,0	62,39	885,56	75,0	67,82	872,79
60,1	52,19	908,89	65,1	57,25	897,42	70,1	62,49	885,31	75,1	67,93	872,53
60,2	52,29	908,67	65,2	57,36	897,18	70,2	62,60	885,06	75,2	68,04	872,27
60,3	52,39	908,44	65,3	57,46	896,94	70,3	62,71	884,82	75,3	68,15	872,00
60,4	52,49	908,22	65,4	57,56	896,71	70,4	62,81	884,57	75,4	68,26	871,74
60,5	52,59	908,00	65,5	57,67	896,47	70,5	62,92	884,32	75,5	68,38	871,48
60,6	52,69	907,77	65,6	57,77	896,23	70,6	63,03	884,07	75,6	68,49	871,21
60,7	52,79	907,55	65,7	57,87	896,00	70,7	63,13	883,82	75,7	68,60	870,95
60,8	52,89	907,32	65,8	57,98	895,76	70,8	63,24	883,57	75,8	68,71	870,68
60,9	52,99	907,10	65,9	58,08	895,52	70,9	63,35	883,32	75,9	68,82	870,42
61,0	53,09	906,87	66,0	58,18	895,28	71,0	63,46	883,06	76,0	68,93	870,15
61,1	53,19	906,64	66,1	58,29	895,05	71,1	63,56	882,81	76,1	69,04	869,89
61,2	53,29	906,42	66,2	58,39	894,81	71,2	63,67	882,56	76,2	69,16	869,62
61,3	53,39	906,19	66,3	58,49	894,57	71,3	63,78	882,31	76,3	69,27	869,35
61,4	53,49	905,97	66,4	58,60	894,33	71,4	63,89	882,06	76,4	69,38	869,09
61,5	53,59	905,74	66,5	58,70	894,09	71,5	63,99	881,81	76,5	69,49	868,82
61,6	53,69	905,51	66,6	58,81	893,85	71,6	64,10	881,55	76,6	69,61	868,55
61,7	53,79	905,29	66,7	58,91	893,61	71,7	64,21	881,30	76,7	69,72	868,28
61,8	53,89	905,06	66,8	59,01	893,37	71,8	64,32	881,05	76,8	69,83	868,02
61,9	53,99	904,83	66,9	59,12	893,13	71,9	64,43	880,79	76,9	69,94	867,75
62,0	54,09	904,60	67,0	59,22	892,89	72,0	64,53	880,54	77,0	70,06	867,48
62,1	54,19	904,37	67,1	59,33	892,65	72,1	64,64	880,29	77,1	70,17	867,21
62,2	54,30	904,15	67,2	59,43	892,41	72,2	64,75	880,03	77,2	70,28	866,94
62,3	54,40	903,92	67,3	59,54	892,17	72,3	64,86	879,78	77,3	70,39	866,67
62,4	54,50	903,69	67,4	59,64	891,93	72,4	64,97	879,52	77,4	70,51	866,40

% V/V	% m/m	ρ_{20} (kg/m³)	% V/V	% m/m	ρ_{20} (kg/m³)	% V/V	% m/m	ρ_{20} (kg/m³)	% V/V	% m/m	ρ_{20} (kg/m³)
62,5	54,60	903,46	67,5	59,74	891,69	72,5	65,08	879,27	77,5	70,62	866,13
62,6	54,70	903,23	67,6	59,85	891,45	72,6	65,19	879,01	77,6	70,73	865,86
62,7	54,80	903,00	67,7	59,95	891,20	72,7	65,29	878,75	77,7	70,85	865,59
62,8	54,90	902,77	67,8	60,06	890,96	72,8	65,40	878,50	77,8	70,96	865,32
62,9	55,00	902,54	67,9	60,16	890,72	72,9	65,51	878,24	77,9	71,07	865,05
63,0	55,11	902,31	68,0	60,27	890,48	73,0	65,62	877,99	78,0	71,19	864,78
63,1	55,21	902,08	68,1	60,37	890,23	73,1	65,73	877,73	78,1	71,30	864,50
63,2	55,31	901,85	68,2	60,48	889,99	73,2	65,84	877,47	78,2	71,41	864,23
63,3	55,41	901,62	68,3	60,58	889,75	73,3	65,95	877,21	78,3	71,53	863,96
63,4	55,51	901,39	68,4	60,69	889,50	73,4	66,06	876,96	78,4	71,64	863,69
63,5	55,61	901,15	68,5	60,80	889,26	73,5	66,17	876,70	78,5	71,76	863,41
63,6	55,72	900,92	68,6	60,90	889,01	73,6	66,28	876,44	78,6	71,87	863,14
63,7	55,82	900,69	68,7	61,01	888,77	73,7	66,39	876,18	78,7	71,98	862,86
63,8	55,92	900,46	68,8	61,11	888,52	73,8	66,50	875,92	78,8	72,10	862,59
63,9	56,02	900,23	68,9	61,22	888,28	73,9	66,61	875,66	78,9	72,21	862,31
64,0	56,12	899,99	69,0	61,32	888,03	74,0	66,72	875,40	79,0	72,33	862,04
64,1	56,23	899,76	69,1	61,43	887,79	74,1	66,83	875,14	79,1	72,44	861,76
64,2	56,33	899,53	69,2	61,54	887,54	74,2	66,94	874,88	79,2	72,56	861,49
64,3	56,43	899,29	69,3	61,64	887,29	74,3	67,05	874,62	79,3	72,67	861,21
64,4	56,53	899,06	69,4	61,75	887,05	74,4	67,16	874,36	79,4	72,79	860,94
64,5	56,64	898,83	69,5	61,85	886,80	74,5	67,27	874,10	79,5	72,90	860,66
64,6	56,74	898,59	69,6	61,96	886,55	74,6	67,38	873,84	79,6	73,02	860,38
64,7	56,84	898,36	69,7	62,07	886,31	74,7	67,49	873,58	79,7	73,13	860,10
64,8	56,94	898,12	69,8	62,17	886,06	74,8	67,60	873,32	79,8	73,25	859,83
64,9	57,05	897,89	69,9	62,28	885,81	74,9	67,71	873,06	79,9	73,36	859,55

→

% V/V	% m/m	ρ_{20} (kg/m³)	% V/V	% m/m	ρ_{20} (kg/m³)	% V/V	% m/m	ρ_{20} (kg/m³)	% V/V	% m/m	ρ_{20} (kg/m³)
80,0	73,48	859,27	85,0	79,40	844,85	90,0	85,66	829,18	95,0	92,41	811,38
80,1	73,60	858,99	85,1	79,53	844,55	90,1	85,79	828,85	95,1	92,55	810,99
80,2	73,71	858,71	85,2	79,65	844,25	90,2	85,92	828,52	95,2	92,69	810,60
80,3	73,83	858,43	85,3	79,77	843,95	90,3	86,05	828,19	95,3	92,83	810,21
80,4	73,94	858,15	85,4	79,89	843,65	90,4	86,18	827,85	95,4	92,98	809,82
80,5	74,06	857,87	85,5	80,01	843,35	90,5	86,31	827,52	95,5	93,12	809,42
80,6	74,18	857,59	85,6	80,14	843,05	90,6	86,44	827,18	95,6	93,26	809,02
80,7	74,29	857,31	85,7	80,26	842,75	90,7	86,57	826,85	95,7	93,41	808,63
80,8	74,41	857,03	85,8	80,38	842,44	90,8	86,71	826,51	95,8	93,55	808,23
80,9	74,53	856,75	85,9	80,50	842,14	90,9	86,84	826,17	95,9	93,69	807,82
81,0	74,64	856,46	86,0	80,63	841,84	91,0	86,97	825,83	96,0	93,84	807,42
81,1	74,76	856,18	86,1	80,75	841,53	91,1	87,10	825,49	96,1	93,98	807,01
81,2	74,88	855,90	86,2	80,87	841,23	91,2	87,23	825,15	96,2	94,13	806,61
81,3	74,99	855,62	86,3	81,00	840,92	91,3	87,36	824,81	96,3	94,27	806,20
81,4	75,11	855,33	86,4	81,12	840,62	91,4	87,49	824,47	96,4	94,42	805,78
81,5	75,23	855,05	86,5	81,24	840,31	91,5	87,63	824,13	96,5	94,57	805,37
81,6	75,34	854,76	86,6	81,37	840,00	91,6	87,76	823,78	96,6	94,71	804,96
81,7	75,46	854,48	86,7	81,49	839,70	91,7	87,89	823,44	96,7	94,86	804,54
81,8	75,58	854,19	86,8	81,61	839,39	91,8	88,02	823,09	96,8	95,01	804,12
81,9	75,70	853,91	86,9	81,74	839,08	91,9	88,16	822,74	96,9	95,16	803,70
82,0	75,82	853,62	87,0	81,86	838,77	92,0	88,29	822,39	97,0	95,31	803,27
82,1	75,93	853,34	87,1	81,99	838,46	92,1	88,42	822,04	97,1	95,45	802,85
82,2	76,05	853,05	87,2	82,11	838,15	92,2	88,56	821,69	97,2	95,60	802,42
82,3	76,17	852,76	87,3	82,24	837,84	92,3	88,69	821,34	97,3	95,75	801,99
82,4	76,29	852,48	87,4	82,36	837,52	92,4	88,83	820,99	97,4	95,90	801,55
82,5	76,41	852,19	87,5	82,49	837,21	92,5	88,96	820,63	97,5	96,05	801,12

% V/V	% m/m	ρ_{20} (kg/m³)	% V/V	% m/m	ρ_{20} (kg/m³)	% V/V	% m/m	ρ_{20} (kg/m³)	% V/V	% m/m	ρ_{20} (kg/m³)
82,6	76,52	851,90	87,6	82,61	836,90	92,6	89,10	820,28	97,6	96,21	800,68
82,7	76,64	851,61	87,7	82,74	836,59	92,7	89,23	819,92	97,7	96,36	800,24
82,8	76,76	851,32	87,8	82,86	836,27	92,8	89,37	819,57	97,8	96,51	799,80
82,9	76,88	851,03	87,9	82,99	835,96	92,9	89,50	819,21	97,9	96,66	799,35
83,0	77,00	850,74	88,0	83,11	835,64	93,0	89,64	818,85	98,0	96,81	798,90
83,1	77,12	850,45	88,1	83,24	835,32	93,1	89,77	818,49	98,1	96,97	798,45
83,2	77,24	850,16	88,2	83,37	835,01	93,2	89,91	818,12	98,2	97,12	798,00
83,3	77,36	849,87	88,3	83,49	834,69	93,3	90,05	817,76	98,3	97,28	797,54
83,4	77,48	849,58	88,4	83,62	834,37	93,4	90,18	817,40	98,4	97,43	797,08
83,5	77,60	849,29	88,5	83,74	834,05	93,5	90,32	817,03	98,5	97,59	796,62
83,6	77,72	848,99	88,6	83,87	833,73	93,6	90,46	816,66	98,6	97,74	796,15
83,7	77,84	848,70	88,7	84,00	833,41	93,7	90,59	816,30	98,7	97,90	795,68
83,8	77,96	848,41	88,8	84,13	833,09	93,8	90,73	815,93	98,8	98,06	795,21
83,9	78,08	848,11	88,9	84,25	832,77	93,9	90,87	815,55	98,9	98,22	794,73
84,0	78,20	847,82	89,0	84,38	832,45	94,0	91,01	815,18	99,0	98,38	794,25
84,1	78,32	847,53	89,1	84,51	832,12	94,1	91,15	814,81	99,1	98,53	793,77
84,2	78,44	847,23	89,2	84,64	831,80	94,2	91,29	814,43	99,2	98,69	793,28
84,3	78,56	846,93	89,3	84,76	831,48	94,3	91,43	814,06	99,3	98,86	792,79
84,4	78,68	846,64	89,4	84,89	831,15	94,4	91,56	813,68	99,4	99,02	792,30
84,5	78,80	846,34	89,5	85,02	830,82	94,5	91,70	813,30	99,5	99,18	791,80
84,6	78,92	846,05	89,6	85,15	830,50	94,6	91,84	812,92	99,6	99,34	791,29
84,7	79,04	845,75	89,7	85,28	830,17	94,7	91,98	812,54	99,7	99,50	790,79
84,8	79,16	845,45	89,8	85,41	829,84	94,8	92,13	812,15	99,8	99,67	790,28
84,9	79,28	845,15	89,9	85,54	829,51	94,9	92,27	811,77	99,9	99,83	789,76
									100,0	100,0	789,24

ANEXO VI Tamaño de partículas por tamizado. Clasificación RFE

	No menos del 95 % *m/m* pasa a través de un tamiz número	No más del 40 % p/p pasa a través de un tamiz número
Polvo grueso	1400	355
Polvo moderadamente fino	355	180
Polvo fino	180	125
Polvo muy fino	125	90

* Si se utiliza un único tamiz, no menos del 97 % *m/m* del polvo pasa a través del tamiz de dicho número.

ANEXO VII Tabla de capacidades de las cápsulas y nomograma

Numeración de la cápsula	5	4	3	2	1	0	00	000
Volumen que pueden albergar (*V* cápsula)	0,13 ml	0,20 ml	0,27 ml	0,37 ml	0,48 ml	0,67 ml	0,95 ml	1,36 ml

Tabla capacidades de las cápsulas.

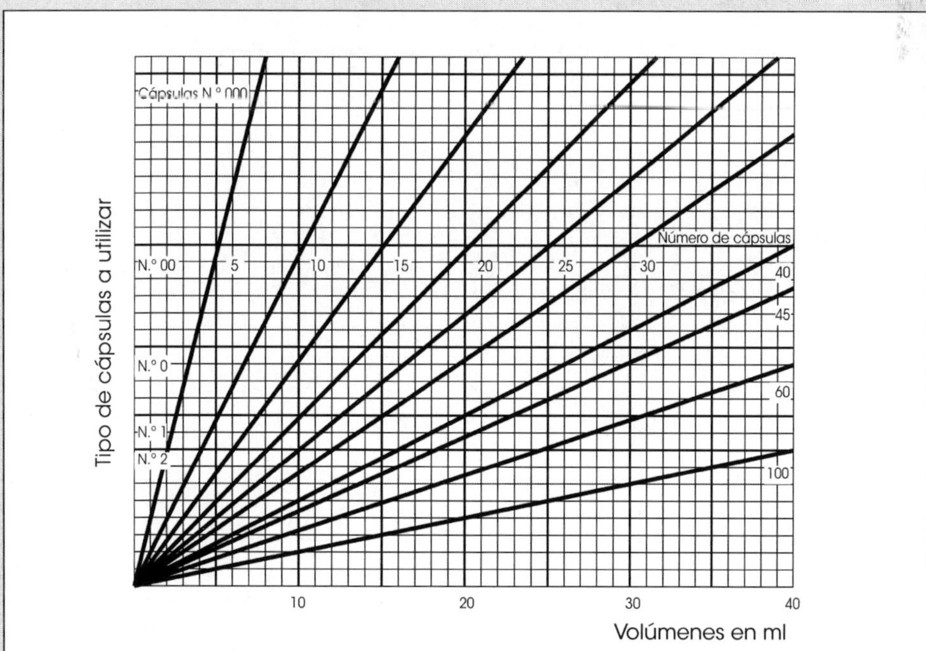

Nomograma para la dosificación de cápsulas duras.

ANEXO VIII Porcentaje de desviación permitido en preparaciones unidosis

<table>
<tr><th colspan="3">Porcentaje de desviación de masa máximo permitido
Preparaciones unidosis</th></tr>
<tr><th>Forma farmacéutica</th><th>Masa media</th><th>% máximo de desviación</th></tr>
<tr><td rowspan="3">Comprimidos (no recubiertos y recubiertos con película)</td><td>80 mg o menos</td><td>10</td></tr>
<tr><td>Más de 80 mg y menos de 250 mg</td><td>7,5</td></tr>
<tr><td>250 mg o más</td><td>5</td></tr>
<tr><td rowspan="2">Cápsulas, granulados (no recubiertos, unidosis) y polvos (unidosis)</td><td>Menos de 300 mg</td><td>10</td></tr>
<tr><td>300 mg o más</td><td>7,5</td></tr>
<tr><td>Polvos para uso parenteral* (unidosis)</td><td>Más de 40 mg</td><td>10</td></tr>
<tr><td>Supositorios y óvulos</td><td>Todas las masas</td><td>5</td></tr>
<tr><td>Polvos para colirios y polvos para baños oculares (unidosis)</td><td>Menos de 300 mg
300 mg o más</td><td>10
7,5</td></tr>
<tr><td colspan="3">* Cuando la masa media es igual o inferior a 40 mg, la preparación no se somete al ensayo de uniformidad de masa, sino al ensayo de uniformidad de contenido de las preparaciones unidosis.

Fuente: Tabla 2.9.5,-1 Real Farmacopea Española. 4.ª Edición de la Real Farmacopea Española en Internet.</td></tr>
</table>

ANEXO IX Ficha de elaboración, control y registro de fórmulas magistrales y preparados oficinales

Farmacia elaboradora:
Farmacia
Licenciada/o
Dirección

Registro libro recetario

Nombre de la fórmula:	Fecha de elaboración:
Composición (Fórmula cuali-cuantitativa):	
Modus operandi:	Utillaje utilizado:
Forma farmacéutica:	Cantidad elaborada:

DATOS DE LAS MATERIAS PRIMAS:

Principios activos/ excipientes	Número lote/proveedor	Cantidad pesada o medida	Unidad

MATERIAL DE ACONDICIONAMIENTO:	Tipo:	Control:	Unidades:

CONDICIONES DE CONSERVACIÓN:

CARACTERÍSTICAS DEL PRODUCTO ACABADO:

CONTROL DE CALIDAD DEL PRODUCTO ACABADO:

Número de control:	Fecha de caducidad:

Controles realizados:

PERSONAL ELABORADOR:

Farmacéuticas/os:	Auxiliar/es:

Observaciones:

CONFORMIDAD:	REVISADO Y ACEPTADO:

Ficha elaborada según las Normas de correcta elaboración y control de calidad de fórmulas magistrales y preparados oficinales (Real Decreto 175/2001, de 23 de febrero).

ANEXO X Error máximo por defecto tolerado en el contenido de un envase

Tolerancias establecidas por el Real Decreto 1801/2008, de 3 de noviembre, por el que se establecen normas relativas a las cantidades nominales para productos envasados y al control de su contenido efectivo.

Cantidad nominal en gramos o en mililitros	Errores máximos por defecto tolerados			
	Masa		Volumen	
	Porcentaje — Cantidad nominal*	En gramos	Porcentaje — Cantidad nominal*	En mililitros
De 5 a 50	9,0	—	9,0	—
De 51 a 100	—	4,5	—	4,5
De 101 a 200	4,5	—	4,5	—
De 201 a 300	—	9,0	—	9,0
De 301 a 500	3,0	—	3,0	—
De 501 a 1.000	—	15,0	—	15,0
De 1.001 a 10.000	1,5	—	1,5	—

Los valores calculados en unidades de masa o de volumen para los errores máximos por defecto tolerados, que se indican en porcentaje, se redondearán por exceso a la décima de gramo o de mililitro.

* Cantidad nominal (masa nominal o volumen nominal): Es la masa o volumen de producto marcado en el etiquetado del envase; es decir, la cantidad de producto que se estima debe contener el envase.

ANEXO XI — Abreviaturas más frecuentes usadas en formulación magistral

a.a.: a partes iguales.
A/O: acuo-oleosa.
A/S: silicónica.
c.s.: cantidad suficiente.
c.s.p.: cantidad suficiente para.
CH: dilución centesimal hahnemanniana.
D.C.I.: Denominación Común Internacional.
D.O.E.: Denominación Oficial Española.
DH: dilución decimal hahnemanniana.
Dp/Dps: dispénsese.
h.s.a.: hágase según arte.
M: molaridad.
m.o.: modus operandi.
m.s.a.: mézclese según arte.
N: normalidad.
O/A: oleo-acuosa.
O/W: oleo-acuosa.
P: parte.
p.a.: principio activo.
p.e.: punto de ebullición.
p.f.: punto de fusión.
P.V.C.: cloruro de polivinilo.
PN: procedimiento normalizado.

- — CP: procedimientos de controles de producto.
- — FF: procedimientos de elaboración de formas farmacéuticas.
- — L: laboratorio.
- — OF: procedimientos de operaciones farmacéuticas.
- — PG: procedimientos generales.

ppm: partes por millón.
RFE: Real Farmacopea Española.
TM: tintura madre, en homeopatía.
U.S.P.: *United States Pharmacopoeia.*
U.S.P.N.F.: *United States Pharmacopoeia National Formulary.*
UI: Unidades Internacionales.
W/O: acuo-oleosa.
X: número de gotas en números romanos; en este caso, 10.
% *m/m*: porcentaje masa/masa. Porcentaje de una determinada sustancia en 100 g de producto final. Ambos son sólidos o semisólidos o deben pesarse.
% *m/V*: porcentaje masa/volumen. Porcentaje de una determinada sustancia en gramos en 100 ml de producto final.
% *V/V*: porcentaje volumen/volumen. Porcentaje de una determinada sustancia en 100 ml de producto final. Ambos son líquidos.